现代实用内科学

张靖 沙春梅 张健 主编

吉林科学技术出版社

图书在版编目（ＣＩＰ）数据

现代实用内科学 / 张靖，沙春梅，张健主编. -- 长春：吉林科学技术出版社，2020.5
ISBN 978-7-5578-6840-6

Ⅰ．①现… Ⅱ．①张… ②沙… ③张… Ⅲ．①内科学
Ⅳ．①R5

版本图书馆 CIP 数据核字(2020)第 050634 号

现代实用内科学

XIANDAI SHIYONG NEIKE XUE

主　　编　张　靖　沙春梅　张　健
出 版 人　宛　霞
责任编辑　刘健民　王　皓
幅面尺寸　185mm×260mm
字　　数　349 千字
印　　张　15
印　　数　1—1500 册
版　　次　2020 年 5 月第 1 版
印　　次　2021 年 5 月第 2 次印刷

出　　版　吉林科学技术出版社
发　　行　吉林科学技术出版社
地　　址　长春市净月区福祉大街 5788 号出版大厦 A 座
邮　　编　130021
发行部电话/传真　0431-81629530
印　　刷　保定市铭泰达印刷有限公司

书　　号　ISBN 978-7-5578-6840-6
定　　价　75.00 元

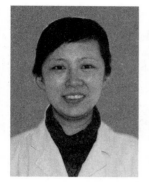

　　张靖，女，枣庄市妇幼保健院内科 副主任医师，曾在上海瑞金医院内分泌科深造进修学习。对于内科常见病及多发病、慢性病、内分泌疾病如糖尿病、甲状腺疾病、特别是妊娠期糖尿病、妊娠期甲状腺疾病的诊治有丰富经验，现为山东省老年医学会内分泌委员会委员，枣庄市医学会内分泌专业委员会委员，枣庄市预防医学会糖尿病防治分会委员、枣庄市中西医结合学会内分泌专业委员会副主任委员、枣庄市中医药学会糖尿病专业委员会常务委员、山东省老年医学学会骨质疏松与骨矿盐专业委员会委员。先后发表国家级及省级 5 篇，科研 3 项，其中 3 项科研均获市级科学技术进步奖二等奖。

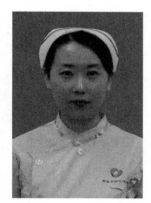

　　沙春梅，女，1980 年 3 月 23 日出生，山东省枣庄市市中区人，主管护师，本科学历，学士学位，2002 年参加工作，曾先后在内科工作十年，对内科常见病的护理以及危重症病人的护理积累了丰富的临床经验；2012 年调入社区卫生服务机构工作，2015 年担任社区卫生服务机构负责人，2019 年调入便捷通道任护士长一职至今。目前兼职山东省枣庄市社区护理协会秘书，先后参与发表论著两部，发明实用新型专利一项。

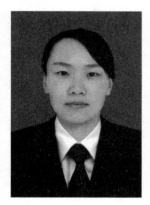

　　张健，2015 年毕业于潍坊医学院，急诊医学专业，硕士学位。山东省宁津县人民医院急诊科主任。山东省研究型医院协会心血管分会委员，山东省医师协会中毒与职业病学医师分会委员，山东省急诊专科医联体理事，德州市急诊医学专业委员会委员，德州市医师协会急救医师分会委员，获德州市三八红旗手、德州市百佳医师、德州市医疗急救提升年先进个人、德州市院前急救技能竞赛三等奖荣誉称号。德州市科学技术三等奖，发表有论文<<血清 S100A12 与 OSAHS 并发急性呼吸衰竭的相关性探讨>>。曾到山东大学齐鲁医院、北京安贞医院进行学习。

编 委 会

主 编 张 靖（枣庄市妇幼保健院）

沙春梅（枣庄市妇幼保健院）

张 健（山东省宁津县人民医院）

前　言

　　近年来，随着科学技术的飞速发展和知识理论的不断更新，内科疾病的诊疗手段也在日益进步。作为内科临床医务工作者，既要在广度上了解各种常见疾病的新理论、新知识、新指南，还需要掌握一定深度的专业基础知识。

　　本书涵盖呼吸系统疾病、循环系统疾病、消化系统疾病、泌尿系统疾病、内分泌系统疾病等各科疾病，对常见病、多发病的病因、病理生理、常见症状与体征、诊断、鉴别诊断、治疗方法等内容进行了系统的归纳与概括，内容丰富，语言简练，特点鲜明，实用性强，注重理论和实践的紧密结合可作为各级内科医师、实习医生及医学院校师生的辅助参考书。

　　由于涉及内容广泛，书中不足之处恐在所难免，恳切希望广大读者予以指正，以期再版时完善。

目　　录

第一章 呼吸系统疾病

第一节 急性上呼吸道感染

急性上呼吸道感染是指鼻腔、咽或喉部急性炎症的概称。患者不分年龄、性别、职业和地区。全年皆可发病，冬春季节多发，可通过含有病毒的飞沫或被污染的用具传播，多数为散发性，但常在气候突变时流行。由于病毒的类型较多，人体对各种病毒感染后产生的免疫力较弱且短暂，并且无交叉免疫，同时在健康人群中有病毒携带者，故一个人一年内可有多次发病。

急性上呼吸道感染约70％～80％由病毒引起。主要有流感病毒（甲、乙、丙型）、副流感病毒、呼吸道合胞病毒、腺病毒、鼻病毒、埃可病毒、柯萨奇病毒、麻疹病毒、风疹病毒等。细菌感染可直接或继病毒感染之后发生，以溶血性链球菌为多见，其次为流感嗜血杆菌、肺炎链球菌和葡萄球菌等。偶见革兰阴性杆菌。其感染的主要表现为鼻炎、咽喉炎或扁桃腺炎。

当有受凉、淋雨、过度疲劳等诱发因素，使全身或呼吸道局部防御功能降低时，原已存在于上呼吸道或从外界侵入的病毒或细菌可迅速繁殖，引起本病，尤其是老幼体弱或有慢性呼吸道疾病如鼻旁窦炎、扁桃体炎、慢性阻塞性肺疾病者更易罹患。

本病不仅具有较强的传染性，而且可引起严重并发症，应积极防治。

【诊断标准】

根据病史、流行情况、鼻咽部发生的症状和体征，结合周围血象和胸部X线检查可作出临床诊断。进行细菌培养和病毒分离，或病毒血清学检查、免疫荧光法、酶联免疫吸附法、血凝抑制试验等，可能确定病因诊断。

1.临床表现　根据病因不同，临床表现可有不同的类型。

（1）普通感冒：俗称"伤风"，又称急性鼻炎或上呼吸道卡他，以鼻咽部卡他症状为主要表现。成人多为鼻病毒引起，其次为副流感病毒、呼吸道合胞病毒、埃可病毒、柯萨奇病毒等。起病较急，初期有咽干、咽痒或烧灼感，发病同时或数小时后，可有喷嚏、鼻塞、流清水样鼻涕，2～3天后变稠。可伴咽痛，有时由于耳咽管炎使听力减退，也可出现流泪、味觉迟钝、呼吸不畅、声嘶、轻微咳嗽等。一般无发热及全身症状，或仅有低热、不适、轻度畏寒和头痛。检查可见鼻腔黏膜充血、水肿、有分泌物，咽部轻度充血。如无并发症，一般5～7天后痊愈。

（2）流行性感冒：简称"流感"，是由流行性感冒病毒引起。潜伏期1～2日，最短数小时，最长3天。起病多急骤，症状变化很多，主要以全身中毒症状为主，呼吸道症状轻微或不明显。

临床表现和轻重程度差异颇大。

1)单纯型:最为常见,先有畏寒或寒战、发热,继之全身不适,腰背发酸、四肢疼痛,头昏、头痛。部分患者可出现食欲不振、恶心、便秘等消化道症状。发热可高达 39～40℃,一般持续 2～3 天。大部分患者有轻重不同的喷嚏、鼻塞、流涕、咽痛、干咳或伴有少量黏液痰,有时有胸骨后烧灼感、紧压感或疼痛。年老体弱的患者,症状消失后体力恢复慢,常感软弱无力、多汗、咳嗽可持续 1～2 周或更长。体格检查:患者可呈重病容,衰弱无力,面部潮红,皮肤上偶有类似麻疹、猩红热、荨麻疹样皮疹,软腭上有时有点状红斑,鼻咽部充血水肿。本型中轻者,全身和呼吸道症状均不显著,病程仅 1～2 日,颇似一般感冒,单从临床表现颇难确诊。

2)肺炎型:本型常发生在两岁以下的小儿,或原有慢性基础疾患,如二尖瓣狭窄、肺心病、免疫力低下以及孕妇、年老体弱者。其特点是在发病后 24 小时内可出现高热、烦躁、呼吸困难、咯血痰和明显发绀。全肺可有呼吸音减低、湿啰音或哮鸣音,但无肺实变体征。X 线胸片可见双肺广泛小结节性浸润,近肺门较多,肺周围较少。上述症状可进行性加重,抗菌药物无效。病程 1 周至 1 个月余,大部分患者可逐渐恢复,也可因呼吸循环衰竭在 5～10 日内死亡。

3)中毒型:较少见。肺部体征不明显,具有全身血管系统和神经系统损害,有时可有脑炎或脑膜炎表现。临床表现为高热不退、神志昏迷,成人常有谵妄,儿童可发生抽搐。少数患者由于血管神经系统紊乱或肾上腺出血,导致血压下降或休克。

4)胃肠型:主要表现为恶心、呕吐和严重腹泻,病程约 2～3 日,恢复迅速。

(3)以咽炎为主要表现的感染

1)病毒性咽炎和喉炎:由鼻病毒、腺病毒、流感病毒、副流感病毒以及肠病毒、呼吸道合胞病毒等引起。临床特征为咽部发痒和灼热感,疼痛不持久,也不突出。当有吞咽疼痛时,常提示有链球菌感染,咳嗽少见。急性喉炎多为流感病毒、副流感病毒及腺病毒等引起,临床特征为声嘶、讲话困难、咳嗽时疼痛,常有发热、咽炎或咳嗽。体检可见喉部水肿、充血,局部淋巴结轻度肿大和触痛,可闻及喘鸣音。

2)疱疹性咽峡炎:常由柯萨奇病毒 A 引起,表现为明显咽痛、发热,病程约为 1 周。检查可见咽充血,软腭、悬雍垂、咽及扁桃体表面有灰白色疱疹及浅表溃疡,周围有红晕。多于夏季发病,多见于儿童,偶见于成人。

3)咽结膜热:主要由腺病毒、柯萨奇病毒等引起。临床表现有发热、咽痛、畏光、流泪、咽及结膜明显充血。病程 4～6 天,常发生于夏季,游泳中传播。儿童多见。

4)细菌性咽-扁桃体炎:多由溶血性链球菌引起,次为流感嗜血杆菌、肺炎链球菌、葡萄球菌等引起。起病急,明显咽痛、畏寒、发热、体温可达 39℃ 以上。检查可见咽部明显充血,扁桃体肿大、充血,表面有黄色点状渗出物,颌下淋巴结肿大、压痛,肺部无异常体征。

2.实验室检查

(1)血常规:病毒性感染,白细胞计数多为正常或偏低,淋巴细胞比例升高。细菌感染者白细胞计数和中性粒细胞增多以及核左移。

(2)病毒和病毒抗原的测定:视需要可用免疫荧光法、酶联免疫吸附法、血清学诊断和病毒分离鉴定,以判断病毒的类型,区别病毒和细菌感染。细菌培养可判断细菌类型和进行药物敏感试验。

（3）血清 PCT 测定：有条件的单位可检测血清 PCT，有助于鉴别病毒性和细菌性感染。

【治疗原则】

上呼吸道病毒感染目前尚无特殊抗病毒药物，通常以对症处理、休息、忌烟、多饮水、保持室内空气流通、防治继发细菌感染为主。

1.对症治疗　　可选用含有解热镇痛、减少鼻咽充血和分泌物、镇咳的抗感冒复合剂或中成药，如对乙酰氨基酚、双酚伪麻片、美扑伪麻片、银翘解毒片等。儿童忌用阿司匹林或含阿司匹林药物以及其他水杨酸制剂，因为，此类药物与流感的肝脏和神经系统并发症（Reye 综合征）相关，偶可致死。

2.支持治疗　　休息、多饮水、注意营养，饮食要易于消化，特别在儿童和老年患者更应重视。密切观察和监测并发症，抗菌药物仅在明确或有充分证据提示继发细菌感染时有应用指征。

3.抗流感病毒药物治疗　　现有抗流感病毒药物有两类：即离子通道 M_2 阻滞剂和神经氨酸酶抑制剂。其中 M_2 阻滞剂只对甲型流感病毒有效，治疗患者中约有 30% 可分离到耐药毒株，而神经氨酸酶抑制剂对甲、乙型流感病毒均有很好作用，耐药发生率低。

（1）离子通道 M_2 阻滞剂：金刚烷胺和金刚乙胺。

1）用法和剂量：见表 1-1-1。

表 1-1-1　金刚烷胺和金刚乙胺用法和剂量

药名	年龄（岁）			
	1～9	10～12	13～16	≥65
金刚烷胺	5mg/(kg·d)（最高 150mg/d），分 2 次	100mg，每天 2 次	100mg，每天 2 次	≤100mg/d
金刚乙胺	不推荐使用	不推荐使用	100mg，每天 2 次	100mg 或 200mg/d

2）不良反应：金刚烷胺和金刚乙胺可引起中枢神经系统和胃肠副反应。中枢神经系统副作用有神经质、焦虑、注意力不集中和轻微头痛等，其中金刚烷胺较金刚乙胺的发生率高。胃肠道反应主要表现为恶心和呕吐，这些副作用一般较轻，停药后大多可迅速消失。

3）肾功能不全患者的剂量调整：金刚烷胺的剂量在肌酐清除率≤50ml/min 时酌情减少，并密切观察其副反应，必要时可停药，血透对金刚烷胺清除的影响不大。肌酐清除率<10ml/min 时，金刚乙胺推荐减为 100mg/d。

（2）神经氨酸酶抑制剂：目前有 2 个品种，即奥司他韦和扎那米韦。我国目前只有奥司他韦被批准临床使用。

1）用法和剂量：奥司他韦：成人 75mg，每天 2 次，连服 5 天，应在症状出现 2 天内开始用药。1 岁以内不推荐使用。扎那米韦：6 岁以上儿童及成人剂量均为每次吸入 10mg，每天 2 次，连用 5 天，应在症状出现 2 天内开始用药。6 岁以下儿童不推荐作用。

2）不良反应：奥司他韦不良反应少，一般为恶心、呕吐等消化道症状，也有腹痛、头痛、头晕、失眠、咳嗽、乏力等不良反应的报道。扎那米韦吸入后最常见的不良反应有头痛、恶心、咽部不适、眩晕、鼻衄等。个别哮喘和慢性阻塞性肺疾病（COPD）患者使用后可出现支气管痉挛和肺功能恶化。

3)肾功能不全的患者无需调整扎那米韦的吸入剂量。对肌酐清除率＜30ml/min的患者,奥司他韦减量至75mg,每天1次。

4.抗菌药物治疗　通常不需要抗菌药物治疗。如有细菌感染,可根据病原菌选用敏感的抗菌药物。经验用药,常选青霉素、第一代和第二代头孢菌素、大环内酯类或氟喹诺酮类。

表 1-1-2　儿童奥司他韦用量（mg）

药名	体重（kg）			
	≤15	16～23	24～40	＞40
奥司他韦	30	45	60	75

第二节　急性气管-支气管炎

急性气管-支气管炎是病毒或细菌感染、物理、化学性刺激或过敏因素等对气管-支气管黏膜所造成的急性炎症。该病大多数由病毒感染所致,其中成人多为流感病毒和腺病毒引起,儿童则以呼吸道合胞病毒或副流感病毒多见。此外,还有柯萨奇病毒、鼻病毒、冠状病毒等。肺炎支原体、肺炎衣原体亦是本病的常见病原体。细菌感染在本病占有重要地位,但有资料显示,细菌感染在本病所占比例不超过10％,常见的致病菌有肺炎链球菌、流感嗜血杆菌、金黄色葡萄球菌、卡他莫拉菌以及百日咳杆菌等。百日咳杆菌感染以往认为主要在儿童发病,但近年来在年轻人感染有所上升。虽然细菌感染作为致病因子在本病所占比例不高,但值得重视的是,该病常在病毒感染的基础上合并细菌或支原体、衣原体感染,病毒感染抑制肺泡巨噬细胞的吞噬能力以及纤毛上皮细胞的活力,造成呼吸道免疫功能低下,使细菌、支原体和衣原体等病原菌有入侵的机会。非生物性病因中,有粉尘、刺激性气体(包括二氧化氮、二氧化硫、氨气、氯气等)、环境刺激物(包括二氧化碳、烟雾、臭氧)等。

一些常见的过敏原包括花粉、有机粉尘、真菌孢子等的吸入,可引起气管-支气管的过敏性炎症。

其病理改变主要为气管、支气管黏膜充血、水肿、黏液腺体肥大、分泌物增加,纤毛上皮细胞损伤脱落,黏膜及黏膜下层炎症细胞浸润,以淋巴细胞和中性粒细胞为主。急性炎症消退后,气管、支气管黏膜结构可完全恢复正常。

该病为常见的呼吸道疾病,以咳嗽症状为主,在健康成人通常持续1～3周。常继发于病毒性或细菌性上呼吸道感染。以冬季或气候突变时节多发,有自限性。

【诊断标准】

1.临床表现　起病往往先有上呼吸道感染的症状,如鼻塞、流涕、咽痛、声音嘶哑。全身症状有发热、轻度畏寒、头痛、全身酸痛等,全身症状一般3～5天可消退。开始一般为刺激性干咳,随着卡他症状的减轻,咳嗽逐渐明显并成为突出症状,受凉、吸入冷空气、晨起、睡觉体位改变或体力活动后咳嗽加重。咳嗽症状一般持续1～3周,吸烟者可更长。如为百日咳杆菌感染,咳嗽症状常超过3周以上,通常可达4～6周。超过半数可伴有咳痰,开始时常为黏液痰,部分患者随着病程发展可转为脓性痰。相当一部分患者由于气道高反应性发生支气管痉挛时,可表现为气急、喘鸣、胸闷等症状。

该病体征不多,主要有呼吸音增粗、干性啰音、湿性啰音等,支气管痉挛时可闻及哮鸣音,部分患者亦可无明显体征。

2.辅助检查

(1)血常规:病毒感染时,血白细胞计数可降低,当有细菌感染时,血白细胞总数及中性粒细胞比例增高。

(2)X线胸片:一般无异常或仅有肺纹理增粗。

3.注意事项

(1)根据以上临床表现往往可得到明确的临床诊断,进行相关的实验室检查则可进一步作出病原学诊断。须注意与肺炎、肺结核、支气管扩张症、肺脓肿、肺癌等鉴别,以上疾病常以咳嗽、咳痰为主要症状,但胸部X线检查可发现各自特征性的影像学改变。

(2)肺功能检查可发现相当一部分患者气道反应性增高,但通常为一过性。由于本病部分患者气道反应性增高,少数患者可闻及干性啰音,应注意与支气管哮喘相鉴别。

(3)流行性感冒的症状与本病相似,但流行性感冒以发热、头痛、全身酸痛等全身症状为主,而本病以咳嗽等呼吸道症状为主要表现。

(4)该病很少超过3周,如咳嗽超过3周称为"亚急性咳嗽",超过8周称为"慢性咳嗽",应注意是否由于后鼻漏、哮喘、吸入性肺炎、胃食管反流等疾病所致。

【治疗原则】

1.平时注重锻炼身体,增强体质,防治感冒,是预防本病的有效措施。亦应注意避免粉尘、刺激性气体、环境刺激物等有害刺激物的刺激以及花粉等过敏原的吸入。

2.注意适当休息,发热、头痛及全身酸痛等全身症状明显时可加用对乙酰氨基酚等解热镇痛药治疗。

3.止咳、化痰等对症治疗是本病的主要措施,常用的止咳药有枸橼酸喷托维林,成人25mg/次,每日3～4次。右美沙芬,成人15～30mg/次,每日3～4次。祛痰剂主要有氨溴索,成人30mg/次,每日3次。

4.由于有部分患者气道反应性增高,导致支气管痉挛,临床上出现喘息症状,此时可应用β-受体激动剂,如沙丁胺醇气雾剂吸入,成人0.1～0.2mg/次,每日3～4次。或应用氨茶碱等药物解痉平喘,成人0.1～0.2g/次,每日3次。或抗胆碱能药物如异丙托溴铵气雾剂,成人0.5mg/次,每日2～3次,根据病情可用药1～2周。

5.本病不宜常规使用抗菌药物,特别是对病因未明者不应盲目使用抗菌药物。目前认为使用抗菌药物并不能缩短病程或减轻病情,应注意滥用抗菌药物可导致耐药菌的产生以及二重感染等严重后果。

6.如有细菌感染的依据或合并有严重基础疾病的患者,注意合理使用抗菌药物,常用的抗菌药物为β-内酰胺类、喹诺酮类,亦可根据痰细菌培养药敏结果选择抗菌药物。如为肺炎支原体或肺炎衣原体感染时,首选大环内酯类或氟喹诺酮类抗菌药物。

第三节　慢性支气管炎

慢性支气管炎是气管、支气管黏膜及其周组织的慢性非特异性气道炎症。临床上以咳嗽、咳痰为主要症状,每年发病持续 3 个月,连续 2 年或 2 年以上。排除具有咳嗽、咳痰、喘息症状的其他疾病(如肺结核、尘肺、肺脓肿、心脏病、心功能不全、支气管扩张、支气管哮喘、慢性鼻咽炎、食管反流综合征等疾患)。

【病因】

本病的病因尚不完全清楚,可能是多种因素长期相互作用的结果。

1.有害气体和有害颗粒　如香烟、烟雾、粉尘、刺激性气体(二氧化硫、二氧化氮、氯气、臭氧等)。

2.感染因素　病毒、支原体、细菌等。

3.其他因素　免疫、年龄和气候等因素均与慢性支气管炎有关。

【病理】

支气管上皮细胞变性、坏死、脱落,后期出现鳞状上皮化生,纤毛变短、粘连、倒伏、脱失。黏膜和黏膜下充血水肿,杯状细胞和黏液腺肥大和增生、分泌旺盛,大量黏液潴留。浆细胞、淋巴细胞浸润及轻度纤维增生。病情继续发展,炎症由支气管壁向其周围组织扩散,黏膜下层平滑肌束可断裂萎缩,黏膜下和支气管周围纤维组织增生,肺泡弹性纤维断裂,进一步发展成阻塞性肺疾病。

【诊断】

依据咳嗽、咳痰,或伴有喘息,每年发病持续 3 个月,并连续 2 年或 2 年以上,且排除其他慢性气道疾病。

(一)症状

缓慢起病,病程长,反复急性发作而病情加重。主要症状为咳嗽、咳痰,或伴有喘息。急性加重是指咳嗽、咳痰、喘息等症状突然加重,急性加重的主要原因是呼吸道感染,病原体可以是病毒、细菌、支原体和衣原体等。

1.咳嗽　一般晨间咳嗽为主,睡眠时有阵咳或排痰。

2.咳痰　一般为白色黏液和浆液泡沫性,偶可带血。清晨排痰较多,起床后或体位变动可刺激排痰。

3.喘息或气急　喘息明显者常称为喘息性支气管炎,部分可能合伴支气管哮喘。若伴肺气肿时可表现为劳动或活动后气急。

(二)体征

早期多无异常体征。急性发作期可在背部或双肺底听到干、湿啰音,咳嗽后可减少或消失。如合并哮喘可闻及广泛哮鸣音并伴呼气期延长。

(三)实验室检查

1.X 线检查　早期可无异常。反复发作引起支气管壁增厚,细支气管或肺泡间质炎症细胞浸润或纤维化,表现为肺纹理增粗、紊乱,呈网状或条索状、斑点状阴影,以双下肺野明显。

2.呼吸功能检查 早期无异常。如有小气道阻塞时,最大呼气流速-容量曲线在75%和50%肺容量时,流量明显降低。

3.血液检查 细菌感染时偶可出现白细胞总数和(或)中性粒细胞增高。

4.痰液检查 可培养出致病菌。涂片可发现革兰阳性菌或革兰阴性菌,或大量破坏的白细胞和已破坏的杯状细胞。

【鉴别诊断】

1.咳嗽变异型哮喘 以刺激性咳嗽为特征,灰尘、油烟、冷空气等容易诱发咳嗽,常有家庭或个人过敏疾病史。对抗生素治疗无效,支气管激发试验阳性可鉴别。

2.嗜酸细胞性支气管炎 临床症状类似,X线检查无明显改变或肺纹理增加,支气管激发试验阴性,临床上容易误诊。诱导痰检查嗜酸粒细胞比例增加(≥3%)可以诊断。

3.肺结核 常有发热、乏力、盗汗及消瘦等症状。痰液找抗酸杆菌及胸部X线检查可以鉴别。

4.支气管肺癌 多数有数年吸烟史,顽固性刺激性咳嗽或过去有咳嗽史,近期咳嗽性质发生改变,常有痰中带血。有时表现为反复同一部位的阻塞性肺炎,经抗菌药物治疗未能完全消退。痰脱落细胞学、胸部CT及纤维支气管镜等检查,可明确诊断。

5.肺间质纤维化 临床经过缓慢,开始仅有咳嗽、咯痰,偶有气短感。仔细听诊在胸部下后侧可闻爆裂音(Velcro 啰音)。血气分析示动脉血氧分压降低,而二氧化碳分压可不升高。

6.支气管扩张症 典型者表现为反复大量咯脓痰,或反复咯血。X线胸部摄片常见肺野纹理粗乱或呈卷发状。高分辨螺旋CT检查有助诊断。

第四节 肺脓肿

【定义及概况】

肺脓肿是表现为肺实质破坏的化脓性感染,产生一个或多个大的空腔,可形成液气平面。有学者把类似表现的多发的直径小于2cm的小脓腔的肺部感染定义为坏死性肺炎。肺脓肿和坏死性肺炎是同一病理过程的不同表现。其早期表现与普通肺炎相类似,没有产生空腔或脓肿,但由于得不到有效治疗,疾病进展为肺脓肿或坏死性肺炎。

【病因及发病机制】

肺脓肿最重要的背景因素是吸入,通常与意识改变相关,常见的包括酗酒、脑血管意外、全身麻醉、药物过量或吸毒、癫痫发作、糖尿病昏迷等。其他容易引起吸入的因素还包括因食管疾病或神经系统疾病引起的吞咽困难、肠梗阻、扁桃体切除术、拔牙,以及一些影响贲门括约肌功能的情况,如鼻饲管、气管插管等。有研究用放射性示踪技术发现,70%深昏迷的患者和45%处于深睡眠状态的健康人存在吸入。而吸入在深昏迷的患者更频繁、更广泛。正常的清除机制受损或大量吸入,超过机体清除能力导致肺部感染。酗酒和住院或护理院的患者,通常口咽部有革兰阴性杆菌定植,特别是气管插管和服用 H_2 受体阻滞剂或制酸剂的患者。导致肺脓肿或坏死性肺炎的第二类常见因素是牙周病或牙龈炎。没有牙齿的人很少发生肺脓肿。如果这类患者患有肺脓肿，需警惕支气管肺癌的可能。其他的一些易患因素包括支气管扩张、肺栓塞继发感染、脓栓栓塞、吸入细菌气溶胶、腹腔感染蔓延等。支气管阻塞继发化脓性感染是另一个重要机制。其他一些因素还包括糖尿病昏迷、恶性肿瘤、获得性免疫缺陷性疾病以及其他一些免疫妥协的情况。接受免疫抑制剂治疗的患者可因奴卡菌或其他细菌感染出现多发性肺脓肿。

病原体常为上呼吸道、口腔的定植菌，包括需氧、厌氧、兼性厌氧菌。90％的患者合并有厌氧菌感染，通常是混合感染，毒力较强的厌氧菌在部分患者可单独治病。常见的其他病原体包括金黄色葡萄球菌、化脓性链球菌、肺炎克雷白杆菌和铜绿假单胞菌。大肠埃希菌和流感嗜血杆菌也可引起坏死性肺炎。根据感染途径，肺脓肿可分为吸入性肺脓肿、继发性肺脓肿、血源性肺脓肿。

一项对于 26 例肺脓肿的前瞻性研究发现：26 例经气管吸引的标本中 24 例培养出厌氧菌，其中 16 例只检出厌氧菌，包含 4 例为单一厌氧菌菌株，其余 8 例同时培养出需氧菌及兼性需氧菌；平均每个患者分离出 3.1 株细菌（厌氧菌 2.6 株）。分离出的厌氧菌以革兰阴性杆菌和革兰阳性球菌多见。

另一研究显示，28 例厌氧性坏死性肺炎中，20 例只检出厌氧菌，所有患者中平均每例含 2.3 株厌氧菌和 0.4 株需氧菌。分离出的厌氧菌主要包括坏死梭杆菌、其他一些类杆菌属、厌氧或微厌氧的链球菌、球菌等。放线菌可直接引起坏死性肺炎。

对厌氧性或混合厌氧性脓胸的回顾性研究表明，平均每个标本含 3.5 株厌氧菌和 1.1 株需氧菌或兼性厌氧菌。另 46 例肺脓肿的研究表明，只分离出厌氧菌的仅 19 例，主要的非厌氧菌是溶血性链球菌，主要的厌氧菌主要为有色或无色的普氏菌属、类杆菌属（包括脆弱杆菌属、核粒梭杆菌、消化链球菌）等。尽管梭状菌属，包括梭状芽孢杆菌，可引起坏死性肺炎、脓胸和其他一些厌氧菌肺部感染，但相关的临床研究却不多。

来源于社区或者住院患者吸入的病原有很大差别。社区获得性吸入性肺炎主要是厌氧菌感染，有研究表明 38 例患者中 35 例分离到厌氧菌，其中 25 例为单一菌株。而院内获得性吸入性肺炎的病原体与其他院内感染的病原体相类似，主要包括葡萄球菌、各种需氧或兼性需氧的革兰阴性杆菌，如肺炎克雷白杆菌、绿脓杆菌、变形杆菌等。最近，社区获得性肺脓肿细菌谱出现一个重要改变，21％肺脓肿由肺炎克雷白杆菌感染所致，另外，青霉素及克林霉素耐药的厌氧菌及米勒链球菌感染比例亦较以往明显增加。Nichols 和 Smith 的研究表明，与正常人相比，十二指肠溃疡出血或梗阻、胃溃疡、恶性肿瘤等患者的胃中含更复杂的菌群，包括口咽部的各种细菌如链球菌、各种厌氧菌以及大肠杆菌，甚至脆弱杆菌。这部分患者吸入胃内容物更容易引起肺部感染，且引起感染的细菌与常规的又有所差别。长期服用 H_2 受体拮抗剂和制酸剂的患者，胃液 pH 值改变，胃及口咽常出现革兰阴性杆菌逆行性定植。

引起坏死性肺炎常见的其他几个细菌包括金黄色葡萄球菌、化脓性链球菌、肺炎克雷白杆菌、铜绿假单胞菌等。肺炎链球菌偶然也可导致肺脓肿的发生。另外，一些革兰阴性杆菌，如大肠杆菌、军团菌甚至变形杆菌等可导致肺坏死。其他一些不常见的但值得注意的细菌还包括奴卡（放线）菌属、红球菌属、沙门菌、分枝杆菌等。一些非细菌性病原体亦可致肺脓肿，包括寄生虫（如并殖吸虫属、阿米巴属等）、真菌（如曲霉、隐球菌、组织胞浆菌、芽生菌属、球孢子菌属等）。

血源性肺脓肿主要由三类细菌血行播散到肺引起，包括革兰阳性球菌、尤其是葡萄球菌、革兰阴性肠杆菌以及厌氧菌。多发的肺脓肿很可能是血源性的，常因为菌血症或脓栓栓塞引起。最常见的引起血源性肺脓肿的是葡萄球菌菌血症。革兰阴性肠杆菌感染导致的血源性肺脓肿常与尿路感染、诊疗性操作、肠道手术、人工流产术后以及一些院内感染等相关。厌氧性或微厌氧性链球菌和革兰阴性厌氧杆菌感染性肺脓肿常继发于腹部或盆腔感染。其他一些导致血源性肺脓肿的罕见病原包括炭疽、鼠疫、霍乱弧菌等。

【病理】

感染物阻塞细支气管，小血管炎性栓塞，致病菌繁殖引起肺组织化脓性炎症、坏死，形成肺脓肿，继而坏死组织液化破溃并经支气管部分排出，形成有气液平的脓腔，空洞壁表面常见残留坏死组织。病变有向周围扩展的倾向，甚至超越叶间裂波及邻接的肺段。若脓肿靠近胸膜，可发生局限性纤维蛋白性胸膜炎，发生胸膜粘连；如为张力性脓肿，破溃到胸膜腔，则可形成脓胸、脓气胸或支气管胸膜瘘。如在早期抗生素干预了此自然过程，病变可完全吸收或仅剩少量纤维瘢痕。

如急性肺脓肿治疗不彻底，或支气管引流不畅，导致大量坏死组织残留脓腔，炎症迁延3个月以上称慢性肺脓肿。脓腔壁成纤维细胞增生，肉芽组织形成，使脓腔壁增厚，并可累及周围细支气管，至其变形或扩张。

【临床表现】

（一）症状

1.常见症状　取决于肺脓肿的致病菌，是厌氧菌还是非厌氧菌。单纯厌氧菌性肺脓肿患者多有吸入史，患者多有齿、口、咽喉的感染灶，或手术、醉酒、劳累、受凉和脑血管意外等病史。在就诊前就可存在数周至数月的症状，表现为不适、乏力、低热、盗汗、食欲缺乏、咳嗽等，后咳嗽等症状逐渐加重，痰量增加，大量脓臭痰以及消瘦、贫血等，可有咯血或胸膜炎表现。

非厌氧菌感染引起的肺脓肿起病与普通肺炎相似。急性起病，畏寒、高热，体温达39～40℃，伴有咳嗽、咳黏液痰或黏液脓性痰。炎症累及壁层胸膜可引起胸痛，且与呼吸有关。病变范围大时可出现气促。此外还有精神不振、全身乏力、食欲减退等全身中毒症状。如感染不能及时控制，可于发病后10～14天，突然咳出大量脓臭痰及坏死组织，每日可达300～500ml。痰带臭味多提示合并厌氧菌感染。一般在咳出大量脓痰后，体温明显下降，全身毒性症状随之减轻，数周内一般情况逐渐恢复正常。约有1/3患者有不同程度的咯血，偶有中、大量咯血而突然窒息致死。肺脓肿破溃到胸膜腔，可出现突发性胸痛、气急，出现脓气胸。

真菌、奴卡菌属和分枝杆菌引起的肺脓肿起病较缓慢，可仅有一般的呼吸道感染症状，多无胸痛。继发性肺脓肿发病前多伴原发病的临床表现，多起病缓慢，较少咳脓臭痰及咯血。血源性肺脓肿多先有原发灶（肺外感染）引起的畏寒、高热等感染中毒症的表现。经数日或数周后才出现咳嗽、咳痰，痰量不多，极少咯血。

慢性肺脓肿患者常有咳嗽、咳脓痰、反复不规则发热和咯血，持续数周到数月。以及贫血、消瘦等慢性中毒症状重。

阿米巴肺脓肿通常在肺部症状前就有肝脓肿的症状,因肝脓肿向上蔓延,穿透膈肌侵犯肺脏引起,表现为逐渐加重的咳嗽,咳巧克力或果酱样痰,无明显臭味。阿米巴肺脓肿起病隐匿,突然出现剧烈咳嗽伴大量红褐色痰。可追问到腹泻和旅行的病史。

2.非典型表现　随着抗生素的不规范使用或原有慢性基础疾病、免疫功能受抑制,如糖尿病、恶性肿瘤、化疗等肺脓肿患者可缺乏上述典型表现,称为不典型肺脓肿。临床上可无高热、大量脓臭痰,仅表现为低热、反复痰中带血。

(二)体征

1.常见体征　肺部体征与肺脓肿的大小、部位、病情严重程度、有无并发症等有关。早期肺部可无阳性体征,或患侧可闻及湿啰音;病变继续发展,出现肺实变体征,可闻及支气管呼吸音;肺脓腔增大时,可出现空嗡音;但现今因抗生素的早期使用,很少能听到空嗡音或空洞性呼吸音的。病变累及胸膜可闻及胸膜摩擦音后呈现胸腔积液体征,包括叩诊浊音、纵隔向对侧移位、患侧呼吸音减弱或消失等。慢性肺脓肿常有杵状指(趾)。血源性肺脓肿肺部多无阳性体征。

2.典型体征　可无典型的实变体征。

【实验室检查】

(一)常见表现

1.血常规　急性肺脓肿血白细胞总数明显升高,可达$(20\sim30)\times10^9/L$,中性粒细胞占90%以上,核明显左移,常有中毒颗粒。慢性患者的血白细胞可稍升高或正常,可有贫血表现,红细胞和血红蛋白减少。

2.病原学诊断　肺脓肿的病原学诊断有赖于微生物学检查,包括痰涂片革兰染色,痰、胸腔积液和血培养(包括需氧培养和厌氧培养),以及抗菌药物敏感试验,如怀疑结核可行痰涂片找抗酸杆菌,如怀疑阿米巴肺脓肿可痰找虫卵、寄生虫等。详细的微生物学检查有助于确定病原体和选择有效的抗菌药物。但经口咳出的痰液培养并不能很好地明确诊断,因为患者口腔有很多定植菌,致使痰培养的结果不可靠,但对分枝杆菌、真菌、寄生虫或细胞学检查是必需的。结合胸腔积液和血培养阳性时更有意义。必要时经气管穿刺、经支气管镜保护性毛刷、经肺泡灌洗等有创的方法取得的标本,对病原学诊断更有价值。

3.影像学检查

(1)X线检查:早期炎症表现为大片浓密模糊浸润阴影,边缘不清,或为团片状浓密阴影,分布在一个或数个肺段。在肺组织坏死、肺脓肿形成后,脓液经支气管排出,脓腔出现圆形透亮区及液气平面,其四周被浓密炎症浸润所围绕。脓腔内壁光整或略有不规则。经脓液引流和抗生素使用后,肺脓肿周围炎症先吸收,逐渐缩小至脓腔消失,最后仅残留纤维条索阴影。慢性肺脓肿脓腔壁增厚,内壁不规则,有时呈多房性,周围有纤维组织增生及邻近胸膜增厚,肺叶收缩,纵隔可向患侧移位。并发脓胸时,患侧胸部呈大片浓密阴影。若伴发气胸可见气液平面。结合侧位X线检查可明确脓肿的部位及范围大小。血源性肺脓肿,病灶分布在一侧或两侧,呈散在局限性炎症,或边缘整齐的球形病灶,中央有小脓腔和气液平。炎症吸收厚,亦可能遗留有局灶性纤维化或小气囊阴影。

(2)胸部CT检查:CT能更准确定位及鉴别肺脓肿和有气液平的局限性脓胸、发现体积较小的脓肿和葡萄球菌肺炎引起的肺气囊腔,并有助于做体位引流和外科手术治疗。

4.纤维支气管镜检查 有助于明确病因和病原学诊断,并可用于治疗。如有气道内异物,可取出异物时气道引流通畅。如疑为肿瘤阻塞,则可取病理标本。还可取痰液标本行需氧和厌氧培养。可经纤维支气管镜插入导管,尽量接近或进入脓腔,吸引脓液、冲洗支气管及注入抗生素,以提高疗效与缩短病程。

(二)非典型表现

1.血常规可以正常甚至降低。

2.影像学检查

(1)胸部 X 线平片:胸部 X 片见孤立的边缘光滑含液平的空洞,病灶可出现在左肺。

(2)胸部 CT:不典型肺脓肿的 CT 征象按影像形态可分为孤立的团块状型或不规则浸润型。常表现为下列几种影像改变:①偏心或中心性局限性融解或小空洞;②局部充血征;③病灶边缘粗长条索影;④邻近胸膜增厚粘连;⑤病灶边缘局限浸润片状阴影;⑥部分病例可见纵隔淋巴结肿大。孤立团块型还可见边缘细毛刺、棘突征或纵隔淋巴结钙化征象。常需与周围型肺癌或肺结核鉴别。

【并发症】

肺脓肿破入胸腔引起脓胸、胸膜纤维化、肺塌陷、呼吸衰竭、支气管胸膜瘘等。

【诊断与鉴别诊断】

对有口腔手术、昏迷呕吐或异物吸入史,突发畏寒、高热、咳嗽和咳大量脓臭痰的患者,结合影像学表现,可做出急性肺脓肿的诊断。有皮肤创伤感染、疖、痈等化脓性病灶,或静脉吸毒者患心内膜炎,出现高热不退、咳嗽、咳痰等症状,X 线胸片显示两肺多发性肺脓肿者,可诊断血源性肺脓肿。痰、血培养,包括厌氧菌培养以及抗菌药物敏感试验,对确定病因诊断、抗菌药物的选用有重要价值。

肺脓肿应与下列疾病相鉴别。

1.细菌性肺炎 早期肺脓肿或坏死性肺炎与普通细菌性肺炎在症状和 X 线表现上很相似,但常见的肺炎链球菌肺炎多伴有口周疱疹、铁锈色痰而无大量脓臭痰,X 线胸片显示肺叶或段性实变,边缘模糊不清,没有空洞形成。当用抗生素治疗后高热不退,咳嗽、咳痰加剧并咳出大量脓痰时应考虑为肺脓肿。

2.空洞性肺结核继发感染 空洞性肺结核是一种慢性病,起病缓慢,病程长,可有长期咳嗽、午后低热、乏力、盗汗、食欲减退或有反复咯血。X 线胸片显示空洞壁较厚,一般无气液平面,空洞周围炎性病变较少,常伴有条索、斑点及结节状病灶,或肺内其他部位的结核播散灶,痰中找到结核杆菌。当合并肺炎时,可出现急性感染症状和咳大量脓臭痰,且由于化脓性细菌的大量繁殖,痰中难以找到结核分枝杆菌,此时要详细询问病史。如一时不能鉴别,可按急性肺脓肿治疗,控制急性感染后,X 线胸片可显示纤维空洞及周围多形性的结核病变。痰结核杆菌可阳转。

3.支气管肺癌 支气管肺癌阻塞支气管常引起远端肺化脓性感染,但形成肺脓肿的病程相对较长,因有一个逐渐阻塞的过程,毒性症状多不明显,脓痰量亦较少。阻塞性感染由于支气管引流不畅,抗生素效果不佳。因此对 40 岁以上出现肺局部反复感染且抗生素疗效差的患者,要考虑有支气管肺癌所至阻塞性肺炎的可能,可行痰找癌细胞和纤维支气管镜检查,以明确诊断。肺鳞癌也可发生坏死液化,形成空洞,但一般无毒性或急性感染症状,X 线胸片显示空洞壁较厚,多呈偏心空洞,残留的肿瘤组织使内壁凹凸不平,空洞周围亦少炎症浸润,肺门淋巴结可有肿大,故不难与肺脓肿区别。

4.肺囊肿继发感染   肺囊肿继发感染时,囊肿内可见液气平面,周围炎症反应较轻,无明显中毒症状和脓痰。如有以往 X 线胸片作对照,更容易鉴别。

【治疗】

(一)抗生素治疗

肺脓肿的首要治疗是抗生素治疗。为了避免复发,疗程可能需要 2~4 个月。监测的指标包括体温、痰量及影像学改变等。

1.抗生素的使用   对细菌性肺脓肿而言,经验性抗生素治疗应覆盖临床怀疑的所有可能的病原体。明确社区获得性肺炎病史或住院时肺脓肿形成病史对抗生素的选择非常重要。对于继发于院内感染的肺脓肿患者,抗生素的选择应覆盖克雷白菌属、肠杆菌属和假单胞菌属。

肺脓肿或坏死性肺炎大多继发于吸入,其主要病原菌是厌氧菌。早期的一线治疗首选青霉素 G(240 万~1000 万单位/天),但随着细菌耐药的出现,尤其是产生 β-内酰胺酶的革兰阴性厌氧杆菌的增多,青霉素 G 的治疗效果欠佳,甚至治疗失败。甲硝唑和克林霉素,辅以青霉素 G,对严重的厌氧菌肺炎是一种有效的选择(克林霉素 600mg 静脉滴注 q8h)。青霉素 G 对某些厌氧球菌的抑菌浓度需达 $8\mu g/ml$,故所需治疗量非常大(成人需 1000 万~2000 万单位/天)。因此目前青霉素 G、氨苄西林、阿莫西林不再推荐单独用于中重度厌氧性肺脓肿或坏死性肺炎的治疗。而对于轻症患者,静脉青霉素,甚至口服青霉素或头孢菌素也能取得令人满意的效果。

大多数厌氧菌对四环素耐药,因此不推荐用作治疗厌氧菌感染。除某些消化性链球菌、变形梭杆菌、产气荚膜杆菌等菌株,克林霉素对大多数厌氧菌有效。但亦有一些数据显示,超过20%脆弱杆菌出现对克林霉素耐药。因此,克林霉素与青霉素 G 合用,虽可扩大抗菌谱,但可能仍不能覆盖脆弱杆菌。甲硝唑对所有革兰阴性厌氧菌有很好的抗菌效果,包括脆弱杆菌和一些产 β-内酰胺酶的细菌。某些厌氧球菌、多数微需氧链球菌、放线菌等对甲硝唑耐药,因此,甲硝唑在治疗厌氧性肺脓肿或坏死性肺炎时,也常需与青霉素 G(或红霉素)联用。头孢西丁、羧基青霉素(羧苄西林和替卡西林)和氧哌嗪青霉素对脆弱杆菌属、一些产 β-内酰胺酶的拟杆菌、大多数的厌氧菌以及肠杆菌科细菌有效。头孢西丁对金葡菌有效,而哌拉西林对铜绿假单胞菌有很好的抗菌活性。三代头孢菌素对厌氧菌的效果,尤其是对脆弱杆菌的效果不如头孢西丁和半合成青霉素。亚胺培南和美洛培南对所有厌氧菌都有很好的抗菌活性。β-内酰胺/β-内酰胺酶抑制剂,如替卡西林/克拉维酸、氨苄西林/舒巴坦对厌氧菌、金葡菌和很多革兰阴性杆菌有效。氯霉素对大多数厌氧菌,包括产 β-内酰胺酶厌氧菌有效。新一代喹诺酮类抗生素对厌氧菌和其他一些病原菌也有较好的效果。

血源性肺脓肿常为葡萄球菌感染,可选用耐青霉素酶的青霉素。当青霉素过敏时,可选择静脉用头孢菌素及万古霉素。万古霉素用于耐甲氧西林金葡菌感染,而青霉素 G 用于 A 组葡萄球菌感染。对于肺炎克雷白杆菌或其他一些兼性或需氧革兰阴性杆菌,氨基糖苷类抗生素是个不错的选择。因庆大霉素的耐药率升高,所以更推荐选用阿米卡星。半合成青霉素、某些新一代头孢菌素、氨曲南以及 β-内酰胺/β-内酰胺酶抑制剂也有很好的效果。复方磺胺甲噁唑和新一代喹诺酮对很多非厌氧的革兰阴性杆菌有效,常用于联合治疗。在重症患者,特别是免疫抑制的患者,β-内酰胺类抗生素与氨基糖苷类的组合是个很好的选择。亚胺培南和美洛培南基本能够覆盖除耐甲氧西林金葡菌以外的大部分细菌。其他的抗生素,如红霉素或利福平用于军团菌感染,磺胺类抗生素用于奴卡菌感染。结核杆菌感染应行正规的抗结核治疗。

最近,有研究发现肺炎克雷白杆菌成为社区获得性肺脓肿的一个重要致病菌(21%),对青霉素及克林霉素耐药的厌氧菌及米勒链球菌感染比例亦明显增加。鉴此,作者推荐 β-内酰胺/β-内酰胺酶抑制药,或二代、三代头孢菌素联合克林霉素或甲硝唑作为社区获得性肺脓肿的经验性治疗方案。

2.治疗反应 肺脓肿大多对抗生素治疗敏感,临床改善可表现为抗生素治疗 3～4 天后体温下降,7～10 天体温恢复正常。恶臭痰可在 3～10 天内消失。影像学改变通常较缓慢,往往在第 1 周浸润阴影有扩大,甚至有新的空洞出现,2～3 周浸润病灶边缘清楚,以后可转变为薄壁空洞或残存条索状影。如治疗超过 2 周后仍存在发热提示治疗失败,应进一步检查以明确治疗失败的原因。

抗生素疗效差的原因包括异物或新生物阻塞支气管;所选抗生素未能覆盖到病原体(如分枝杆菌、真菌),或耐药;空洞范围大(直径超过 6cm),出现脓胸、支气管胸膜瘘等并发症,常需要延长疗程或外科介入处理;以往存在的囊肿、肺大疱等的感染可能是抗生素治疗效果欠佳的原因。另外还需考虑是否存在无菌性肺空洞、肺癌、肺栓塞或韦格纳肉芽肿的可能。

(二)脓液引流

肺脓肿患者应行体位引流以促进痰液排出,从而减轻症状,改善气体交换。引流的体位应使脓肿处于最高位,每日 2～3 次,每次 10～15min。经纤支镜冲洗及吸引也是引流的有效方法。经皮肺穿刺引流,主要适用于肺脓肿药物治疗失败,患者本身条件不能耐受外科手术,肺脓肿直径>4cm,患者不能咳嗽或咳嗽障碍不能充分的自我引流;均质的没有液气平面的肺脓肿。CT 引导下的经皮肺穿刺可增加成功率,减少其副作用。

(三)外科治疗

多房的、厚壁、诊断不清的肺脓肿需外科手术治疗。另外,存在恶性肿瘤、出血、脓胸和大块坏死组织的肺脓肿也要求外科手术治疗。

【预后】

在抗生素出现以前,1/3 的肺脓肿患者死亡,1/3 自然痊愈,1/3 发展为慢性疾病进入反复复发的肺脓肿、慢性脓胸、支气管扩张或其他慢性化脓性病变。目前抗生素治疗后肺脓肿的预后常较好。超过 90% 肺脓肿在单独内科治疗后可痊愈,除非是癌继发的支气管阻塞引起的肺脓肿。但免疫功能低下或支气管阻塞引起的肺脓肿,病死率仍高达 70%。

【预防】

预防吸入对减少肺脓肿的发生最为重要。对无咽反射的患者应早期插管和保护呼吸道。仰卧患者倾斜 30 度可减少吸入的风险。呕吐患者应侧卧。老年衰弱患者应注意口腔卫生和牙齿护理,可减少吸入性肺脓肿的发生。

第五节　支气管扩张

支气管扩张是一种常见的慢性支气管化脓性疾病,因为支气管及其周围的炎症使支气管壁破坏,导致支气管的扩张、变形。临床表现为慢性咳嗽、大量脓痰和(或)反复咯血,多有童年麻疹、百日咳或支气管肺炎等病史。近年来随着人民生活的改善、疫苗的接种、抗生素的应用等,发病率已明显下降。

【病因】

1.支气管-肺组织的感染和支气管的阻塞是支气管扩张的主要因素。

2.先天性发育障碍,如巨大气管-支气管症、Kartagener综合征、先天性软骨缺失症等可发生支气管扩张,但较罕见。

3.遗传因素有关疾病,如肺囊性纤维化、先天性丙种球蛋白缺乏症和低球蛋白血症的患者的免疫功能低下,反复发生支气管炎症,可造成支气管扩张,但也较罕见。

4.全身性疾病,如类风湿关节病、克罗恩病、溃疡性结肠炎、系统性红斑狼疮、人体免疫缺陷病毒(HIV)感染等疾病均可同时伴有支气管扩张。心肺移植术后的移植物排斥亦可发生支气管扩张。

【病理】

1.发生部位:50%在一个肺段,也可发生在双侧多个肺段。左下叶最常见,其次为左下叶与上叶支同时扩张,结核性支气管扩张多见于上叶后段。

2.形态:分为囊状、柱状或两者混合存在。

3.显微镜下见支气管黏膜表面慢性溃疡,纤毛柱状上皮细胞鳞状化生或萎缩,管壁由纤维组织代替,管腔变形、扩张,支气管动脉和肺动脉的终末支可有扩张,甚至形成血管瘤而破裂出血。

【诊断】

(一)临床表现

1.病史

(1)幼年时可能有患麻疹、百日咳后的支气管肺炎史。

(2)有反复的咳嗽、咳痰及屡发的呼吸道感染史。

(3)呼吸道感染急性发作时,脓性痰明显增多,1日可分泌数百毫升,痰放置瓶内分离为3层,有臭味。

(4)有反复发生的咯血,50%~70%患者出现程度不等的咯血,咯血量与病情严重程度不一致,咯血后一般健康恢复较快。

2.体征　早期或轻微支气管扩张无明显体征,病情严重或继发感染时病侧背下部可闻及持续存在的湿啰音。咳大量脓性痰者可有杵状指(趾)。常可见合并有慢性鼻窦炎、齿龈炎、扁桃体炎等。

（二）特殊检查

1.胸部 X 线检查 包括后前位和侧位片，必要时做断层片。平片可见一侧或两侧下肺纹理增多或增粗，典型的柱状扩张可见因增厚的支气管壁形成的轨道征；囊性扩张可见沿支气管的卷发状阴影及不规则的环状透亮阴影，感染时阴影内可有液平。断层片可见不张肺内支气管扩张和变形的支气管充气征。

2.纤维支气管镜检查 可见支气管黏膜充血，分泌物多，甚至阻塞管腔，管口呈喇叭样变形。

3.胸部薄层 CT 可见管壁增厚的柱状扩张，或成串成簇的囊样改变。高分辨 CT（HRCT）较常规 CT 具有更高空间和密度分辨率，能够显示次级肺小叶为基本单位的肺内微小结构，已基本替代支气管造影。

4.支气管碘油造影 支气管造影是确诊支气管扩张的主要依据。可确定支气管扩张的部位、性质和范围及病变的程度，为外科决定手术切除范围提供依据。因造影不良反应多见，如不欲手术治疗，一般不必行碘油造影。造影应在急性炎症控制 2～3 周后进行，有大咯血者需停止咯血 2 周以上进行。造影剂充盈支气管可显示扩张的柱状、囊状和囊柱状阴影。

（三）鉴别诊断

1.慢性支气管炎 多发生在中年以上的患者，症状和体征与支气管扩张相仿，一般咳脓痰者较少，亦无反复咯血史。

2.肺脓肿 有典型的急性发作病史及其临床过程，胸片上病变部位局限于一个肺区域，有炎症变化及空腔液平。

3.肺结核 有低热、盗汗、乏力等全身结核中毒症状。咳嗽、咯血症状与干性支气管扩张相仿，肺部啰音多位于肺上部。胸片上病变部位多在两肺上叶，尤以上叶尖后支为甚，痰结核菌检查可能阳性。

4.先天性肺囊肿 X 线检查可见多个边界纤细的圆形或椭圆形阴影，壁薄，周围组织无浸润。CT 检查也有辅助诊断价值。

5.弥漫性泛细支气管炎 有慢性咳嗽、咳痰、进行性呼吸困难及慢性鼻窦炎史，胸部平片及 CT 可见双肺弥漫性边界不清楚的小结节影，类风湿因子、抗核抗体、冷凝集试验可阳性。确诊需病理学证实。用大环内酯类抗生素持续治疗 2 个月以上有效。

【治疗】

（一）体位引流

可以排除积痰，减少继发感染，减轻全身中毒症状。对痰液多而引流不畅者，其作用甚至强于抗生素治疗。引流时应采取使病变支气管在高位的姿势，每日 2～4 次，每次 15 分钟左右。痰液黏稠时可配合祛痰剂使用，如溴己新 8～16mg 或盐酸氨溴索（沐舒坦）30mg，一日 3 次，亦可用盐酸氨溴索 60～90mg 加生理盐水 250ml 静脉滴注，或用生理盐水超声雾化吸入使痰液稀释，以提高体位引流的效果。

（二）控制感染

支气管扩张急性感染时，病原体常为混合感染。抗生素多选择联合用药，轻症常用口服阿莫西林0.5g，每日 4 次，或一、二代头孢菌素、喹诺酮类药物、磺胺类抗生素。严重感染时需联合抗革兰阳性菌、革兰阴性菌及厌氧菌的抗生素静脉滴注。若考虑有假单孢菌感染时可选用头孢他啶、头孢哌酮/舒巴坦、哌拉西林/他佐巴坦、亚胺培南等静脉滴注。有条件时可参考痰菌药物敏感试验选择抗生素。抗生素持续应用至体温降至正常、痰量明显减少后1周左右可考虑停药。缓解期一般不需抗生素治疗。

（三）手术治疗

反复呼吸道感染或（和）大咯血患者,其病变范围不超过两叶肺,尤其是局限性病变反复大咯血,经药物治疗不能控制,年龄40岁以下,全身情况良好,可根据病变范围做肺段或肺叶切除术。

（四）积极治疗合并症

如鼻窦炎、齿龈炎、扁桃体炎等,伴有支气管痉挛者,适当应用支气管扩张剂。

（五）咯血的处理

1.患者绝对卧床安静休息。

2.消除紧张情绪,必要时给予地西泮等镇静剂。

3.如咯血经上述处理仍不止者可给予脑垂体后叶素注射,通常用5IU加入50％葡萄糖溶液40ml缓慢静脉注射,亦可将10IU加入5％葡萄糖溶液500ml静脉滴注（老年人、心血管疾病者禁用）。

4.咯血过多或反复不止可输少量新鲜血,每次200～400ml。

5.对大量咯血不止者,可经纤维支气管镜确定出血部位后,用浸有稀释的肾上腺素液的明胶海绵压迫或堵塞于出血部位,或用Fogarty导管气囊压迫止血。

6.对不能耐受纤维支气管镜的大咯血患者,可行支气管动脉造影,发现病变后用可吸收的明胶海绵注入行栓塞治疗。

7.应用上述方法仍无效者,可考虑做肺叶、肺段切除术。

8.若有窒息征象,应立即取头低脚高体位,尽快挖出或吸出口、咽、喉、鼻部血块,必要时行气管插管或气管切开。

【预后】

1.内科治疗难以使扩张的支气管复原。

2.外科手术切除治疗是根治的方法。近期疗效（5年以内）为90％左右（包括症状消失和明显改善）,远期疗效（5年以上）为80％。

第六节　急性呼吸窘迫综合征

急性肺损伤（ALI）/急性呼吸窘迫综合征（ARDS）是一种常见危重病,病死率极高,严重威胁重症患者的生命并影响其生存质量。ALI/ARDS是在严重感染、休克、创伤及烧伤等非心源性疾病过程中,肺毛细血管内皮细胞和肺泡上皮细胞损伤造成弥漫性肺间质及肺泡水肿,导致的急性低氧性呼吸功能不全或衰竭。以肺容积减少、肺顺应性降低、严重的通气/血流比例失调为病理生理特征,临床上表现为进行性低氧血症和呼吸窘迫,肺部影像学上表现为非均一性的渗出性病变。

流行病学调查显示 ALI/ARDS 是临床常见危重症。根据 1994 年欧美联席会议提出的 ALI/ARDS 诊断标准,ALI 发病率为每年 18/10 万,ARDS 为每年 13～23/10 万。2005 年的研究显示,ALI/ARDS 发病率分别在每年 79/10 万和 59/10 万。多种危险因素可诱发 ALI/ARDS,主要包括:直接肺损伤因素:严重肺部感染,胃内容物吸入,肺挫伤,吸入有毒气体,淹溺、氧中毒等;间接肺损伤因素:严重感染,严重的非胸部创伤,急性重症胰腺炎,大量输血,体外循环,弥漫性血管内凝血等。

病因不同,ARDS 患病率也明显不同。严重感染时 ALI/ARDS 患病率可高达 25％～50％,大量输血可达 40％,多发性创伤达到 11％～25％,而严重误吸时,ARDS 患病率也可达 9％～26％。同时存在两个或三个危险因素时,ALI/ARDS 患病率进一步升高。另外,危险因素持续作用时间越长,ALI/ARDS 的患病率越高,危险因素持续 24、48 及 72 小时,ARDS 患病率分别为 76％、85％和 93％。虽然不同研究对 ARDS 病死率的报道差异较大,总体来说,目前 ARDS 的病死率仍较高。

【诊断标准】

1.临床表现

(1)急性起病,在直接或间接肺损伤后 12～48 小时内发病。

(2)常规吸氧后低氧血症难以纠正。随着病情进展,咳嗽或血水样痰,呼吸窘迫,常伴烦躁、焦虑。

(3)肺部体征无特异性,急性期双肺可闻及湿啰音,或呼吸音减低。

(4)早期病变以间质性为主,胸部 X 线片常无明显改变。病情进展后,可出现肺内实变,表现为双肺野普遍密度增高,透亮度减低,肺纹理增多、增粗,可见散在斑片状密度增高影,即弥漫性肺浸润影。或有少量胸腔积液。

(5)无心功能不全证据。

2.诊断标准　目前 ALI/ARDS 诊断仍广泛沿用 1994 年欧美联席会议提出的诊断标准。

(1)急性起病。

(2)氧合指数(PaO_2/FiO_2)≤200mmHg[不管呼气末正压(PEEP)水平]。

(3)正位 X 线胸片显示双肺均有斑片状阴影。

(4)肺动脉嵌顿压≤18mmHg,或无左心房压力增高的临床证据。

如 PaO_2/FiO_2≤300mmHg 且满足上述其他标准,则诊断为 ALI。

【治疗原则】

1.原发病治疗　全身性感染、创伤、休克、烧伤、急性重症胰腺炎等是导致 ALI/ARDS 的常见病因。严重感染患者有 25％～50％发生 ALI/ARDS,而且在感染、创伤等导致的多器官功能障碍(MODS)中,肺往往也是最早发生衰竭的器官。积极控制原发病是遏制 ALI/ARDS 发展的必要措施。

2.呼吸支持治疗

(1)氧疗:氧疗是纠正 ALI/ARDS 患者低氧血症的基本手段。

(2)无创机械通气:无创机械通气(NIV)可以避免气管插管和气管切开引起的并发症,预计病情能够短期缓解的早期 ALI/ARDS 患者可考虑应用无创机械通气。当 ARDS 患者神志清楚、血流动力学稳定,并能够得到严密监测和随时可行气管插管时,可以尝试 NIV 治疗。免疫功能低下的患者发生 ALI/ARDS,早期可首先试用 NIV。应用无创机械通气治疗 ALI/ARDS 应严密监测患者的生命体征及治疗反应。神志不清、休克、气道自洁能力障碍的 ALI/ARDS 患者不宜应用无创机械通气。

(3)有创机械通气:ARDS 患者经高浓度吸氧仍不能改善低氧血症时,应气管插管进行有创机械通气。对 ARDS 患者实施机械通气时应采用肺保护性通气策略(小潮气量、限制平台压和可允许性高碳酸血症),气道平台压不应超过 30～35cmH$_2$O。采用肺复张手法促进 ARDS 患者塌陷肺泡复张,改善氧合。应使用能防止肺泡塌陷的最低 PEEP,有条件情况下,应根据静态 P-V 曲线低位转折点压力＋2cmH$_2$O 来确定 PEEP。应尽量保留 ARDS 患者的自主呼吸。若无禁忌证,机械通气的 ARDS 患者应采用 30°～45°半卧位。常规机械通气治疗无效的重度 ARDS 患者,若无禁忌证,可考虑采用俯卧位通气。对机械通气的 ARDS 患者,应制定镇静方案(镇静目标和评估),不推荐常规使用肌松剂。

(4)液体通气:部分液体通气是在常规机械通气的基础上经气管插管向肺内注入相当于功能残气量的全氟碳化合物,以降低肺泡表面张力,促进肺重力依赖区塌陷肺泡复张。部分液体通气可改善 ALI/ARDS 患者气体交换,增加肺顺应性,可作为严重 ARDS 患者常规机械通气无效时的一种选择。但目前尚未广泛用于临床。

(5)体外膜氧合技术(ECMO):建立体外循环后可减轻肺负担、有利于肺功能恢复。但 RCT 研究显示,ECMO 并不改善 ARDS 患者预后。随着 ECMO 技术的改进,需要进一步的大规模研究结果来证实 ECMO 在 ARDS 治疗中的地位。

3.药物治疗

(1)液体管理:高通透性肺水肿是 ALI/ARDS 的病理生理特征,肺水肿的程度与 ALI/ARDS 的预后呈正相关,因此,通过积极的液体管理,改善 ALI/ARDS 患者的肺水肿具有重要的临床意义。在保证组织器官灌注前提下,应实施限制性的液体管理,有助于改善 ALI/ARDS 患者的氧合和肺损伤。存在低蛋白血症的 ARDS 患者,可通过补充白蛋白等胶体溶液和应用利尿剂,有助于实现液体负平衡,并改善氧合。

(2)糖皮质激素:全身和局部的炎症反应是 ALI/ARDS 发生和发展的重要机制,研究显示血浆和肺泡灌洗液中的炎症因子浓度升高与 ARDS 病死率成正相关。对于过敏原因导致的 ARDS 患者,早期应用糖皮质激素经验性治疗可能有效。此外,感染性休克并发 ARDS 的患者,如合并肾上腺皮质功能不全,可考虑应用替代剂量的糖皮质激素。不推荐常规应用糖皮质激素预防和治疗 ARDS。

(3)一氧化氮(NO)吸入:不推荐吸入 NO 作为 ARDS 的常规治疗。仅在一般治疗无效的严重低氧血症时可考虑应用。

(4)肺泡表面活性物质:ARDS 患者存在肺泡表面活性物质减少或功能丧失,易引起肺塌陷。肺泡表面活性物质能降低肺泡表面张力,减轻肺炎症反应,阻止氧自由基对细胞膜的氧化损伤。尽管早期补充肺表面活性物质,有助于改善氧合,还不能将其作为 ARDS 的常规治疗手段。有必要进一步研究,明确其对 ARDS 预后的影响。

(5)前列腺素 E_1:有研究报道吸入型 PGE_1 可以改善氧合,但这需要进一步 RCT 研究证实。因此,只有在 ALI/ARDS 患者低氧血症难以纠正时,可以考虑吸入 PGE_1 治疗。

(6)N-乙酰半胱氨酸(NAC)和丙半胱氨酸虽然静脉注射 NAC 对 ALI 患者可以显著改善全身氧合和缩短机械通气时间,但尚无足够证据支持 NAC 等抗氧化剂用于治疗 ARDS。

(7)环氧化酶抑制剂:布洛芬等环氧化酶抑制剂,可抑制 ALI/ARDS 患者血栓素 A_2 的合成,对炎症反应有强烈抑制作用,但不能降低危重患者 ARDS 的患病率,也不能改善 ARDS 患者 30 天生存率,尚不能用于 ALI/ARDS 常规治疗。

(8)细胞因子单克隆抗体或拮抗剂:细胞因子单克隆抗体或拮抗剂是否能够用于 ALI/ARDS 的治疗,目前尚缺乏临床证据。因此,不推荐细胞因子单克隆抗体或拮抗剂用于 ARDS 治疗。

(9)已酮可可碱及其衍化物:不推荐用于 ARDS 治疗。

(10)重组人活化蛋白 C:重组人活化蛋白 C 具有抗血栓、抗炎和纤溶特性,已被试用于治疗严重感染,尚无证据表明 thAPC 可用于 ARDS 治疗。当然,在严重感染导致的重度 ARDS 患者,如果没有禁忌证,可考虑应用 thAPC。thAPC 高昂的治疗费用限制了它的临床应用。

此外,虽然酮康唑是一种抗真菌药,但可抑制白三烯和血栓素 A_2 合成,同时还可抑制肺泡巨噬细胞释放促炎因子,有可能用于 ARDS 治疗。目前仍没有证据支持酮康唑可用于 ARDS 常规治疗,同时为避免耐药,对于酮康唑的预防性应用也应慎重。鱼油富含 ω-3 脂肪酸,如二十二碳六烯酸(DHA)、二十五烯酸(EPA)等,也具有免疫调节作用,可抑制二十烷花生酸样促炎因子释放,并促进 PGE_1 生成。对于 ALI/ARDS 患者,特别是严重感染导致的 ARDS,可补充 EPA 和 γ-亚油酸,以改善氧合,缩短机械通气时间。

第七节 呼吸衰竭

呼吸衰竭是指各种原因引起的肺通气和(或)换气功能严重障碍,以致在静息状态下亦不能维持足够的气体交换,导致低氧血症[PaO_2 低于 8.0kPa(60mmHg)]伴或不伴有高碳酸血症[$PaCO_2$ 高于 6.7kPa(50mmHg)],进而引起一系列病理生理改变和相应临床表现的综合征。

【病因】

呼吸的全过程很复杂,临床上常见的病因有以下几个方面:

1.气道阻塞性病变 气管支气管的炎症、痉挛、肿瘤、异物、纤维化瘢痕等引起气道阻塞和肺通气不足,或伴有通气/血流比例失调,导致缺氧和二氧化碳(CO_2)潴留。常见疾病如慢性阻塞性肺疾病(COPD)、重症哮喘、支气管扩张等。

2.肺组织病变 肺炎、肺气肿、重度肺结核、弥漫性肺纤维化、肺水肿、急性呼吸窘迫综合征(ARDS)等各种累及肺泡和(或)肺间质的病变。

3.肺血管疾病 各种血管炎、血管栓塞、原发性肺动脉高压、结缔组织病等。

4.胸廓与胸膜病变 如严重的脊柱畸形、强直性脊柱炎、大量胸腔积液或气胸、广泛胸膜增厚、多处肋骨骨折、外伤等。

5.神经肌肉疾病 包括各种脑、脊髓、外周神经和肌肉疾病以及神经系统感染(如吉兰-巴雷综合征等)、药物中毒等。

【病理生理】

通气不足是导致缺氧和二氧化碳潴留的主要原因;弥散障碍、通气/血流比例失调、氧耗量增加等主要引起缺氧。缺氧和二氧化碳潴留及其引起的酸碱失衡和电解质紊乱等又导致心血管、肺、脑以及肝、肾、血液、消化系统等多脏器功能障碍,出现一系列临床症状。

【分类】

按照动脉血气分析分类

1.Ⅰ型呼吸衰竭 血气分析特点是 $PaO_2 < 8.0kPa(60mmHg)$,$PaCO_2$ 降低或正常。

2.Ⅱ型呼吸衰竭 血气分析特点是 $PaO_2 < 8.0kPa(60mmHg)$,$PaCO_2 > 6.7kPa(50mmHg)$。

一、急性呼吸衰竭

呼吸功能原来正常,由于某些突发的致病因素引起肺通气和(或)换气功能迅速出现严重障碍,在短期内引起的呼吸衰竭。

【病因】

如脑炎、脑外伤、电击、休克、药物中毒以及神经肌肉疾病,如脊髓灰质炎、急性多发性神经炎、重症肌无力、严重肺疾病等。

【诊断】

诊断有上述病因和临床表现,经血气分析检查有缺氧(PaO_2 低于 8kPa)或伴二氧化碳潴留($PaCO_2$ 高于 6.67kPa)者即可诊断。如患者在吸氧条件下行血气分析,低氧血症可不明显,应注意。

【治疗】

(一)病因治疗

治疗造成呼吸功能衰竭的原发病至关重要。因此,必须充分重视治疗和去除诱发急性呼吸衰竭的基础病因,如重症肺炎时抗生素的应用,哮喘持续状态时支气管解痉剂和肾上腺皮质激素的合理使用,均各具特殊性。又如上呼吸道阻塞、严重气胸、大量胸腔积液、药物中毒等所引起的呼吸衰竭,只要上述原因解除,呼吸衰竭就有可能自行缓解。对于原因不甚明了的急性呼吸衰竭,也应积极寻找病因,针对病因进行治疗。

(二)呼吸支持疗法

1.保持呼吸道通畅 患者突发呼吸衰竭应立即设法消除口咽部分泌物、呕吐物或异物,置于仰卧位,头向后倾斜,下颌前伸。必要时经口咽或鼻道行气管插管,短期不能好转者行气管切开。插管或气管切开后应注意气道的湿化。

2.氧疗 一开始可给以高浓度甚至纯氧,待 PaO_2 高于 8kPa(60mmHg)后逐渐减低氧浓度至 50% 以下维持量。如吸氧后不能使 PaO_2 上升(或呼吸骤停时)即应行机械通气,而不可长期应用高浓度吸氧,以防中毒。

3.**机械通气**　当机体出现严重的通气功能和(或)换气功能障碍时,需用人工辅助装置(呼吸机)来改善通气和(或)换气功能。清醒能够合作,能耐受鼻/面罩的轻中度患者可行无创通气治疗。无创通气治疗不能改善的患者,需行气管插管或气管切开呼吸机辅助呼吸改善缺氧和二氧化碳潴留。

(三)控制感染

严重感染、败血症、感染性休克以及急性呼吸道感染等往往是引起呼吸功能衰竭的主要原因,不仅如此,在急性呼吸衰竭病程中,常因气管切开、机体抵抗力下隆等原因而并发肺部感染,甚至全身感染。因此,控制感染是急性呼吸衰竭治疗的重要方面。存在感染时需合理地选用抗生素。无感染的临床症候时,不宜将抗生素作为常规使用。但危重患者,为预防感染,可适当选用抗生素。原则上,抗生素选择应根据病原菌的性质和患者培养物中微生物的药物敏感试验结果来加以选择。但临床上,因病情不允许,等待结果为时过晚,一般是根据肺部感染菌属特点,选用抗生素。对严重感染、混合感染及中枢神经系统感染,均应联合应用抗生素,并兼顾患者全身状况及肝、肾功能状态,以增加疗效及减少不良反应。对应用多种作用强、剂量足、疗程够,而效果不显的病例,应考虑抗生素选择是否合理、细菌是否耐药、有无产生菌群失调或二重感染如霉菌感染、机体是否严重衰弱、反应差等因素,从而影响抗菌效果。

(四)激素治疗

"早期、中小剂量、延长时间逐渐减量"应用糖皮质激素治疗急性肺损伤。在 ARDS 晚期或 ARDS 病情得不到改善时,肾上腺皮质激素的"营救治疗"往往能使肺功能得到快速的改善,这种改善可能源于激素的抗炎效应、减少毛细血管渗出和抑制肺纤维化的形成而在 COPD 等慢性呼吸衰竭的防治中,糖皮质激素可减轻气道病症,通畅气道及提高应激能力。

(五)一般支持治疗

增加营养,应注意给以高蛋白、高脂肪、低碳水化合物及适量多种维生素和微量元素的流质饮食,必要时鼻饲,其中碳水化合物 45%～50%、蛋白质 15%～20%、脂肪 30%～35%循序渐进、先半量、渐增至理想需要量,必要时予静脉高营养,纠正水、电解质和酸碱失衡及其他并发症。

(六)监测病情变化

对重症患者需转入重症监护病房(ICU),集中人力物力积极抢救。测量血压、心率和血氧饱和度及液体出入量,必要时还应在肺动脉内放置 SwanGanz 导管监测肺动脉压及楔嵌压,一般楔嵌压应保持正常(0.67～1.00kPa,即 5～10mmHg),不可超过 2.0kPa(15mmHg)。

(七)防治并发症

注意防治急性肺源性心脏病、肺性脑病、肾功能不全及消化道功能障碍的发生。特别要防治多器官功能障碍综合征(MODS)。

二、慢性呼吸衰竭

有慢性肺、胸部疾病患者,其呼吸功能逐渐损害,经过较长时间发展为呼吸衰竭。虽有缺氧,或伴有二氧化碳潴留,但通过机体代偿适应,仍保持一定的生活活动能力,称为代偿性慢性呼吸衰竭。一旦合并呼吸道感染等情况,病情急性加重,在短时间内出现 PaO_2 显著下降和(或) $PaCO_2$ 显著升高,称为慢性呼吸衰竭急性加重。

【临床表现】

除引起慢性呼吸衰竭的原发疾病症状外,主要是缺氧和二氧化碳潴留所致的多脏器功能紊乱的表现。

1.缺氧的典型表现为判断能力障碍及动作不稳,重者烦躁不安、神志恍惚、谵妄、昏迷而死亡。呼吸困难常见(但呼吸困难不一定代表呼吸衰竭存在)。可见发绀、心动过速、血压升高。亦可有心动过缓、血压下降甚至休克。伴肺心病者可见心律失常、右心衰,还可伴多脏器功能损害。

2.高碳酸血症可致中枢神经系统紊乱。可见全身血管收缩和 CO_2 所致的局部血管扩张(如脑、皮肤)混合存在。还可有心动过速、出汗、血压升降不定、头痛、嗜睡、肌肉震颤、粗大的阵挛性抽搐动作和扑翼样震颤等。

3.缺氧和二氧化碳潴留所致的中枢神经系统综合征称作肺性脑病。

4.呼吸衰竭时还伴有血液、消化和泌尿系统症状以及电解质、酸碱失衡等。

【诊断】

根据患者呼吸系统慢性疾病,有缺氧和二氧化碳潴留的临床表现,结合有关体征,诊断并不困难。明确诊断有赖于血气分析。

【鉴别诊断】

应鉴别脑动脉硬化、梗死以及低钾、低钠、低渗透症等引起的神经精神症状。

【治疗】

1.给氧　开始时应给以低流量氧($1\sim3L/min$),以防 $PaCO_2$ 进一步升高,$PaCO_2$ 达到 $6.67\sim8.0kPa(50\sim60mmHg)$ 即可。定期行血气分析监测而调整给氧量。长期夜间氧疗($1\sim2L/min$,每日 10 小时以上),对 COPD 导致的呼吸衰竭患者大有益处,有利于降低肺动脉压,减轻右心负荷,提高患者的生活质量和 5 年生存率。现在认为慢性呼吸衰竭患者每日吸氧时间应达到 15 小时以上才能达到有效的康复治疗作用。

2.机械通气　经上述给氧疗效不佳而 $PaCO_2$ 过高引起的酸血症明显时,应给以人工机械通气治疗。可选用 BiPAP(双水平气道正压)型面(鼻)罩式机械通气,如仍不满意应行气管插管(甚至气管切开,但应严格掌握适应证),配合机械通气。

3.抗感染　慢性呼吸衰竭时常伴有呼吸道感染,可根据痰培养和药物敏感试验或革兰染色确定细菌种类或按经验选用适当的抗生素,此外还应防止二重感染,特别是白色念珠菌感染。

4.促使呼吸道分泌物排出　患者常因进水量不足而致痰不易咳出。一般祛痰药可试用,但效果不确切。可鼓励饮水或增加输液量以保证体液充足(但不能过量而增加心脏负担)。也可拍击背部助痰排出,酸中毒时禁用氯化铵制剂。

5.支气管扩张剂的应用　大多数 COPD 患者呼吸衰竭时都可能伴有气道阻力升高,故皆应试用支气管扩张药物,如茶碱类、β_2 受体激动剂,重者还应用肾上腺皮质激素。有报告认为抗胆碱能药物——溴化异丙托品(爱喘乐)吸入对 COPD 更好一些,但起效慢。

6.纠正水、电解质紊乱和酸碱平衡失调　慢性呼吸衰竭时常可因护理不周致进食、进水不足,因肺性脑病或右心衰竭使用脱水剂过量或限制进水过严,可存在潜在或明显的失水情况。应认真记录出入水量以估计应补充多少水分。为了防止补液过多,应监测肺毛细血管楔嵌压。CO_2 潴留可致呼吸性酸中毒,缺氧又可引起代谢性酸中毒,而机械通气过度可致呼吸性碱中毒,利尿或输碱性药物过度可引起代谢性碱中毒。在复杂的过程中甚至可出现三重酸碱失衡。所以,呼吸衰竭时应适时监测血气分析和电解质,以便及时处理和调整治疗方案。据我国肺心病专业会议上的统计,最常见的电解质紊乱顺序为低氯、低钾、高钾、低钠、高钠、低镁、低磷、低钙等。即低的多,高的少,所以出现低渗透压的也多,应根据情况调整或补充。

7.右心衰的治疗　呼吸衰竭出现右心衰时一般在给氧、休息和治疗基础病后,多可自行缓解,不需洋地黄类药物。如浮肿明显,特别又伴肺性脑病者可用利尿剂,但一般宜用缓慢的利尿药,如氢氯噻嗪(也可加用保钾的氨苯蝶啶)等。如伴有左心衰、肺水肿和肺性脑病时可用快速利尿剂,如呋塞米等。尿多时应注意补充电解质。必要时试用洋地黄类药物,一般用快速作用类,如毛花苷丙 0.2～0.4mg 静脉注射,或毒毛花苷 K 0.25mg 静脉注射(配以葡萄糖液稀释)。有关降肺动脉压的药物,不作为常规应用。

8.呼吸兴奋剂的应用　当呼吸中枢兴奋性降低或抑制时,呼吸幅度变小、频率减慢,或有明显的二氧化碳潴留时,可给予呼吸兴奋剂。COPD 呼吸衰竭时,因支气管-肺病变、中枢反应性低下或呼吸肌疲劳而引起低通气者,此时应用呼吸兴奋剂并不能真正提高通气量,但对于有明显嗜睡状态者有一定益处,而对于神经传导与呼吸肌病变、肺炎、肺水肿和肺广泛间质纤维化所致的换气功能障碍者,则呼吸兴奋剂有弊无利,不宜使用。应用呼吸兴奋剂的前提是保持气道通畅和已解除气道痉挛,在氧疗的同时运用。常用尼可刹米,可先静脉推注 0.375～0.75g,然后以 1.875～3.75g 加入 500ml 液体中,按 25～30 滴/分钟静脉滴注,并观察意识、呼吸频率、幅度、节律及动脉血气变化以调节剂量。也可用洛贝林:静脉注射常用量:成人一次3mg;极量:一次 6mg,一日 20mg,作用迅速但呼吸兴奋时间很短暂,一次给药其作用仅维持数分钟,常需持续给药。当Ⅱ型呼吸衰竭 PaO_2 接近正常或 pH 基本代偿时,应停止使用,以防止碱中毒。如经治疗病情未见好转,应中断使用呼吸兴奋剂,并说服患者和家属采用机械通气。

9.镇静剂慎用　即使是地西泮类轻型镇静剂也有致死的报道,必须应用时要做机械通气的准备。

10.其他

(1)补充足够的营养和热量。

(2)抗自由基药物:①维生素 E;②辅酶 Q_{10},10mg/d;③维生素 C;④肾上腺皮质激素;⑤过氧化物歧化酶(SOD);⑥中药类:如丹参、川芎嗪、参麦注射液等。

(3)抗膈肌疲劳药:参麦抗自由基类药物应用,参麦注射液 40ml 稀释为 250ml,每日静脉滴注,2 小时内滴完,或氨茶碱 0.25g/d,稀释为 100ml 静脉滴注。此两者有较肯定的增强呼吸肌的作用。

(4)呼吸肌的锻炼:恢复呼吸肌的功能是慢性呼吸衰竭康复治疗的重要内容。常用的方法是腹式呼吸。膈肌是呼吸运动的主要力量来源,承担约 70% 的呼吸功。腹式呼吸主要是帮助提高膈肌的功能。每日锻炼 3～5 次,持续时间因人而异,以不产生疲劳为宜。此外,全身运动,如步行、登楼梯、体操等均可增强全身肌肉力量,提高通气储备。

【预防】

主要是原发疾病的防治。COPD 患者应防止受凉感冒,一旦有症状出现应及时就医。平时进行耐寒锻炼,中医药"扶正固本"、"冬病夏治"可能有一定辅助作用。

【预后】

COPD 患者一旦发生呼吸衰竭,预后不良。5 年生存率平均为 15%～25%,在家长期吸氧(每天 15 小时以上)可能延长生命和提高生活质量。

第二章　循环系统疾病

第一节　急性心力衰竭

心力衰竭（简称心衰）是由于心脏结构或功能异常导致心室充盈或射血能力受损的一组临床综合征，其病理生理学特征为肺淤血和（或）体循环淤血、以及组织器官低灌注，主要临床表现为呼吸困难、乏力（活动耐量受限）以及液体潴留（外周水肿）。

急性心力衰竭（AHF）是指继发于心脏功能异常而迅速发生或恶化的症状和体征并伴有血浆利钠肽水平的升高，既可以是急性起病，也可以表现为慢性心力衰竭急性失代偿（ADHF），其中后者更为多见，约占 70%～80%。临床上最为常见的 AHF 是急性左心衰，急性右心衰虽较少见，但近年有增加的趋势。基于右心从胚胎起源、结构及功能皆不同于左心，本指南主要述及急性左心衰竭的相关内容。

AHF 是常见急症，常危及生命，必须快速诊断和紧急抢救治疗。AHF 预后很差，住院病死率为 3%，6 个月的再住院率约 50%，5 年病死率高达 60%。近年来，绝大多数 AHF 患者在急诊科首诊和救治，而目前我国尚缺乏急诊统一规范的 AHF 诊断及治疗指南，基于此，中国医师协会急诊分会组织相关专家复习国内外相关学术文献，反复讨论，形成具有我国急诊特色的诊治指南，期望能更好的指导急诊医师对 AHF 诊治的临床实践。

本指南按国际通用的方式，标示了诊断方法、药物和各种治疗方法的应用推荐类别与证据水平。推荐类别：Ⅰ类为已证实和（或）一致认为有益和有效；Ⅱ类为疗效的证据尚不一致或存在争议，其中相关证据倾向于有效的为Ⅱa类，尚不充分的为Ⅱb类；Ⅲ类为已证实或者一致认为无用或者无效，甚至可能有害。证据水平：证据来自多项随机对照临床试验或者多项荟萃分析为 A 级，证据来自单项随机对照临床试验或非随机研究为 B 级，证据来自小型研究或专家共识为 C 级。

一、AHF 的病因和诱发因素

新发 AHF 最常见的病因包括由急性缺血、感染和中毒等所致的急性心肌细胞损伤或坏死、急性瓣膜功能不全和急性心包压塞。ADHF 可以无诱因，但更多地是由一个或多个诱发因素所引发，例如感染、心律失常、高血压、不恰当地调整或停止药物（治疗依从性差）等，常见病因和诱发因素见表 2-1-1。

表 2-1-1　AHF 常见病因及诱发因素

病因/诱发因素

1. 急性冠脉综合征(ACS)

2. 心动过速(例如房颤、室速等)或心动过缓

3. 高血压危象

4. 感染(肺炎、病毒性心肌炎、感染性心内膜炎、脓毒症等)

5. 钠盐过量摄入,过多或过快输注液体

6. 中毒(酒精、毒品、化学毒物等)

7. 药物(如非甾体类抗炎药、糖皮质激素、负性肌力药物、具心脏毒性的化疗药物等)

8. 慢性阻塞性肺疾病急性加重

9. 肺栓塞

10. 外科手术或围手术期并发症

11. 交感神经张力增高,应激性心肌病

12. 代谢/激素水平变化(如甲状腺功能亢进、糖尿病酮症酸中毒、肾上腺皮质功能不全、妊娠、围产期、严重贫血等)

13. 肾衰竭

14. 脑卒中

15. 急性机械性损伤:ACS 并发心脏破裂(游离壁破裂、室间隔穿孔、腱索断裂或乳头肌急性功能不全)、胸部外伤、心脏介入、急性原发性或继发于感染性心内膜炎的瓣膜关闭不全、主动脉夹层

二、AHF 的初始评估和处理流程

(一)AHF 的临床表现

AHF 临床表现是以肺淤血、体循环淤血以及组织器官低灌注为特征的各种症状、体征。

(1)肺循环淤血的症状和体征:端坐呼吸、夜间阵发性呼吸困难、咳嗽并咯(粉红色)泡沫痰,肺部湿·音伴或不伴哮鸣音,P2 亢进,S3 或(和)S4 奔马律。

(2)体循环淤血的症状和体征:颈静脉充盈、外周水肿(双侧)、肝淤血(肿大伴压痛)、肝颈静脉回流征、胃肠淤血(腹胀、纳差)、腹腔积液。

(3)低灌注的临床表现:低血压(收缩压<90mmHg)、四肢皮肤湿冷、少尿[尿量<0.5mL/(kg·h)]、意识模糊、头晕。需注意,低灌注常伴有低血压,但不等同于低血压。

(4)心源性休克:没有低血容量存在的情况下,收缩压<90mmHg 持续 30min 及以上、或平均动脉压<65mmHg 持续 30min 及以上,或需要血管活性药物才能维持收缩压>90mmHg;心脏指数显著降低,存在肺淤血或左室充盈压升高;组织器官低灌注表现之一或以上,如神志改变、皮肤湿冷、少尿、血乳酸升高。

(5)呼吸衰竭：是由于心力衰竭、肺淤血或肺水肿所导致的严重呼吸功能障碍，引起动脉血氧分压(PaO_2)降低，静息状态吸空气时<60mmHg，伴或不伴有动脉血二氧化碳分压($PaCO_2$)增高(>50mmHg)而出现一系列病理生理紊乱的临床综合征。

（二）AHF 的初始评估与处置

从院前开始就应启动评估、诊断(如心电图、血利钠肽检测)与无创监测策略，以及必要的氧疗甚至是呼吸支持。

尽快转送至附近有完备急诊科、心内科和(或)CCU/ICU 的大中型医院。

到达急诊科后采取进一步的综合措施紧急评估，必要时进行循环和(或)呼吸支持。迅速识别出致命性病因的心力衰竭及需要紧急处理的促使心功能恶化的各种可逆性因素，并尽早处理。

对处于院前阶段的 AHF 患者，首要的是紧急评估循环和呼吸状态，并给予必要的支持治疗。积极采取下列措施可能带来早期获益：完善心电图；早期无创监测，包括脉搏血氧饱和度(SpO_2)、血压、呼吸频率及连续心电监测等；若 SpO_2<90%，应及时进行氧疗；对于呼吸困难明显的患者，可尽早使用无创通气治疗，即使在转运途中，有条件者也应尽早应用；早期检测血利钠肽也将对明确诊断带来益处；根据患者血压情况和(或)淤血程度决定血管扩张剂、利尿剂的应用；若需要应用升压药，首选去甲肾上腺素。尽快转诊至附近有完备急诊科、心内科和(或)CCU/ICU 的大中型医院。

到达急诊科后继续采取进一步的综合措施紧急评估，并给予必要的循环和(或)呼吸支持治疗。在此基础上，应迅速识别出致命性病因的心力衰竭及需要紧急处理的促使心功能恶化的各种可逆性因素(如 ACS、高血压危象、急性肺栓塞、严重心律失常等)，尽早给予相应处理。

三、AHF 的诊断

仔细询问 AHF 相关病史、症状和本次发作的心源性或非心源性促发因素；

全面评估淤血和(或)低灌注的表现；

常规进行利钠肽检查，辅助快速诊断(有条件者最好行床旁即时检验[POCT])；

常规进行肌钙蛋白 I/T(cTnI/T)等生物学标记物、心电图、胸部 X 线检查；

尽早(24~48h 内)行超声心动图检查，明确 AHF 诊断；

常规实验室检查(全血细胞计数、乳酸、电解质，肌酐、尿素氮，转氨酶、胆红素，D-二体，T_3、T_4、TSH 等)与动脉血气分析，综合评估病情。

AHF 的最初诊断(疑诊)大多是基于以呼吸困难为突出临床表现而开始的。早诊断、早治疗可以明显改善预后。

（一）病史与临床表现

既往基础心脏病史和(或)心力衰竭史，以夜间阵发性呼吸困难、端坐呼吸为主要症状，若咯出大量粉红色泡沫痰伴两肺湿·音，基本可明确急性心源性肺水肿。S3 或(和)S4 奔马律也是心力衰竭较为特异的体征。

虽然肺水肿和外周水肿提示液体负荷过重，外周组织低灌注提示心搏量下降，但是仅仅通过症状和体征评价 AHF 的特异性和敏感性较差。

(二)心脏生物学标记物检查

1.利钠肽(NPs)　血浆 B 型钠尿肽(BNP)或 N 末端钠尿肽前体(NT-proBNP)或中段心房利钠肽前体(MR-proANP)有助于鉴别心源性和非心源性呼吸困难,所有怀疑 AHF 的呼吸困难患者均应进行检测。利钠肽敏感性较高,阴性预测价值突出,当血 BNP<100pg/mL、NT-proBNP<300pg/mL、MR-proANP<120pg/mL 基本可排除 AHF。目前利钠肽可在床旁快速检测,操作便捷,其在 AHF 的诊断与鉴别诊断中的价值日益重要。NPs 还有助于心力衰竭严重程度和预后的评估,心力衰竭程度越重,NPs 水平越高。

年龄、性别和体质量指数是影响利钠肽的主要生理因素;许多病理状况如缺血性卒中、肾功能不全、肝硬化伴腹水、肺血栓栓塞症、甲状腺疾病、严重感染与脓毒症等都可引起血浆利钠肽升高,一些药物如 β-受体阻滞剂、血管紧张素转换酶抑制剂等也可影响血浆利钠肽浓度。因此,要充分结合临床,做出合理解读。也需注意的是,有极少数失代偿的终末期心力衰竭、急性右心衰竭患者的利钠肽水平也可以不升高。

2.肌钙蛋白 I/T(cTnI/T)　对 AMI 的诊断有明确意义,也用于对肺血栓栓塞危险分层,可作为 AHF 的常规检测项目。虽然多数肌钙蛋白升高的 AHF 患者没有明显的心肌缺血或急性冠脉事件,但提示存在进行性心肌损伤。重要的是,心肌细胞损伤与心功能恶化或加重往往互为因果,研究认为,与低的 cTnI/T 患者相比,增高的 cTnI/T 患者的病死率和再住院率明显增高。还有一些反映炎症、氧化应激、神经内分泌紊乱、心肌和基质重构的生物标志物,如 sST$_2$、copeptin(和肽素)等,研究证实对 AHF 的诊断和预后评估有价值,部分已应用于临床。

(三)心电图

AHF 患者的心电图极少完全正常,因此其阴性预测价值较高。虽然心力衰竭患者的心电图无特征性表现,但心电图异常对于识别基础心脏病(陈旧心肌梗死、高血压心脏病、肥厚型心肌病等)和心力衰竭的诱因(心律失常、急性心肌缺血等)都很有帮助。

(四)胸部 X 线

尽管 20%左右的 AHF 患者 X 线胸片可正常,胸部 X 线检查对 AHF 的诊断仍很重要,其典型表现为肺静脉淤血、胸腔积液、间质性或肺泡性肺水肿,心影增大。胸部 X 线检查还能为肺炎、气胸等疾病的鉴别诊断提供依据。仰卧位胸片的诊断价值有限。患者情况与检查条件许可,也可尽早行肺部 CT 扫描,以进一步全面了解心肺病理状况。

(五)超声心动图与急诊肺部超声

超声心动图可准确评价心脏形态、结构、运动与功能,尤其可清晰甄别收缩功能还是舒张功能异常。对于首发 AHF 的所有患者和心脏功能不明的患者,应当早期(最好在入院 24～48h 内)检查;但对血流动力学不稳定特别是心源性休克的患者,或是怀疑有致命的心脏结构和功能异常的患者(如机械并发症、急性瓣膜反流、主动脉夹层),应紧急行床旁超声心动图检查。

床旁急诊肺部超声可发现肺间质水肿的征象(增多的 B 线,呈现肺"火箭征"),对于临床诊断有良好价值,且操作便捷。

（六）动脉血气分析

急性左心衰时，PaO_2 常不同程度降低，并且由于组织缺氧产生无氧代谢，致代谢性酸中毒；$PaCO_2$ 在病情早期多因过度换气而降低，但在病情晚期升高可出现混合性酸中毒。血气分析不能直接用于 AHF 的诊断，但对于确定呼吸衰竭有不可替代的价值，并提供酸碱平衡失调等关键信息，是判断 AHF 病情严重程度、指导治疗的必要检查之一。临床多功能监护的 SpO_2 虽能及时获得动脉氧供的资料，但在循环（灌注）不良和（或）休克的状况下不能真实反映动脉氧饱和度（SaO_2）水平，应以直接测动脉血气为准。

（七）其他实验室检查

除上述外还应进行以下实验室指标的常规检测，辅助检出可能的 AHF 病因和诱因，以及综合评价患者病情与预后：全血细胞计数、血乳酸、尿素氮（BUN）、肌酐（Scr）、电解质、肝功能、血糖、甲状腺功能与促甲状腺激素（TSH）。怀疑肺血栓栓塞的患者还应完善 D-二聚体（D-dimer），怀疑合并肺部感染的患者尚需完善降钙素原（PCT）检测。

乳酸是葡萄糖无氧酵解的产物。高乳酸血症是急重症患者氧代谢障碍的结果，往往提示存在组织缺氧，且在器官功能障碍早期即可出现，是急重症患者的早期预警指标。增高的血乳酸水平与急重症的严重程度和不良预后密切相关，血乳酸越高，病情越严重，患者的预后越差。组织缺氧与低灌注虽不能等同视之，但多数情况下二者是直接关联的，临床上，与尿量和部分体征相比较，血乳酸是更好反映组织低灌注的替代指标。

伴有肾功能不全的 AHF 或是 AHF 治疗中出现急性肾损伤是预后不良的危险因素。最好在住院期间定期（每 1～2d）测定肌酐、尿素氮和电解质，可以根据病情的严重程度调整检测频次。与血肌酐相比，半胱氨酸蛋白酶抑制剂 C（胱抑素 C）不受年龄、性别、肌肉含量等因素的影响，能更好的反映肾小球滤过率以及敏感地反映早期肾损害，是有前景的理想生物学标记物之一。近期的研究还证明，中性粒细胞明胶酶相关脂质运载蛋白（NGAL）也是急性肾损伤的早期标志物，有良好价值。

由于血流动力学紊乱（心输出量减少和静脉充血增多），肝功能通常是受损的。肝功能检查异常可识别存在预后不良风险的患者，对优化管理可能有用。

甲状腺功能减退和甲状腺功能亢进都可并发 AHF，尤其对新诊断的 AHF 应检测甲状腺功能。

四、AHF 的分型与分级

AHF 的"冷暖湿干"临床分型简洁，与血流动力学相对应，便于快速应用。

基于患者临床特征进行个体化临床分型以评价病情和决定治疗措施。

依据临床表现特征、血流动力学等进行 AHF 临床分型，以便于临床医师进行恰当的病情评估和制定个体化治疗方案。根据是否存在淤血和外周组织器官低灌注的临床表现，将 AHF 快速分为四型，见表 2-1-2，在上述四型中以暖而湿型最常见。此分类实际上与血液动力学分类是相对应的，其突出优势在于简洁，便于快速应用。

表 2-1-2　AHF 临床分型

分型	外周低灌注	淤血
暖而干型	－	－
暖而湿型	－	＋
冷而干型	＋	－
冷而湿型	＋	＋

依据左心室射血分数(LVEF),心衰可分为 LVEF 降低(＜40%)的心衰(HF-REF)和 LVEF 保留(≥50%)的心衰(HF-PEF)以及 EF 中间值(40%～49%)的心衰。一般来说,此分型多用于慢性心衰,且 HF-REF 指传统概念上的收缩性心衰,而 HF-PEF 指舒张性心衰,但由于 AHF 的多数是 ADHF,而且早期超声心动图检查可提供依据,保留此种分类对于临床应用正性肌力药物有很好指导意义。仍需注意,LVEF 保留或正常的情况下收缩功能仍可能是异常的,部分心衰患者收缩功能异常和舒张功能异常可以共存。

AMI 出现 AHF 可应用 Killip-Kimball 分级,其与患者的近期病死率相关,见表 2-1-3。

表 2-1-3　AMI 的 Killip 分级

分级	表现	近期病死率(%)
Ⅰ级	无明显心功能损害,肺部无音	6
Ⅱ级	轻～中度心衰,肺部音和 S3 奔马律,及 X 线肺淤血	17
Ⅲ级	重度心衰,肺•音超过两肺野的 50%,X 线肺水肿	38
Ⅳ级	心源性休克,伴或不伴肺水肿	81

此外,在大多数情况下,AHF 患者表现为收缩压正常(90～140mmHg)收缩压升高(＞140mmHg;高血压性 AHF),只有少数(约 5%)表现为收缩压降低(＜90mmHg;低血压性 AHF)[30]。低血压性 AHF 与预后不良相关,特别是同时存在低灌注时。

五、AHF 的监测

应用无创方法严密监测 AHF 患者的心率和心律、呼吸频率、SpO_2 和血压;

控制与记录出入液量,每日称重,反复评估患者的容量状态、淤血证据;

监测肾功能和电解质;

血流动力学状态不稳定、病情严重且治疗效果不理想、心功能恶化机制不明的患者应尽早使用有创血流动力学监测;

中心静脉压不作为常规监测。

AHF 患者均应监测症状和体征,并首先应用无创性方法严密监测心率和心律、呼吸频率、SpO_2 和血压。严格控制与记录出入液量,每日称体质量,反复评估患者的容量状态、淤血证据。动态监测肾功能和电解质。

血流动力学监测一般分为无创性和有创性两大类:无创性监测方法使用安全方便,患者易于接受,可获得相关的心血管功能参数;有创性监测包括动脉内血压监测、肺动脉导管、脉搏波指示连续心排量(PiCCO)等,能够获得较为全面、准确的血流动力学参数,有利于深入和全面地了解病情,尤其适用于危重患者的诊治,其缺点是对机体有一定损伤,操作不当会引起并发症。临床上,应根据患者的病情与治疗的需要充分权衡利弊,选择实施具体的监测方法。医务人员须准确地理解所监测指标的含义,并正确解读。

中心静脉压(CVP)是上、下腔静脉进入右心房处的压力,多年来一直是临床评价血液动力学的主要指标之一。然而,CVP 的变化不仅仅依赖于容量状态,还受总容量、腹内压及血管张力的影响,而且,研究表明 CVP 在接近正常(8～12mmHg)时是难以预测液体反应性的,目前不作为常规监测与评价。

六、AHF 的治疗

(一)AHF 的治疗目标与治疗原则

AHF 的治疗目标依据心力衰竭的不同阶段而采取不同的策略。

AHF 治疗目标依据心力衰竭的不同阶段而不同,早期急诊抢救阶段以迅速稳定血流动力学状态、纠正低氧、改善症状、维护重要脏器灌注和功能、预防血栓栓塞为主要治疗目标;后续阶段应进一步明确心力衰竭的病因和诱因给予相应处理、控制症状和淤血,并优化血压,制定随访计划,改善远期预后。

AHF 治疗原则为减轻心脏前后负荷、改善心脏收缩与舒张功能、积极去除诱因以及治疗原发病变。

AHF 危及生命,对疑诊 AHF 的患者,在完善检查的同时即应开始药物和非药物治疗。

(二)一般处理

无创性多功能心电监测,建立静脉通路等。允许患者采取最舒适的体位,通常为端坐位,两下肢下垂,保持此体位 10～20min 后,可使肺血容量降低约 25%(单纯坐位而下肢不下垂收益不大)。

(三)氧疗与通气支持

氧疗适用于呼吸困难明显伴低氧血症($SaO_2 < 90\%$ 或 $PO_2 < 60mmHg$)的患者。

当常规氧疗方法(鼻导管和面罩)效果不满意时,应尽早使用无创正压通气(NIPPV)。

经积极治疗后病情仍继续恶化、或者不能耐受 NIPPV 或是存在 NIPPV 治疗禁忌证者,应气管插管,行有创机械通气。

氧疗适用于呼吸困难明显伴低氧血症($SaO_2 < 90\%$ 或 $PO_2 < 60mmHg$)的患者。

常规氧疗方法包括:①鼻导管吸氧:是常用的给氧方法,适用于轻中度缺氧者,氧流量从 1～2L/min 起始,根据动脉血气结果可增加到 4～6L/min。②面罩吸氧:适用于伴呼吸性碱中毒的患者。

呼吸频率>25 次/min,$SpO_2 < 90\%$ 的患者在有条件的情况下应尽早使用无创正压通气(NIPPV)。早先的一项前瞻性、随机、对照研究中,L' Her 等比较、评估了 89 例由心源性肺水肿引起的急性低氧型呼吸衰竭($PaO_2/FiO_2 \leqslant 300$)老年患者接受标准面罩氧疗与 7.5mmHg

面罩 CPAP(持续气道正压)治疗的结果,中期评估时即显示,两组患者疾病的严重程度具有可比性,但 CPAP 组对气管内插管通气的需要率(7%)与接受标准氧疗组(24%)相比,减少了17%,48h 早期病死率 CPAP 组(9%)比标准氧疗组(30%)降低了21%。其后的多项研究皆显示,NIPPV 治疗急性心源性肺水肿可改善氧合,减轻呼吸困难,缓解呼吸肌疲劳、降低呼吸功耗,降低插管率。NIPPV 有两种方式包括 CPAP 和 BiPAP(双水平气道正压),孰优孰劣,尚待进一步研究,不过,对于有二氧化碳潴留者,应首先考虑 BiPAP 模式。

经积极治疗后病情仍继续恶化(意识障碍,呼吸节律异常,或呼吸频率<8 次/min,自主呼吸微弱或消失,$PaCO_2$ 进行性升高者)、不能耐受 NIPPV 或是存在 NIPPV 治疗禁忌证者,应气管插管,行有创机械通气(IPPV)。

此外,对于有 NIPPV 适应证而又不能良好耐受 NIPPV 的患者可应用高流量鼻导管给氧(NHFO)。NHFO 是通过无需密封的鼻塞导管,持续提供超过吸气峰流速的高流量的加温(37℃)加湿(44mg/L,100%相对湿度)的空氧混合气体。NHFO 具有以下特点:①可提供低水平的持续压力支持(当流量达到 50L/min 时氧体积分数可接近 60%);②通过持续鼻塞导管给的高流量可冲刷上气道的解剖学死腔,降低 $PaCO_2$;③同时提供最佳湿化可维持气道纤毛清理功能,稀释痰液,促进排痰;④与 NIPPV 相比,HFO 有更高的舒适度和耐受性,无胃胀气、呕吐、误吸、痰液干涸、无幽闭感等症状,不影响咳痰、进食水及交谈,可持续不间断治疗。对于非低氧血症的 AHF 患者,可不常规给氧。

(四)心源性休克的救治

对于所有疑似心源性休克的患者,尽早行超声心动图检查。

对于 ACS 并发心源性休克的患者,建议尽早(在入院 2h 内)行冠脉造影,以期对冠脉行血运重建。

无临床征象提示容量负荷增多的情况下,首先在 15～30min 内给予生理盐水或平衡盐溶液 200ml。

静脉使用正性肌力药物限于心输出量严重降低导致组织器官低灌注的患者。

存在持续组织低灌注,需要使用血管收缩药物维持收缩压者,首选去甲肾上腺素,并最好监测动脉内血压。

对于心源性休克的治疗,不常规使用主动脉内球囊反搏(IABP)。

根据患者的年龄、合并症和神经功能情况,可考虑使用短期机械循环支持以治疗难治性心源性休克。

1.扩容　心源性休克时,心脏泵功能及外周循环功能障碍并存,此时补液应严格掌握补液量及补液速度,最好在血流动力学监测下指导补液。若肺毛细血管楔压(PCWP)和 CVP 等提示血容量不足且有相应临床表现时,可选用晶体液如生理盐水或平衡液适当补充血容量;无临床征象提示容量负荷增多的情况下,首先在 15～30min 内给予生理盐水或平衡盐溶液 200ml。进行容量负荷试验时,心输出量增加至少 10%～15%提示患者对输液有反应。

2.血管收缩药物　应用了正性肌力药物仍然存在低血压的心源性休克患者,可给予去甲肾上腺素增加血压和重要器官灌注,然而这可能将以增加左室后负荷为代价。有研究提示,与多巴胺相比,去甲肾上腺素组具有不增加心室率、不增加心肌氧耗的优势,不良反应较少且病死率较低。

因血管收缩药物可致心律失常、心肌缺血,除常规监测心电图和无创血压等外,最好能监测动脉内血压。

3.机械辅助装置 主动脉内球囊反搏(IABP)可有效改善心肌灌注,降低心肌耗氧量和增加心输出量,常规适应证包括外科手术解决急性机械问题(如室间隔穿孔和急性二尖瓣反流)前、重症急性心肌炎、急性心肌缺血或心肌梗死患者在 PCI 或手术血运重建之前、之中和之后,用以循环支持。目前无证据表明在其他原因所致的心源性休克患者中 IABP 可以改善预后,不推荐常规使用 IABP 治疗心源性休克。

根据患者的年龄、合并症和神经功能情况,可考虑使用短期机械循环支持以治疗难治性心源性休克。临床研究表明,体外模式人工肺氧合器(ECMO)可以部分或全部代替心肺功能,短期应用可改善预后。

(五)识别并紧急处理导致 AHF 的急性可逆病因和诱因

早期识别并处理 AHF 的急性病因或者诱因,可以避免心功能的进一步恶化。

早期识别 AHF 的病因或诱因,并积极处理部分急性可逆性因素,可以避免心功能的进一步恶化,有利于控制心衰。STEMI 或 NSTEMI 的 AHF 患者应积极进行再灌注治疗;高血压急症所致的 AHF 应尽早应用血管扩张剂积极控制血压;因快速型心律失常或严重的缓慢型心律失常所致 AHF 应通过药物或电转复、临时起搏等纠正心律失常,对于急性心脏机械并发症所致 AHF 应急诊给予机械循环支持,而急性肺血栓栓塞合并 AHF 者应给予药物溶栓、介入或外科取栓治疗。

(六)药物治疗

AHF 的药物治疗主要基于其病理生理学特征或临床分型。

关于利尿剂:

(1)有容量超负荷证据的 AHF 患者应在初始治疗中采用静脉利尿剂。

(2)有低灌注表现的 AHF 患者,在达到足够的灌注前,应避免用利尿剂。

(3)袢利尿剂(如呋塞米、布美他尼和托拉塞米)作为治疗 AHF 的一线药物。

(4)应注意由于过度利尿可能发生的低血容量、休克与电解质紊乱如低钾血症等。

关于血管扩张剂:

(1)血管扩张剂通过降低静脉张力(优化前负荷)和动脉张力(降低后负荷),治疗伴有高血压的 AHF 特别有效。

(2)SBP<90mmHg 或有症状性低血压的患者应避免使用血管扩张剂。

(3)血管扩张剂通常选择静脉用药,应谨慎控制剂量以免过度降压,过度降压与预后不良相关。

(4)有明显二尖瓣或主动脉瓣狭窄的患者,血管扩张剂应慎用。

关于正性肌力药物:

静脉使用正性肌力药物限用于心输出量严重降低导致组织器官低灌注的患者。

其他:

(1)不推荐常规使用吗啡。对烦躁不安又除外持续低血压、意识障碍、严重慢性阻塞性肺疾病的患者,可小剂量缓慢静脉注射,同时注意个体化。

(2)先前未接受抗凝治疗或无抗凝禁忌证的患者,应用低分子肝素(LMWH),以降低深静脉血栓(DVT)和肺血栓栓塞危险[ⅠA]。

(3)控制房颤(AF)心室率,洋地黄和(或)β-受体阻滞剂是一线选择;若无效或存在禁忌证,可用胺碘酮。

(4)AHF患者发生持续的心肌缺血或心动过速,可考虑谨慎地静脉使用美托洛尔或艾司洛尔。高血压导致速发型肺水肿的患者需要积极的扩血管、降压治疗。对于血压正常的容量超负荷患者,最佳的治疗方案是利尿剂联合血管扩张剂。低血压的血管内容量超负荷患者无法耐受血管扩张剂,单用利尿剂或利尿剂联合正性肌力药物可能有效。正性肌力药不适用于LVEF保留的心力衰竭患者。

1.利尿剂利 尿剂是治疗心衰的重要基石,通过增加尿量和减轻水肿有效治疗AHF的作用已被临床观察所证实。无论病因为何,有容量超负荷证据的AHF患者均应在初始治疗中采用静脉利尿剂。但对于有低灌注表现的AHF患者,在达到足够的灌注前,应避免用利尿剂。袢利尿剂(如呋塞米、布美他尼和托拉塞米)作为治疗AHF的一线药物,AHF时多首选静脉注射,呋塞米静脉注射后5min出现利尿效果,30～60min达到高峰,作用持续约2h。一般首剂量为20～40mg,对正在使用呋塞米或有大量水钠潴留或高血压或肾功能不全的患者,首剂量可加倍。单次给药和持续输注在有效性及安全性终点上均无显著差异。也可以用布美他尼(丁尿胺)1～2mg、或依他尼酸25～100mg、或托拉塞米5～10mg静脉注射。利尿剂剂量应个体化,并根据疗效和患者状态逐步调整。长期使用袢利尿剂的患者在紧急情况下可能需要更高剂量;静脉给药剂量应等于或者大于(如2.5倍)口服维持剂量,然后根据治疗反应进行调整。

应注意由于过度利尿可能发生的低血容量、休克与电解质紊乱如低钾血症等。

新型利尿剂托伐普坦是血管加压素受体拮抗剂,选择性阻断肾小管上的精氨酸血管加压素受体,具有排水不排钠的特点,能减轻容量负荷加重诱发的呼吸困难和水肿,并使低钠血症患者的血钠正常化,特别适用于心力衰竭合并低钠血症的患者。其不良反应主要是血钠增高。

2.血管扩张剂

(1)硝酸甘油与硝酸异山梨酯:其作用主要是扩张静脉容量血管、降低心脏前负荷,较大剂量时可同时降低心脏后负荷,在不减少每搏输出量和不增加心肌耗氧的情况下减轻肺淤血。虽然硝酸盐类一直用于AHF的治疗,但只是2000年前后的几个前瞻性、随机、对照研究肯定了对AHF的疗效,尤其是适用于ACS伴心衰的患者。硝酸甘油静脉给药,一般采用微量泵输注,从10～20μg/min开始,以后每5min递增5～10μg/min,直至心力衰竭的症状缓解或收缩压降至100mmHg左右;硝酸异山梨酯静脉滴注剂量1mg/h,根据症状体征可以增加到不超过10mg/h。病情稳定后逐步减量至停用,突然终止用药可能会出现反跳现象。硝酸酯类药物长期应用均可能产生耐药。收缩压<90mmHg或较基础血压降低>30%、严重心动过缓(<40次/min)或心动过速(>120次/min)患者不宜使用硝酸酯类药物。

(2)硝普钠:能均衡的扩张动脉和静脉,同时降低心脏前、后负荷,适用于严重心衰、有高血压以及伴肺淤血或肺水肿患者。宜从小剂量10～20μg/min开始静脉滴注,以后酌情每5～

10min 递增 5～10μg，直至症状缓解、血压由原水平下降 30mmHg 或血压降至 100mmHg 左右为止。由于具有强的降压效应，用药过程中要密切监测血压，调整剂量；停药应逐渐减量，以免反跳。通常疗程不超过 72h。长期用药可引起氰化物和硫氰酸盐中毒，合并肾功能不全患者尤其谨慎。静脉输注时需要避光。

（3）重组人利钠肽——奈西立肽、新活素：是重组人 BNP，具有扩张静脉、动脉和冠脉，降低前、后负荷，增加心排量，增加钠盐排泄，抑制肾素-血管紧张素系统和交感神经系统的作用，无直接正性肌力作用。几项随机、安慰剂对照的临床研究显示，AHF 患者静脉输注重组人利钠肽可获有益的临床与血流动力学效果：左室充盈压或 PCWP 降低、心排量增加，呼吸困难症状改善，安全性良好。该药可作为血管扩张剂单独使用，也可与其他血管扩张剂（如硝酸酯类）合用，还可与正性肌力药物（如多巴胺、多巴酚丁胺或米力农等）合用。给药方法：1.5～2μg/kg 负荷剂量缓慢静脉注射，继以 0.01μg/(kg·min)持续静脉滴注；也可不用负荷剂量而直接静脉滴注，给药时间在 3d 以内。

（4）乌拉地尔：主要阻断突触后 α_1 受体，使外周阻力降低，同时激活中枢 5-羟色胺 1A 受体，降低延髓心血管中枢的交感反馈调节，外周交感张力下降。可降低心脏负荷和平均肺动脉压，改善心功能，对心率无明显影响。通常静脉注射 12.5～25mg，如血压无明显降低可重复注射，然后 50～100mg 于 100ml 液体中静脉滴注维持，速度为 0.4～2mg/min，根据血压调整速度。

3.正性肌力药物 临床上应用的正性肌力药物主要包括多巴胺和多巴酚丁胺、磷酸二酯酶抑制剂、新型钙增敏剂，传统的洋地黄类制剂已很少作为正性肌力药物用于 AHF 治疗。对于收缩功能障碍的 ADHF 患者，如果存在低血压，或在采取吸氧、利尿和可耐受血管扩张剂治疗的情况下仍有肺水肿，静脉给予正性肌力药物以缓解症状。使用静脉正性肌力药物时需要持续或频繁监测血压，并持续监测心律。

（1）儿茶酚胺类：常用者为多巴胺和多巴酚丁胺。多巴胺小剂量[1～4μg/(kg·min)]时主要是多巴胺样激动剂作用，有轻度正性肌力和肾血管扩张作用，5～10μg/(kg·min)时主要兴奋 β 受体，可增加心肌收缩力和心输出量，10～20μg/(kg·min)时 α 受体激动效应占主导地位，使外周血管阻力增加。静脉内应用。可引起低氧血症，宜监测 SaO_2。

多巴酚丁胺主要通过激动 β_1 受体发挥作用，具有很强的正性肌力效应，在增加心排出量的同时伴有左室充盈压的下降，且具有剂量依赖性，常用于严重收缩性心力衰竭的治疗。用量与用法与多巴胺相似，一般在 2～20μg/(kg·min)，但对急重症患者来讲，药物反应的个体差异较大，老年患者对多巴酚丁胺的反应显著下降。常见不良反应有心律失常、心动过速。用药 72h 后可出现耐受。

正在应用 β-受体阻滞剂的患者不宜应用多巴胺和多巴酚丁胺。

（2）磷酸二酯酶抑制剂：选择性抑制心肌和平滑肌的磷酸二酯酶同工酶 Ⅲ，减少 cAMP 的降解而提高细胞内 cAMP 的含量，发挥强心与直接扩血管作用。常用药物有米力农、依诺昔酮等。米力农首剂 25～75μg/kg 静脉注射（>10min），继以 0.375～0.75μg/(kg·min)滴注。常见不良反应有低血压和心律失常，有研究表明米力农可能增加心脏不良事件和病死率。

（3）新型钙增敏剂-左西孟旦：与 Tnc 结合，增加 Tnc 与 Ca^{2+} 复合物的构象稳定性而不增

加细胞内 Ca^{2+} 浓度,促进横桥与细肌丝的结合,增强心肌收缩力而不增加心肌耗氧量,并能改善心脏舒张功能;同时激活血管平滑肌的 K＋通道,扩张组织血管。几项研究结果显示,左西孟旦增加急性失代偿心力衰竭患者的每搏输出量与左室射血分数,改善临床症状,使患者的 BNP 水平明显下降,安全性良好。左西孟旦宜在低心排血量或低灌注时尽早使用,负荷量 $12\mu g/kg$ 静脉注射($>10min$),继以 $0.1\sim0.2\mu g/(kg\cdot min)$ 滴注,维持用药 24h;如血压偏低患者,可不予负荷量,直接静脉滴注维持量 24h。应用期间一旦出现快速心律失常应立即停药。

(4)洋地黄类制剂:主要适应证是房颤伴快速心室率(>110 次/min)的 AHF 患者。可选用毛花甙丙(西地兰)$0.2\sim0.4mg$ 缓慢静注;必要时 $2\sim4h$ 后再给 $0.2\sim0.4mg$,直至心室率控制在 80 次/min 左右或 24h 总量达到 $1.0\sim1.4mg$。使用洋地黄之前,应描记心电图确定心律,了解是否有 AMI、心肌炎或低血钾等,AMI 后 24h 内应尽量避免用洋地黄药物;单纯性二尖瓣狭窄合并急性肺水肿时,如为窦性心律不宜使用洋地黄制剂,因洋地黄能增加心肌收缩力,使右室排血量增加,加重肺水肿;但若二尖瓣狭窄合并二尖瓣关闭不全的肺水肿患者,可用洋地黄制剂。此外,要注意其他禁忌证。

4.阿片类药物 阿片类药物(吗啡)主要作用在于抑制中枢交感神经,反射性地降低周围血管阻力,扩张静脉而减少回心血量;其他作用包括减轻焦虑、烦躁,抑制呼吸中枢兴奋、避免呼吸过频,直接松弛支气管平滑肌,改善通气。主要不良反应是低血压与呼吸抑制,并呈剂量依赖性。急性失代偿心衰国家注册研究(ADHERE)结果提示,AHF 应用吗啡者(14.1%)其机械通气比例增多、在 ICU 时间和住院时间延长、以及病死率更高。目前没有证据表明吗啡能改善后,不推荐常规使用。但对烦躁不安又除外持续低血压、意识障碍、严重慢性阻塞性肺疾病的患者,可小剂量缓慢静脉注射吗啡,也可皮下注射,同时需注意个体化。

5.抗凝治疗 由于病理性血管、血液成分异常、血流动力学改变、纤溶系统激活、炎症等诸多因素,心力衰竭存在血液高凝状态,易于血栓形成,并与年龄、肥胖等人群特征相关。血栓栓塞是心力衰竭患者重要的并发症,心力衰竭患者血栓栓塞风险估计为每年 $1\%\sim4.5\%$。住院的心力衰竭患者发生有症状的肺动脉栓塞的风险为非心力衰竭患者的 2.15 倍,发生有症状的深静脉血栓栓塞的风险为非心力衰竭患者的 1.21 倍,且由于临床表现不一,鉴别困难,心力衰竭患者发生肺动脉栓塞及深静脉血栓形成的风险可能较上述数值偏高。MEDENOX 研究发现,353 例心力衰竭住院患者给予依诺肝素 40mg,每日 1 次,与安慰剂组相比,深静脉血栓风险从 14.5% 降低到 4%。

6.抗心律失常与抗心肌缺血治疗 房颤合并快速心室率的 AHF 患者,洋地黄和(或)β-受体阻滞剂是控制心率的一线选择,若无效或存在禁忌证,可用胺碘酮。目前尚无随机临床研究使用 β-受体阻滞剂治疗 AHF 改善急性期病情。若 AHF 患者发生持续的心肌缺血或心动过速,可考虑谨慎地静脉使用美托洛尔或艾司洛尔。EF 降低的 AHF,若未长期行 β-受体阻滞剂治疗,不宜在早期治疗阶段使用 β-阻滞剂;若是平时服用 β-受体阻滞剂者,除明显低血压或明显灌注不足证据,β-阻滞剂可根据耐受情况继续使用,部分研究表明,对于 AHF 住院的患者,停用 β-阻滞剂与住院病死率、短期病死率和短期再住院或死亡联合终点增高相关。严重的容量超负荷和(或)需要正性肌力药物支持的患者,不能用 β-受体阻滞剂。

7.其他药物治疗 氨茶碱具有:①扩张支气管改善通气;②轻度扩张静脉,降低心脏前负荷,增强心肌收缩力;③增加肾血流与利尿作用。适用于伴有支气管痉挛的 AHF 患者。因其会增加心肌耗氧量,AMI 和心肌缺血者不宜使用,老年人与肝肾功能不全者用量酌减。严重不良反应包括低血压与休克、甚至室性心律失常而猝死。目前临床已少用。

(七)肾脏替代治疗

肾脏替代治疗 AHF 患者减轻容量负荷很有效,但不建议代替袢利尿剂作为 AHF 患者的一线治疗。

对于难治性容量负荷过重、或对液体复苏无效的少尿。

建议进行肾脏替代治疗;

出现下列情况者建议进行肾脏替代治疗:严重高钾血症($K^+ \geq 6.5 mmol/L$)、严重酸中毒($pH < 7.2$)、血清尿素氮水平$\geq 25 mmol/L$($\geq 150 mg/dL$)和血肌酐$\geq 300 mmol/L$($\geq 3.4 mg/dL$)的患者。

肾脏替代治疗可以清除血浆水分,对于治疗 AHF 患者减轻容量负荷很有效,但是不建议代替袢利尿剂作为 AHF 患者的一线治疗,而是应用于对利尿剂无效的患者。

(八)其他机械辅助装置

对于 AHF 经常规药物治疗无明显改善时,有条件的还可应用其他心室机械辅助装置技术如心室辅助泵(可置入式电动左心辅搏泵、全人工心脏)。根据 AHF 的不同类型,可选择应用不同种类的心室辅助装置,在积极治疗基础心脏疾病的前提下,短期辅助心脏功能,也可作为心脏移植或心肺移植的过渡。

七、AHF 患者出院标准

AHF 患者符合下述标准可考虑出院:①血流动力学稳定、恰当的容量、已加用有明确循证学证据的口服药物以及肾功能至少稳定 24h;②已给患者制定了个体化的健康宣教方案和自我管理的方案。

第二节　急性心肌梗死

急性心肌梗死(AMI)也称心肌急性缺血性坏死,原因是在冠状动脉病变的基础上,心肌发生严重而持久的急性缺血所致。具体原因分为冠状动脉粥样硬化病变的基础上继发血栓形成;非动脉粥样硬化所导致的心肌梗死可由感染性心内膜炎、血栓脱落、主动脉夹层、动脉炎等引起。发生心肌梗死时临床表现有剧烈持久的胸痛、组织坏死反应和心肌急性损伤、缺血和坏死的系列性心电图病变和血清酶学动态变化;严重的患者易发展为严重的心律失常、心源性休克和心力衰竭,甚至猝死。

【诊断】

(一)症状

随梗死的大小、部位、发展速度和原来心脏的功能情况等而轻重不同。

1.疼痛　是最先出现的症状,疼痛部位和性质与心绞痛相同,但常发生于安静或睡眠时,疼痛程度较重,范围较广,持续时间可长达数小时或数日,休息或含用硝酸甘油片多不能缓解,患者常烦躁不安、出汗、恐惧,有濒死之感。临床上 1/6～1/3 的患者疼痛的性质及部位不典型:如位于上腹部,常被误认为胃溃疡穿孔或急性胰腺炎等急腹症;位于下颌或颈部,常被误认为牙病或骨关节病;部分患者无疼痛,多为糖尿病患者或老年人,一开始即表现为休克或急性心力衰竭;少数患者在整个病程中都无疼痛或其他症状,而事后才发现患过心肌梗死。

2.全身症状　主要是发热,伴有心动过速、白细胞增高和红细胞沉降率增快等,由坏死物质吸收所引起。一般在疼痛发生后 24～48 小时出现,程度与梗死范围常呈正相关,体温一般在 38℃上下,很少超过 39℃,持续 1 周左右。

3.胃肠道症状　约 1/3 有疼痛的患者,在发病早期伴有恶心、呕吐和上腹胀痛,与迷走神经受坏死心肌刺激和心排血量降低组织灌注不足等有关;肠胀气也不少见;重症者可发生呃逆(以下壁心肌梗死多见)。

4.心律失常　见于 75%～95% 的心肌梗死患者,多发生于起病后 1～2 周内,尤以 24 小时内最多见。各种心律失常中以室性心律失常为最多,尤其是室性期前收缩;如室性期前收缩频发(每分钟 5 次以上),成对出现,心电图上表现为多源性或落在前一心搏的易损期时,常预示即将发生室性心动过速或心室颤动。加速的心室自主心律时有发生,多数历时短暂,自行消失。各种程度的房室传导阻滞和束支传导阻滞也较多,严重者发生完全性房室传导阻滞。室上性心律失常则较少。

5.充血性心力衰竭　急性心肌梗死患者 24%～48% 存在不同程度的左心衰竭。严重者发生肺水肿。严重右心室梗死可有右心衰竭的临床表现。

6.休克　急性心肌梗死中心源性休克的发生率为 4.6%～16.1%,是由于心肌梗死面积广泛,心排出量急剧下降所致。

7.不典型的临床表现　急性心肌梗死可以不发生疼痛。无痛病例绝大多数有休克、重度心力衰竭或脑血管意外等并发症。急性心肌梗死可表现为猝死。极少数心肌梗死患者急性期无任何症状,因其他疾病就诊作心电图检查时而发现陈旧性心肌梗死改变。这类人可能对疼痛的敏感性低,在急性期症状模糊而未被察觉。

(二)体征

1.心脏可有轻至中度增大,其中一部分与以往陈旧性心肌梗死或高血压有关。

2.心率可增快或减慢,听诊时可闻及第四心音(房性或收缩期前奔马律)、第三心音(室性)奔马律,第一、第二心音多减轻。

3.部分患者发病第 2～3 日可闻及心包摩擦音;乳头肌功能障碍引起二尖瓣关闭不全时,可闻及收缩期杂音。

4.右心室梗死严重时,可出现颈静脉怒张。

5.除发病极早期可有一过性血压升高外,几乎所有患者病程中均有血压降低。

(三)检查

1.实验室检查

(1)白细胞计数:白细胞增高常与体温升高平行发展,出现于发病的 24～48 小时,持续数日,计数在(10～20)×10⁹/L,中性粒细胞 75%～90%,嗜酸粒细胞常减少或消失。

(2)红细胞沉降率:红细胞沉降率增快在病后 24～48 小时出现,持续 2～3 周。常为轻至中度增快。

(3)心肌坏死的生化指标:①急性心肌梗死的血清酶学动态改变曲线为 CK、CK-MB、LDH₁(LDH 同工酶)在胸痛后 4～6 小时开始升高,20～24 小时达高峰,48～72 小时恢复正常;LDH 在胸痛后 8～12 小时开始升高,2～3 日达高峰,1～2 周恢复正常,其中 CK-MB 和 LDH₁ 特异性高;②肌钙蛋白 TnT 或 Tnl 在临床事件发生后 24 日内超过正常(＜0.01ng/ml)上限,可持续 7～10 日。

(4)血和尿肌红蛋白测定:尿肌红蛋白排泄和血清肌红蛋白含量测定,也有助于诊断急性心肌梗死。尿肌红蛋白在梗死后 5～40 小时开始排泄,平均持续达 83 小时。血清肌红蛋白的升高出现时间较肌钙蛋白和 CK-MB 的出现时间均略早,高峰消失较快,多数 24 小时即恢复正常。

(5)其他:血清肌凝蛋白轻链或重链、血清游离脂肪酸、C 反应蛋白在急性心肌梗死后均增高。血清游离脂肪酸显著增高者易发生严重室性心律失常。此外,急性心肌梗死时,由于应激反应,血糖可升高,糖耐量可暂时降低,2～3 周后恢复正常。

2.心电图检查

(1)特征性改变:有 Q 波心肌梗死为:①宽而深的 Q 波;②ST 段呈弓背向上型抬高,与 T 波相连形成单相曲线;③T 波倒置,常在梗死后期出现。无 Q 波心肌梗死为普遍性 ST 段压低≥0.1mV,但 aVR(有时还有 V₁)导联 ST 段抬高,或有对称性 T 波倒置。

(2)动态改变(有 Q 波心肌梗死者):①起病数小时内的超急性期,出现异常高大且两支不对称的 T 波。②数小时后,ST 段明显弓背向上抬高与逐渐降低的直立 T 波连接,形成单相曲线;出现病理性 Q 波或 Qs 波,R 波减低,为急性期改变。③ST 段抬高持续数日至 2 周左右,逐渐回到基线水平,T 波由低直、平坦、双向至倒置,为亚急性期改变。④数周至数月后 T 波尖锐倒置,回复至正常,或遗留程度不等的 T 波尖锐倒置(以后可回复至正常),或 T 波低平改变(为慢性或陈旧性心肌梗死)。病理性 Q 波也可为此期唯一的心电图改变。

3.放射性核素检查　⁹⁹ᵐTc-MIBI 心肌灌注断层显像可为急性心肌梗死的定位与定量诊断提供证据,方法简便易行。

4.超声心动图检查　根据超声心动图上所见的室壁运动异常可对心肌缺血区做出判断。在评价有胸痛而无特征性心电图变化时,超声心动图有助于排除主动脉夹层,评估心脏整体和局部功能、乳头肌功能不全、室壁瘤和室间隔穿孔等。多巴酚丁胺负荷超声心动图检查还可用于评价心肌存活性。

(四)诊断要点

1.有上述典型的临床表现、特征性的心电图改变及动态演变过程、实验室检查发现,诊断本病并不困难。

2.老年患者,突然发生的严重心律失常、休克、心力衰竭而原因不明,或突然发生的较重而持久胸闷和胸痛者,都应考虑本病的可能。除应按急性心肌梗死处理外,短期内进行心电图和血清酶、肌钙蛋白测定等的动态观察,可以确定诊断。

(五)鉴别诊断

1.心绞痛胸痛　很少超过15分钟,一般不伴有低血压或休克,心电图如有变化,一般为ST段下移,T波倒置,且常随胸痛缓解而恢复如前,无动态演变规律,变异性心绞痛患者可有ST段抬高,但时间短暂,无坏死性Q波,无血清酶学升高。

2.急腹症　如溃疡病穿孔、急性胰腺炎、急性胆囊炎等,患者多可查得相应的病史及客观体征,缺乏急性心肌梗死的心电图特征性改变和血清酶升高。

3.急性肺动脉栓塞　突然发作胸痛、呼吸困难或有咯血、常伴有休克和右心室急剧增大、肺动脉瓣区搏动增强及第二心音亢进、三尖瓣区出现收缩期杂音等右心负荷加重的表现。心电图电轴右偏,出现$S_1Q_{III}T_{III}$,V_1导联呈rSr及T波倒置。

4.主动脉夹层动脉瘤　胸痛剧烈呈撕裂样,常放射至背、腰部及下肢,血压多不下降反而上升,两上肢血压有时出现明显差别,且常出现主动脉瓣关闭不全等,X线及超声心动图检查可发现主动脉进行性加宽。

【治疗】

对ST段抬高的急性心肌梗死(AMI)诊疗的关键是应早发现、早住院,加强院前就地处理。治疗原则是尽快恢复心肌的血流灌注,到达医院后30分钟内开始溶栓或90分钟内开始冠状动脉介入治疗,以挽救濒死的心肌、防止梗死范围扩大、缩小心肌缺血范围,并保护心脏功能。同时,应及时处理严重心律失常、泵衰竭和各种并发症,防止猝死。

对非ST段抬高的急性心肌梗死的治疗可以应用抗凝抗血小板的抗栓治疗,而不采用纤维蛋白溶解药物溶栓;是否进行PCI治疗,根据本地本医院条件和经验决定。

(一)ST段抬高的急性心肌梗死

1.一般治疗

(1)监测:持续心电、血压和血氧饱和度监测,及时发现和处理心律失常、血流动力学异常和低氧血症。

(2)卧床休息:可降低心肌耗氧量,减少心肌损害。对血流动力学稳定且无并发症的AMI患者卧床休息1～3日,而对病情不稳定及高危患者卧床时间应适当延长。

(3)建立静脉通道:保持给药途径畅通。

(4)镇痛:AMI时剧烈胸痛使患者交感神经过度兴奋,产生心动过速、血压升高和心肌收缩功能增强,从而增加心肌耗氧量,并易诱发快速性室性心律失常,应迅速给予有效镇痛剂。可给哌替啶50～100mg肌内注射或吗啡3～5mg静脉推注,必要时1～2小时后重复1次,若有胸痛,每4～6小时可重复应用,注意该药可导致呼吸功能抑制,并有恶心、呕吐、低血压等不良反应。一旦出现呼吸抑制,可每隔3分钟静脉推注纳洛酮0.4mg(最多3次)以拮抗之。

(5)吸氧:AMI初发时即使无并发症,也应给予鼻导管吸氧,以纠正因肺淤血和肺通气或血流比例失调所致的缺氧。在严重左心衰竭、肺水肿和有机械并发症的患者,多伴有严重低氧血症,需要面罩加压给氧或气管插管机械通气给氧。

2.再灌注治疗　对ST段抬高的AMI应该尽早进行心肌再灌注治疗。1小时内溶栓治疗的开通率可达80%以上,随着时间的延长开通率不断降低,最佳时间是在发病后前3小时内。尤其对前壁心肌梗死、低血压(收缩压<100mmHg)或心率增快(>100次/min)的患者治疗意义更大。经皮介入治疗越早实施挽救心肌越多,患者预后越好。

（1）溶栓治疗:AMI 溶栓治疗与安慰剂相比可明显降低病死率,症状出现后越早进行溶栓治疗降低病死率效果越明显(IA),但对梗死后 6～12 小时仍有胸痛及 ST 段抬高的患者溶栓治疗仍可获益。溶栓治疗获益的机制为挽救濒死心肌和预防心肌梗死后心室重塑。

（2）药物治疗

1）硝酸酯类药物:AMI 患者使用硝酸酯类药物可轻度降低病死率。AMI 早期通常给予硝酸甘油静脉滴注 24～48 小时。对 AMI 伴再发性心肌缺血、充血性心力衰竭或需处理的高血压患者更为适宜。①静脉滴注硝酸甘油应从低剂量（每分钟 $10\mu g$）开始,可酌情逐渐增加剂量,每 5～10 分钟增加 5～$10\mu g$,直至症状控制;②血压正常者动脉收缩压降低 10mmHg 或高血压患者动脉收缩压降低 30mmHg,为有效治疗剂量范围;③在静脉滴注过程中,如果出现心率明显加快或收缩压≤90mmHg,应减慢滴注速度或暂停使用;④静脉滴注硝酸甘油的最高剂量以不超过每分钟 $200\mu g$ 为宜,过高剂量可增加低血压的危险,对 AMI 患者是不利的;⑤硝酸甘油持续静脉滴注的时限为 24～48 小时,开始 24 小时一般不会产生耐药性,后 24 小时若硝酸甘油的疗效减弱或消失可增加滴注剂量。因为中长效的硝酸酯类药物作用时间长,血流动力学不易纠正,所以中长效的硝酸酯不推荐在 AMI 时应用。

硝酸酯类药物的不良反应有头痛、反射性心动过速和低血压等。该药的禁忌证为 AMI 并发低血压（收缩压≤90mmHg）或心动过速（心率>100 次/分）,下壁伴右心室梗死时即使无低血压也应慎用。

2）抗血小板治疗:冠状动脉内斑块破裂诱发局部血栓形成是导致 AMI 的主要原因。在急性血栓形成中,血小板活化起着十分重要的作用。抗血小板治疗已成为 AMI 的常规治疗,溶栓前即应使用。阿司匹林和氯吡格雷是目前临床上常用的抗血小板药物。

a.阿司匹林:阿司匹林通过抑制血小板内的环氧化酶使血栓烷 A_2（血栓素 A_2）合成减少,达到抑制血小板聚集的作用。阿司匹林的上述抑制作用是不可逆的。由于每日均有新生的血小板产生,而当新生血小板占到整体的 10% 时,血小板功能即可恢复正常,所以,阿司匹林需每日维持服用。阿司匹林口服的生物利用度为 70% 左右,1～2 小时内血浆浓度达高峰,半衰期随剂量增加而延长。AMI 急性期阿司匹林使用剂量应在每日 150～300mg 之间,首次服用时应选择水溶性阿司匹林或肠溶阿司匹林嚼服以达到迅速吸收的目的,3 日后改为小剂量每日 75～150mg 维持。

b.氯吡格雷:氯吡格雷主要抑制 ADP 诱导的血小板聚集。口服后起效快,不良反应明显低于噻氯匹定,现已替代噻氯匹定。初始剂量 300mg,以后剂量每日 75mg 维持。

3）抗凝治疗:凝血酶是使纤维蛋白原转变为纤维蛋白并形成血栓的关键环节。因此,抑制凝血酶至关重要。抑制途径包括抑制凝血活酶（Ⅹa 因子）生成和直接灭活凝血酶（Ⅱa 因子）。显然抑制上游 Ⅹa 比抑制下游 Ⅱa 对于预防血栓形成更有效。目前在防治急性冠脉综合征中,经大型临床试验证实有效的为普通肝素和低分子量肝素。

a.普通肝素:对于 ST 段抬高的 AMI,肝素作为溶栓治疗的辅助用药,而对于非 ST 段抬高的 AMI,肝素则作为常规的治疗用药。一般使用方法是先静脉推注 5000U 冲击量,继之以每小时 1000U 维持静脉滴注,每 4～6 小时测定 1 次 APTT 或 ACT,根据 APTT 或 ACT 调整肝素剂量,使 APTT 保持在 50～80 秒。静脉给药肝素一般使用时间为 48～72 小时,以后可改用皮下注射肝素钙 7500U,每 12 小时注射 1 次,治疗 2～3 日。如果存在体循环血栓形成的倾向,如左心室附壁血栓形成、心房颤动或有静脉血栓栓塞史的患者,静脉肝素治疗时间可适当延长或改口服抗凝药物。肝素作为 AMI 溶栓的辅助治疗,随溶栓制剂不同,用法亦有不同。R-tPA 为选择性溶栓剂,半衰期短,对全身纤维蛋白原影响较小,血栓溶解后仍有再次血栓形成的可能,故需要充分抗凝治疗。尿激酶和链激酶均为非选择性溶栓剂,消耗因子Ⅴ和Ⅷ,大量降解纤维蛋白原。因此,溶栓期间不需要继续充分抗凝治疗,溶栓后 6 小时开始测定 APTI 或 ACT,待 APTT 恢复到对照值 2 倍以内时(约 70 秒)开始给予皮下肝素治疗。对于就诊晚已失去溶栓治疗机会、临床未显示自发再通或经溶栓治疗临床判断未能再通的患者,肝素静脉滴注治疗是否有利并无充分证据。相反,对于大面积前壁心肌梗死的患者有增加心脏破裂的倾向。此情况下以采用皮下注射肝素治疗较为稳妥。

b.低分子量肝素:低分子量肝素为普通肝素的一个片段,平均分子量在 4000～6500,抗Ⅹa因子的作用是普通肝素的 2～4 倍,但抗Ⅱa因子的作用弱于后者。由于倍增效应,预防血栓形成的效应,低分子量肝素优于普通肝素。大量随机临床试验研究证明,低分子量肝素在降低不稳定性心绞痛患者的心脏事件方面优于或者等于静脉滴注普通肝素。鉴于低分子量肝素应用方便、不须监测凝血时间、出血并发症低等优点,建议用低分子量肝素代替普通肝素。

4)β-受体阻滞剂(IA):β-受体阻滞剂通过减慢心率、降低血压和减弱心肌收缩力来减少心肌耗氧量,对改善缺血区的氧供需平衡、缩小心肌梗死面积、降低急性期病死率有肯定的疗效。在无禁忌证时应及早足量应用。常用的β-受体阻滞剂为美托洛尔、阿替洛尔,前者常用剂量为每次 25～100mg,每日 2～3 次,后者为每次 6.25～50mg,每日 2 次。用药时须严密观察,使用剂量必须个体化。在急症情况下,如前壁 AMI 伴有剧烈胸痛和高血压,β-受体阻滞剂可静脉使用,美托洛尔静脉注射剂量为每次 5mg,间隔 3～5 分钟后可再给予 1～2 次,若血压和心率稳定,每次 50mg 每日 4 次口服,然后每次 75～100mg 每日 2 次维持治疗。β-受体阻滞剂治疗的禁忌证为:a.病态窦房结综合征,窦性心率<50 次/分;b.休克,收缩压小于 90mmHg;c.中、重度左心衰竭(≥KillipⅢ级);d.Ⅱ、Ⅲ度房室传导阻滞或 P-R 间期>0.26 秒;e.哮喘;f.末梢循环灌注不良。

相对禁忌证:a.动脉收缩压<100mmHg;b.周围血管疾病;c.胰岛素依赖性糖尿病;d.心率<60 次/分。

5)ACE 抑制剂:CCS-1(中国心脏研究-1)研究已确定 AMI 早期使用 ACE 抑制剂能降低病死率,尤其是前 6 周的病死率降低最显著,而前壁心肌梗死伴有左心室功能不全的患者获益最大。在无禁忌证的情况下,溶栓治疗后血压稳定即可开始使用 ACE 抑制剂。ACE 抑制剂使用的剂量和时限应视患者情况而定。一般来说,AMI 早期 ACE 抑制剂应从低剂量开始逐渐增加剂量。如初始给予卡托普利 6.25mg 作为试验剂量,1 日内可加至 12.5mg 或 25mg,次日加至 12.5～25mg,每日 3 次。长期应用可以防止心肌梗死后的心室重塑。

ACE 抑制剂的禁忌证:①AMI 急性期动脉收缩压小于 90mmHg;②临床出现严重肾功能衰竭(血肌酐>265μmol/L);③有双侧肾动脉狭窄病史者;④对 ACE 抑制剂过敏者;⑤妊娠、哺乳妇女等。

（二）非 ST 段抬高的急性心肌梗死

1.药物治疗 除了溶栓治疗外,所有 ST 段抬高的 AMI 的药物治疗均适用于非 ST 段抬高的 AMI 的治疗。此外,非 ST 段抬高的 AMI 适用的治疗措施如下。

（1）血小板膜糖蛋白（GP）Ⅱb/Ⅲa 受体拮抗剂：当血小板被活化后,血小板膜 GPⅡb/Ⅲa 受体改变,其构型与纤维蛋白原二聚体的一端结合完成血小板聚集,所以 GPⅡb/Ⅲa 受体被认为是血小板聚集的最后共同途径。目前,临床使用的血小板 GPⅡb/Ⅲa 受体拮抗剂有以下 3 种：阿昔单抗、依替非巴肽和替罗非班。临床研究显示,以上 3 种药物的静脉制剂在接受介入治疗的急性冠状动脉综合征（ACS）患者均有肯定的疗效,在非介入治疗的 ACS 患者中疗效不能肯定。口服制剂在治疗非 ST 段抬高的 ACS 患者中疗效不优于阿司匹林。

（2）低分子量肝素：临床试验研究显示,在非 ST 段抬高的 ACS 患者中使用低分子量肝素在降低心脏事件方面优于或等于静脉滴注肝素的疗效。由于其使用方便、不需监测凝血时间、不会产生普通肝素引起的血小板减少症,现已主张用低分子量肝素替代普通肝素治疗非 ST 段抬高的急性冠状动脉综合征患者。

（3）钙拮抗剂：在 AMI 治疗中不作为一线用药。临床试验研究显示,无论 Q 波或非 Q 波心肌梗死的早期或晚期,即使合用 β-受体阻滞剂,给予速效硝苯地平不能降低、甚至可增加再梗死发生率和病死率。因此,在 AMI 治疗中不宜使用钙拮抗剂。对于无左心衰竭的非 Q 波 AMI 患者,服用地尔硫䓬可能降低再梗死发生率,有一定的临床益处。AMI 并发快速心房颤动（心室率＞100 次/分）,且无严重左心功能障碍的患者,可静脉使用地尔硫䓬,5 分钟内缓慢推注 10mg,随之 $5\sim15\mu g/(kg\cdot min)$ 维持静脉滴注,静脉滴注过程中需密切观察心率、血压的变化,如心率＜55 次/分,应减少剂量或停用,静脉滴注时间不宜超过 48 小时。AMI 后心绞痛频发,禁忌应用 β-受体阻滞剂的患者,应用此药可获益。

2.介入治疗 对非 ST 段抬高的 AMI 紧急介入治疗是否优于保守治疗现尚无充分证据。由于多支严重狭窄病变、陈旧性心肌梗死以及合并高血压、糖尿病在非 ST 段抬高的 AMI 患者中更常见,紧急介入治疗的风险反而大于 ST 段抬高的 AMI 患者。因此,较为稳妥的策略是：首先对非 ST 段抬高的患者进行危险性分层,低危险度的患者可择期行冠状动脉造影和介入治疗,对于中危险度和高危险度的患者紧急介入治疗应为首选,而高危险度患者合并心源性休克时应先插入主动脉内气囊反搏（IABP）,尽可能使血压稳定后再行介入治疗。

（三）急性心肌梗死溶栓治疗

1.溶栓治疗的适应证

（1）两个或两个以上相邻导联 ST 段抬高（胸导联≥0.2mV、肢体导联≥0.1mV）或 AMI 病史伴新发生的左束支传导阻滞、起病时间＜12 小时、年龄＜75 岁（ACC/AHA 指南列为Ⅰ类适应证）。

（2）对前壁心肌梗死、低血压（收缩压＜100mmHg）或心率增快（＞100 次/min）的患者治疗意义更大。

（3）对 ST 段抬高且年龄≥75 岁这类患者无论是否溶栓治疗,AMI 死亡的危险性均很大。研究表明,年龄≥75 岁的患者溶栓治疗降低病死率的程度低于 75 岁以下患者,治疗益处相对降低,但是对年龄≥75 岁的 AMI 患者溶栓治疗每 1000 例患者仍可多挽救 10 人生命。因此,慎重权衡利弊后仍可考虑溶栓治疗(ACC/AHA 指南列为Ⅱa 类适应证)。

(4)ST 段抬高的 AMI 发病时间在 12~24 小时者,溶栓治疗获益不大。但是,对于有进行性缺血性胸痛、广泛 ST 段抬高并经过选择的患者,仍可考虑溶栓治疗(ACC/AHA 指南列为Ⅱb 类适应证)。

(5)对高危心肌梗死患者,就诊时收缩压＞180mmHg 和(或)舒张压＞110mmHg,由于此类患者颅内出血的危险性较大,应认真权衡溶栓治疗的益处与出血性脑卒中的危险性。先应镇痛、降压(如应用硝酸甘油静脉滴注、β-受体阻滞剂口服等),将血压降至 150/90mmHg 时再行溶栓治疗,降压是否能降低颅内出血的危险性尚未得到证实。对此类患者若有条件应考虑直接 PTCA 或支架置入术(ACC/AHA 指南列为Ⅱb 类适应证)。而对于虽有 ST 段抬高,但起病时间＞24 小时,缺血性胸痛已消失者或仅有 ST 段压低者,不主张溶栓治疗(ACC/AHA 指南列为Ⅲ类适应证)。

2.溶栓治疗的禁忌证

(1)既往发生过出血性脑卒中、1 年内发生过缺血性脑卒中或脑血管事件;颅内肿瘤。

(2)近期(2~4 周)有活动性内脏出血(月经除外)。

(3)可疑主动脉夹层。

(4)入院时严重且未控制的高血压(＞180/110mmHg)或慢性严重高血压病史。

(5)目前正在使用治疗剂量的抗凝药(INR 为 2~3),已知的出血倾向。

(6)近期(2~4 周)有创伤史,包括头部创伤、创伤性心肺复苏或较长时间(＞10 分钟)的心肺复苏。

(7)近期(＜3 周)接受外科大手术。

(8)近期(＜2 周)在不能压迫部位的大血管穿刺。

(9)曾使用链激酶(尤其 5 日~2 年内使用者)或对其过敏的患者,不能重复使用链激酶。

(10)妊娠。

(11)活动性消化性溃疡。

3.溶栓治疗的并发症 轻度出血时是指皮肤、黏膜淤斑,肉眼及显微镜下血尿,或小量咯血、呕血等(穿刺或注射部位少量淤斑不作为并发症);重度出血是指大量咯血或消化道大出血、腹膜后出血等引起失血性低血压或休克需要输血者;危及生命的出血包括颅内、蛛网膜下腔、纵隔内或心包出血。再灌注性心律失常是短暂的,尤其多见于溶栓治疗的结束阶段,应该注意监测,及时处理,并注意其对血流动力学影响。一过性低血压及变态反应多见于应用链激酶或重组链激酶时。

4.溶栓剂的使用方法

(1)尿激酶:我国应用最广的溶栓剂,根据我国的大量临床试验结果,目前建议剂量为150 万单位于 30 分钟内静脉滴注,配合肝素钙皮下注射 7500~10000U 每 12 小时 1 次或低分子量肝素 4000~5000U 腹部皮下注射,每日 2 次。

(2)链激酶或重组链激酶:根据国际上进行的大量临床试验及国内的研究,建议 150 万单位于 1 小时内静脉滴注,配合肝素钙皮下注射 7500~10000U 每 12 小时 1 次或低分子量肝素4000~5000U 腹部皮下注射,每日 2 次。

（3）重组组织型纤溶酶原激活剂（rt-PA）：国外较为普遍的用法为加速给药方案（即GUSTO方案）。首先静脉注射15mg，继之在30分钟内静脉滴注0.75mg/kg（不超过50mg），再在60分钟内静脉滴注0.5mg/kg（不超过35mg）。给药前静脉推注肝素5000U继之以每小时1000U的速率静脉滴注，以APTT结果调整肝素给药剂量，使APTT维持在60～80秒。鉴于东西方人群凝血活性可能存在差异，以及我国脑出血发生率高于西方人群，我国进行的TUCC（中国rt-PA与尿激酶对比研究），临床试验应用rt-P A50mg（8mg静脉注射，42mg在90分钟内静脉滴注，配合肝素静脉应用，方法同上）也取得了较好疗效。其90分钟冠状动脉造影通畅率明显高于尿激酶。出血需要输血及脑出血发生率与尿激酶溶栓无显著差异。

【病情观察】

1.急诊科对疑诊急性心肌梗死的患者应争取在10分钟内完成临床检查，描记18导联心电图并进行分析，对有适应证的患者在就诊后30分钟内开始溶栓治疗，或90分钟内开始直接急诊经皮冠脉腔内成形术（PTCA）。常规治疗时应注意监测和防治急性心肌梗死的不良事件或并发症。

2.对非ST段抬高，但心电图高度怀疑缺血（ST段下移、T波倒置）或有左束支传导阻滞、临床病史高度提示心肌缺血的患者，应入院行抗缺血治疗，并做心肌标志物及常规血液检查；对心电图正常或呈非特征性心电图改变的患者，应在急诊科继续对病情进行评价和治疗，并进行床旁监测，包括心电监护、迅速测定血清心肌标志物浓度及二维超声心动图检查等；二维超声心动图可在缺血损伤数分钟内发现节段性室壁运动障碍，有助于急性心肌梗死的早期诊断，对疑诊主动脉夹层、心包炎和肺动脉栓塞的鉴别诊断具有特殊价值，床旁监测应一直持续到获得一系列血清标记物浓度结果，最后评估有无缺血或梗死证据，再决定继续观察或入院治疗。

3.如果心电图表现无决定性诊断意义，早期血液化验结果为阴性，但临床表现高度可疑，则应以血清心肌标志物监测急性心肌梗死，推荐患者入院后即刻、2～4小时、6～9小时、12～24小时采血，采用快速床旁测定，以迅速得到结果；如临床疑有再发心肌梗死，则应连续测定存在时间短的血清心肌标志物，如肌红蛋白、CK-MB及其他心肌标志物，以确定再梗死的诊断和发生时间。

【病历记录】

1.门急诊病历 记录患者就诊时间，详细记录患者就诊的主要症状，如心前区疼痛的性质、部位、范围、持续时间、诱发因素、含服硝酸甘油能否缓解等，有无呼吸困难、出汗、恶心、呕吐或眩晕、晕厥、昏迷等，以往有无类似发作史，如有，应记录其诊疗经过、用药情况、效果如何；是否维持治疗，如有，则应记录所用药物的名称与剂量。询问既往有无高血压、糖尿病病史，有无烟酒嗜好。体格检查注意有无心率增快或减慢，听诊有无第四心音（房性或收缩期前奔马律）、第三心音（室性）奔马律，有无第一、第二心音减轻，有无心包摩擦音，有无收缩期杂音。注意心前区有无压痛点。辅助检查记录心电图、心肌酶谱等检查结果。

2.住院病历 入院病历应记录患者主诉、发病过程、门急诊或外院诊疗经过、所用药物及效果如何。首次病程记录应提出本病的相应诊断、与其他疾病的鉴别要点、详尽的诊疗计划。病程记录患者入院治疗后的病情变化、治疗效果。记录有关心电图、运动平板试验、放射性核素及心肌酶谱等检查的结果。需行介入治疗的，以及患者病情恶化的，记录与患者或其亲属的谈话经过,无论同意与否,应请患者或其亲属签名。

【注意事项】

1.医患沟通　急性缺血性胸痛及疑诊急性心肌梗死的急诊患者,临床上常用初始的18导联心电图来评估诊断其危险性,患者病死率随 ST 段抬高的心电图导联数的增加而增高。如患者伴有下列任何1项,即属于高危患者:女性、高龄(>70岁)、既往有急性心肌梗死史、房颤、前壁心肌梗死、肺部啰音、低血压、窦性心动过速、糖尿病。肌钙蛋白水平越高,预测的危险越大,病情越危重,死亡率越高,应及时向家属交代清楚。在上级医师的指导下,确定个体化的治疗方案。有关治疗的效果、治疗中出现的并发症、需调整治疗方案,或需做特殊检查和行介入治疗时,应及时告知患者及其家属,以征得患者同意并签字为据。

2.经验指导

(1)急性心肌梗死疼痛通常位于胸骨后或左胸部,可向左上臂、颌部、背部或肩部放射,有时疼痛部位不典型,可见于上腹部、颈部、下颌等部位。疼痛常持续20分钟以上,通常呈剧烈的压榨性疼痛或紧迫、烧灼感,常伴有呼吸困难、出汗、恶心、呕吐或眩晕等。诊断中应注意非典型疼痛部位、无痛性心肌梗死和其他不典型表现的急性心肌梗死,女性常表现为不典型胸痛,而老年人更多地表现为呼吸困难。临床上要注意与急性肺动脉栓塞、急性主动脉夹层、急性心包炎及急性胸膜炎等引起的胸痛相鉴别。

(2)部分心肌梗死患者心电图不表现 ST 段抬高,而表现为其他非诊断性的心电图改变,常见于老年人及有心肌梗死病史的患者,因此血清心肌标志物浓度的测定对诊断心肌梗死有重要价值。应用心电图诊断急性心肌梗死时应注意到超急性期 T 波改变、后壁心肌梗死、右室梗死及非典型心肌梗死的心电图表现,伴有束支传导阻滞时,心电图诊断心肌梗死困难,需进一步检查确立诊断。

(3)急性心肌梗死患者被送达医院急诊室后,临床医师应迅速做出诊断并尽早给予再灌注治疗。对 ST 段抬高的急性心肌梗死患者,应在30分钟内收住冠心病监护病房(CCU)开始溶栓,或在90分钟内开始行急诊经皮冠脉腔内成形术(PTCA)治疗;典型的临床表现和心电图 ST 段抬高已能确诊为急性心肌梗死时,绝不能因等待血清心肌标志物检查结果而延误再灌注治疗的时间。

(4)急性心肌梗死患者行溶栓治疗时要注意溶栓的适应证和禁忌证;溶栓时间越早,病死率越低。同时要注意溶栓药物的不良反应。

(5)急性心肌梗死急性期不应对非梗死相关动脉行选择性经皮冠脉腔内成形术(PTCA),发病12小时以上或已接受溶栓治疗且已无心肌缺血证据者,不应进行直接(急诊)PT-CA;直接 PTCA 必须避免时间延误,必须由有经验的医师进行,否则不能达到理想效果,治疗的重点仍应放在早期溶栓上。

(6)心律失常处理上首先应加强针对急性心肌梗死、心肌缺血的治疗,溶栓、血运重建术(急诊 PTCA、冠状动脉架桥术)、β-受体阻滞剂、主动脉内球囊反搏(IABP)、纠正电解质紊乱等均可预防或减少心律失常的发生。药物治疗时要注意各种药物的适应证和禁忌证以及不良反应。

第三节　原发性高血压

　　原发性高血压即不明原因的血压升高，又称高血压病，占高血压人群的95％以上。无基础疾病者称为原发性高血压。高血压病是最常见的心血管疾病之一，也是导致人类死亡的常见疾病（如脑卒中、冠心病、心力衰竭等）的重要危险因素。

【诊断】

（一）症状

　　一般表现起病缓慢，早期可无症状或出现非特异性症状（如头晕、头痛、头胀、眼花、耳鸣、失眠、乏力等），而这些症状与血压水平之间常缺乏相关性。体检可听到主动脉瓣第二心音亢进和主动脉瓣第四心音。前者系主动脉内压力增高所致，后者则系为克服左心室心肌顺应性的降低，左心房代偿性收缩加强所致。当出现抬举性心尖搏动时，提示有左心室肥厚，多见于病程较久者。

　　1.缓进型高血压病　有家族史者发病年龄提前，起病多数隐匿，病情发展慢，病程长。早期患者血压波动，血压时高时正常，为脆性高血压阶段，多在劳累、精神紧张、情绪波动时易有血压升高，休息和去除上述因素后，血压可降至正常。随着病情的发展，血压可趋向持续性升高或波动幅度变小。患者的主观症状和血压升高的程度可不一致，约半数患者无明显症状，只是在体格检查或因其他疾病就医时才发现有高血压，少数患者则在发生心、脑、肾等器官的并发症时才明确高血压病的诊断。早期患者由于血压波动幅度大，可有较多症状，而在长期高血压后即使在血压水平较高时也可无明显症状。因此，无论有无症状，都应定期检测患者的血压。

　　（1）神经精神系统表现：头晕、头痛和头胀是高血压病常见的神经系统症状，也可有头部或颈项扳紧感。高血压直接引起的头痛多发生在早晨，位于前额、枕部或颞部。这些患者舒张压多较高，经降压药物治疗后头痛可减轻。高血压引起的头晕可为暂时性或持续性，伴有眩晕者较少，与内耳迷路血管障碍有关，经降压药物治疗后症状可减轻，但要注意有时血压下降得过多也可引起头晕。少数患者有耳鸣、乏力、失眠、工作能力下降等。

　　（2）心血管系统表现：高血压时心脏最先受影响的是左心室舒张功能。左心室肥厚时舒张期顺应性下降、松弛和充盈功能受影响，甚至可出现在临界高血压和临床检查没发现左心室肥厚时，这可能是由于心肌间质已有胶原组织增加之故，但此时患者可无明显临床症状。

　　由于高血压可促进动脉粥样硬化，部分患者可因伴有冠状动脉粥样硬化心脏病而有心绞痛、心肌梗死的表现。

　　（3）肾脏表现：肾血管病变的程度和血压及病程密切相关。实际上，血压未得到控制的本病患者均有肾脏的病变，但在早期可无任何临床表现。随病程的进展可先出现蛋白尿，但是在缓进型高血压病患者出现尿毒症前多数已死于心、脑血管并发症。

　　（4）其他表现：出现急性大动脉夹层者根据病变的部位可有剧烈的胸痛或腹痛；伴有冠状动脉粥样硬化心脏病者可有心绞痛、心肌梗死的表现；有下肢周围血管病变者可出现间歇性跛行。

2.急进型高血压　在未经治疗的原发性高血压病患者中,约 1% 可发展成急进型高血压,发病可较急骤,也可发病前有病程不一的缓进型高血压病。典型表现为血压显著升高,舒张压多持续在 130～140mmHg 或更高。男女比例约 3∶1,多在中青年发病,近年来此型高血压已少见,可能和早期发现轻中度高血压患者并及时有效的治疗有关。其表现基本上与缓进型高血压病相似,头痛症状明显、病情严重、发展迅速、视网膜病变和肾功能很快衰竭等。常于数月至 1～2 年内出现严重的心、脑、肾损害,发生脑血管意外、心力衰竭和尿毒症。并常有视物模糊或失明,视网膜可发生出血、渗出物及视盘水肿。由于肾脏损害最为显著,常有持续蛋白尿,24 小时尿蛋白可达 3g,并可有血尿和管型尿,如不及时治疗最后多因尿毒症而死亡。

3.高血压危象　高血压危象包括高血压急症和高血压重症。高血压危象是指①加剧性的恶性高血压,舒张压常＞140mmHg,并伴有眼底乳头水肿、渗出、出血,患者可出现头痛、心悸、烦躁、出汗、恶心、呕吐、嗜睡、迷糊、失明、少尿甚至抽搐、昏迷等症状;②血压明显升高并有脑、心、肾等器官严重病变及其他紧急情况如高血压脑病、脑卒中、颅创伤、急性心肌梗死、急性心力衰竭、急性动脉夹层、急性肾炎、嗜铬细胞瘤、术后高血压、严重烧伤、子痫等。高血压脑病可发生在缓进型或急进型高血压患者,当平均血压上升到约 180mmHg 以上时,脑血管在血压水平变化时可自主调节舒缩状态以保持脑血流相对稳定的功能减弱甚至消失,由收缩转为扩张,过度的血流在高压状态进入脑组织导致脑水肿,患者出现剧烈头痛、头晕、恶心、呕吐、烦躁不安、脉搏多慢而有力,可有呼吸困难或减慢、视力障碍、黑矇、抽搐、意识模糊、甚至昏迷,也可出现暂时性偏瘫、失语、偏身感觉障碍等。检查可见视盘水肿,脑脊液压力增高、蛋白含量增高。发作短暂者历时数分钟,长者可数小时甚至数日。高血压急症的患者应静脉给药尽快地(以分钟、小时计)将血压控制到适宜的水平。

(二)体征

1.血压升高是本病最主要的体征。心界可向左下扩大:可闻及主动脉瓣第二音亢进,年龄大者可呈金属音,可有第四心音或主动脉收缩早期喷射音。若患者伴有靶器官受损,可有相关体征。

2.高血压时,检查眼底可见有视网膜动脉变细、反光增强、狭窄及眼底出血、渗出等;检查颈、腹部有无血管杂音,以及颈动脉、上下肢及腹部动脉搏动情况,注意腹部有无肿块、肾脏是否增大等,这些检查有助于鉴别继发性高血压。

3.部分患者体重明显超重,体重指数(BMI)均值升高[BMI＝体重(kg)/身高^2(m^2)]。

(三)检查

1.实验室检查　尿液检查早期可呈阴性,随后可出现 β_2-微球蛋白增高或有少量蛋白尿和红细胞;晚期可有大量蛋白尿、尿中有红细胞和管型,尿浓缩和稀释功能减退、肾小球滤过率降低,血肌酐和尿素氮增高。

2.胸部 X 线检查　后期患者并发高血压性心脏病时,有左心室增大。

3.心电图检查　早期可正常,晚期并发高血压性心脏病时可有左心室肥厚或伴劳损。

4.超声心动图检查　早期可无改变或仅见主动脉增宽,晚期并发高血压性心脏病时可有左心室肥厚、顺应性降低。

5.动态血压监测　即在 24 小时内,每隔 15 分钟或 20 分钟自动连续测量血压和心率。此项检查目前尚无统一的正常值,故并不主要用于诊断,其应用的主要目的在于①排除"白大衣性高血压":即在诊疗单位内血压升高,但在诊疗单位外血压正常。②了解血压昼夜模式:正常人血压有昼夜波动性。动态血压曲线呈双峰谷,即夜间血压最低,清晨起床后迅速上升,在上午 6～10 时及下午 4～8 时各有一高峰,继之缓慢下降。原发性高血压患者的血压昼夜模式即可与正常人相同,也可不相同,后一种情况多反映靶器官损害的程度较重。目前认为靶器官损害的程度与 24 小时动态血压参数相关而与偶测血压不相关。③了解心绞痛发作(即高血压Ⅲ期)时的心率与血压的乘积,为心绞痛分型提供依据。④评价降压药物的疗效,评价的主要指标是谷、峰比值,即服用降压药物后,最大的降压效应(血压最低值,称谷效应)与最小的降压效应(血压最高值,称峰效应)二者之间的比值应<50%。

(四)诊断要点

1.在非药物状态下,3 次或 3 次以上非同日多次重复血压测量均超过 140/90mmHg。动态血压监测可进一步明确诊断。

2.既往有高血压史,即使服药后血压降至正常水平,仍可诊断高血压病。

3.高血压病的诊断应包括:①确认高血压,即血压是否高于正常;②排除症状性高血压;③高血压分期、分级;④重要脏器心、脑、肾功能估计;⑤有无并发可影响高血压病病情发展和治疗的情况,如冠心病、高脂血症、高尿酸血症、慢性呼吸道疾病等。

(五)鉴别诊断

对突然发生明显高血压(尤其是青年人),高血压时伴有心悸、多汗、乏力或其他一些高血压病不常见的症状,上下肢血压明显不一致,腹部腰部有血管杂音的患者应考虑继发性高血压的可能性,须作进一步的检查以鉴别。此外,也要注意与主动脉硬化、高动力循环状态、心排血量增高时所致的收缩期高血压相鉴别。高血压患者均应作尿常规、肾功能、心电图、胸部 X 线检查、超声心动图、眼底检查等以了解重要脏器的功能,除有助于诊断病情外,也有治疗的参考价值。

【治疗】

(一)治疗原则

1.血压控制的目标值　不同人群降压的目标值:一般人群降压的目标血压值是<140/90mmHg;对于有糖尿病或肾病的高危高血压患者,血压目标是<130/80mmHg;对于其他特殊人群,如脑卒中患者、心肌梗死后患者等,危险性分层属于高危患者,对其血压控制仍要求必须控制在<140/90mmHg。老年收缩期高血压是高血压治疗的难点,尽量将收缩压控制在140mmHg 以下。

2.高血压防治策略

(1)低危患者:以改善生活方式为主,如 6 个月后无效,再给药物治疗。

(2)中危患者:首先是积极改善生活方式,同时观察患者的血压及其他危险因素数周,进一步了解情况,然后决定是否开始药物治疗。

(3)高危患者:必须立即给予药物治疗,同时要积极改善生活方式。

(4)很高危患者:必须立即开始对高血压及并存的危险因素和临床情况进行强化治疗。

部分轻型高血压患者改善生活方式后,可减少甚至免于降压药物治疗;病情较重的患者在改善生活方式后也可提高降压药物的治疗效果。

3.防治原则 必须全方位把握心血管病的危险因素、靶器官的损害(TOD)和并存的临床情况(ACC),做好危险分层,全面降低心血管病的发病率和死亡率。

(二)非药物治疗

非药物治疗包括提倡健康的生活方式,消除不利于心理和身体健康的行为和习惯,尽力减少高血压以及其他心血管病的发病危险。

1.减重 建议体重指数(kg/m^2)应控制在 24 以下。减重对健康的利益是巨大的,如在人群中平均体重下降 5～10kg,收缩压可下降 5～20mmHg;高血压患者体重减少 10%,则可使胰岛素抵抗、糖尿病、高脂血症和左心室肥厚改善。减重的方法一方面是减少总热量的摄入,强调减少脂肪并限制过多碳水化合物的摄入;另一方面则须增加体育锻炼,如跑步、打太极拳、跳健美操等。在减重过程中还须积极控制其他危险因素,老年高血压则须严格限盐等。减重的速度可因人而异,但首次减重最好达到减重 5kg 以增强减重信心,减肥可提高整体健康水平,包括减少癌症等许多慢性病,关键是"吃饭适量,活动适度"。

2.合理膳食

(1)减少钠盐摄入:WHO 建议每人每日食盐量不超过 6g。我国膳食中约 80% 的钠来自烹调或含盐高的腌制品,因此限盐首先要减少烹调用盐及含盐高的调料,少食各种咸菜及腌制食品。北方居民减少日常用盐一半,南方居民减少1/3,则基本接近 WHO 建议。

(2)减少膳食脂肪,补充适量优质蛋白质:有流行病学资料显示,即使不减少膳食中的钠和不减重,如果将膳食脂肪控制在总热量 25% 以下,P/S 比值维持在 1,连续 40 日可使男性收缩压和舒张压下降 12%,女性下降 5%。研究表明,每周吃鱼＞4 次与吃鱼最少者相比,冠心病发病率减少 28%。建议改善动物性食物结构,减少含饱和脂肪酸高的猪肉,增加含蛋白质较高而脂肪较少的禽类及鱼类。蛋白质占总热量 15% 左右,动物蛋白占总蛋白质 20%。蛋白质含量依次为奶、蛋;鱼、虾;鸡、鸭;猪、牛、羊肉;植物蛋白中豆类最好。

(3)注意补充钾和钙:MRFIT 研究资料表明钾与血压呈明显负相关,这一相关在 INTERSALT 研究中被证实。中国膳食低钾、低钙,应增加高钾高钙的食物,如绿叶菜、鲜奶、豆类制品等。

(4)多吃蔬菜和水果:研究证明增加蔬菜或水果摄入,减少脂肪摄入可使收缩压和舒张压有所下降,素食者比肉食者有较低的血压。其降压的作用可能基于水果、蔬菜、食物纤维和低脂肪的综合作用。人类饮食应是以素食为主,并辅以适当肉食最理想。

(5)限制饮酒:尽管有研究表明少量饮酒可能减少冠心病发病的危险,但是饮酒和血压水平及高血压患病率之间却呈线性相关,大量饮酒可诱发心脑血管疾病发作。因此不提倡用少量饮酒预防冠心病,提倡高血压患者应戒酒。因饮酒可增加服用降压药物的抗性。如果饮酒,建议饮酒量应为少量,男性饮酒每日不超过 30g,即葡萄酒＜100～150ml,或啤酒＜250～500ml,或白酒＜25～50ml;女性则减半量,孕妇不饮酒;不提倡饮高度烈性酒。WHO 对饮酒的新建议是越少越好。

3.增加体力活动 每个参加运动的人特别是中老年人和高血压患者在运动前最好了解一

下自己的身体状况,以决定自己的运动种类、强度、频度和持续运动时间。对中老年人应包括有氧、伸展及增强肌力练习三类,具体项目可选择步行、慢跑、太极拳、门球、气功等。运动强度必须因人而异,按科学锻炼的要求,常用运动强度指标可用运动时最大心率达到180(或170)减去年龄,如50岁的人运动心率为120～130次/分,如果求精确则采用最大心率的60%～85%作为运动适宜心率,须在医师指导下进行。运动频率一般要求每周3～5次,每次持续20～60分钟即可,可根据运动者身体状况和所选择的运动种类以及气候条件等而定。

4.减轻精神压力,保持平衡心理　长期精神压力和心情抑郁是引起高血压和其他一些慢性病的重要原因之一,对于高血压患者,这种精神状态常促使他们酗酒、吸烟,继而降低对抗高血压治疗的依从性。对有精神压力和心理不平衡的人,应减轻精神压力和改变心态,要正确对待自己、他人和社会,倡导健康的生活方式,积极参加社会和集体活动。

5.其他方面　对高血压患者来说戒烟也是重要的。虽然尼古丁只使血压一过性地升高,但它降低服药的依从性并导致增加降压药物的剂量。

(三)药物治疗

降压药物治疗原则:已有证据表明降压药物治疗可以有效地降低心血管疾病的发病率和死亡率,并可防治卒中、冠心病、心力衰竭和肾病的发生和发展。降压药的共同作用为降低血压,不同类别降压药可能有降压以外作用的差别,这些差别是针对不同患者选用药物时的主要参考。

1.常用药物的分类

(1)利尿剂:常用作高血压的基础治疗,主要用于轻中度高血压。应注意这类药物可以影响电解质和血糖、血脂和尿酸代谢,故应慎用于糖尿病、血脂异常患者,痛风患者禁用。包括噻嗪类利尿剂,如氢氯噻嗪,在血肌酐＞2.0mg/dl,CFR＜15～20ml/min时噻嗪类作用明显降低,应该慎用;吲达帕胺具有利尿剂与钙通道阻滞剂双重作用,对血脂的影响比噻嗪类小,有引起低血钾的可能性,在肝脏内代谢,服药后4周达到最大降压效果;保钾利尿剂包括螺内酯、阿米洛利,有保钾作用,肾功能不良时慎用。

(2)β-受体阻滞剂:降压作用较弱,起效时间较长(1～2周)。心脏传导阻滞,严重心动过缓、哮喘、慢性阻塞性肺病与周围血管病患者禁用;胰岛素依赖性糖尿病和高脂血症患者慎用。

(3)钙拮抗剂:可用于各种程度的高血压,在老年人高血压或并发稳定性心绞痛时尤为适用。非二氢吡啶类药物在心脏传导阻滞和心力衰竭时禁忌使用。不稳定性心绞痛和急性心肌梗死时不宜应用速效二氢吡啶类钙拮抗剂。

(4)血管紧张素转换酶抑制剂:适用于各种类型高血压,尤可用于下列情况如高血压并发左心室肥厚、心功能不全或心力衰竭、心肌梗死后、糖尿病肾损害、高血压伴周围血管病变等。妊娠和肾动脉狭窄、肾功能衰竭(血肌酐＞265μmol/L或3mg/dl)患者禁用。

(5)血管紧张素Ⅱ受体阻滞剂:临床药理作用与ACE抑制剂相似,但不引起咳嗽等不良反应。临床主要适用于ACE抑制剂不能耐受的患者。

(6)α-受体阻滞剂:这类药物对血糖、血脂等代谢过程无影响,包括哌唑嗪、特拉唑嗪、多沙唑嗪等。后两者与α_1-受体亲和力较哌唑嗪弱,血压下降缓和,而直立性低血压发生率较低。

2.高血压药物治疗方法　大多数慢性高血压患者应该在几周内逐渐降低血压至目标水

平,这样对远期事件的减低有益。推荐应用长效制剂,其作用可长达 24 小时,每日服用 1 次,这样可以减少血压的波动、降低主要心血管疾病的发生和防治靶器官损害,并提高用药的依从性。强调长期有规律的抗高血压治疗,达到有效、平稳、长期控制的要求。根据基线血压水平、有无靶器官损害和危险因素,选用单药治疗或联合治疗。

(1)单药治疗:起始时用低剂量单药,如血压不能达标,增加剂量至足量或换用低剂量的另一种药物,如仍不能使血压达标,则将后一种药物用至足量,或改用联合药物治疗。起始用低剂量单药的优点是可以了解患者对各种药物的疗效和耐受性的反应,但需要时间。

(2)联合治疗:为了最大程度取得治疗高血压的效果,单药增大剂量易出现不良反应。随机临床试验证明,大多数高血压患者为控制血压需要用两种或两种以上降压药,合并用药时每种药物剂量不大,选用药物间有协同治疗作用或相加作用的药物,其不良反应相互抵消或至少不相加。合理的配方还要考虑到各类药物作用时间的协调性。高血压防治指南支持以下类别降压药组合:

1)利尿药和 β-受体阻滞剂。

2)利尿药和 ACEI 或血管紧张素Ⅱ受体阻滞剂(ARB)。

3)钙拮抗剂(二氢吡啶)和 β-受体阻滞剂。

4)钙拮抗剂和 ACEI 或 ARB。

5)钙拮抗剂和利尿剂。

6)α-受体阻滞剂和 β-受体阻滞剂。

7)必要时也可用其他组合,包括中枢作用药如 α_2-受体激动剂和咪哒唑啉受体调节剂合用,或者联合 ACEI 或 ARB。有些患者需要用到 3 种或 4 种药物联合应用。

(3)伴有其他疾病时降压治疗药物的选择:高血压并发其他心血管病时,需要考虑降压药物的器官保护作用,应该充分考虑现有大量临床试验的证据,选用对器官具有保护作用、降低相关临床情况病死率、提高生存率的抗高血压药物。

(四)高血压急症的治疗

1.治疗原则　高血压急症时必须迅速使血压下降至安全水平,以静脉给予降压药为宜,以便根据血压下降水平随时改变药物使用剂量。最初目标是在数分钟至 2 小时内使平均动脉压下降不超过 25%,以后的 2~6 小时使血压降至 160/100mmHg,避免血压下降过快、过猛而加重心、脑和肾脏缺血。

2.常用治疗药物

(1)静脉用药。

(2)如无静脉给药的条件,也可以口服给药。常见药物有卡托普利 12.5~25mg 口服或舌下给药,最大作用见于给药后 30~90 分钟内,血容量不足者,易有血压过度下降,肾动脉狭窄患者禁用。硝苯地平缓释片 10~20mg 口服,降压缓慢而持久;尼卡地平 10~30mg 口服或舌下给药,仅有少数患者心率增快,比硝苯地平疗效慢而降压时间更长,可致低血压和颜面潮红。

【病情观察】

治疗过程中应密切注意降压药物的疗效,注意观察治疗中可能产生的各种不良反应,及时加以纠正或调整用药。

【病历记录】

1.门急诊病历　记录患者就诊时间,记录患者就诊的主要症状,如头昏、头痛、胸闷、胸痛等,有无诱发因素,如劳累、睡眠不足、情绪激动,有无停服、漏服药物等,记录患者发作时的血压、心电图、心脏超声、尿检等检查情况。

2.住院病历　详细记录患者主诉、发病过程、门急诊及外院以往的治疗经过、以往所用药物及效果如何。首次病程记录应提出初步诊断,记录分级、危险分层,制定个体化的治疗方案。病程记录应记录患者对药物的治疗效果、不良反应。

【注意事项】

1.医患沟通　对高血压患者进行宣教,让患者了解自己的病情,包括高血压、危险因素同时存在的临床情况,了解控制血压的重要性,了解终身治疗的必要性。为争取药物治疗取得满意疗效,随诊时应强调按时服药,并让患者了解该种药物治疗可能出现的不良反应,一旦出现,应及早报告。深入浅出地耐心向患者解释改变生活方式的重要性,使之理解治疗意义,自觉地将防治方案付诸实践,并长期坚持。

若患者血压升高仅属正常高值或 1 级,危险分层属低危,仅服一种药物治疗,可安排每 6 个月随诊 1 次;较复杂患者随诊的间隔时间应缩短,治疗后血压降低达到目标,其他危险因素得到控制,可以减少随诊次数;若治疗 6 个月,血压仍未达目标,应考虑将患者转至高血压专科门诊。应向患者讲明高血压患者一般须终身治疗,确诊为高血压后若自行停药,其血压(或迟或早)终将恢复到治疗前水平;但若患者的血压已长期控制,可以尝试小心、逐步地减少服药次数或剂量,尤其是正在进行非药物治疗、密切观察改进生活方式效果的患者,此类患者在试行这种"逐步减药"时,应注意监测血压。

2.经验指导

(1)由于血压的波动性,应至少两次在非同日静息状态下测得血压升高时方可诊断高血压,而血压值应以连续测量 3 次的平均值计算,须注意情绪激动、体力活动时会引起一时性的血压升高,被测者手臂过粗,周径>35cm 时,明显动脉粥样硬化者气袖法测得的血压可高于实际血压。

(2)高血压是最重要的心血管危险因素,应该积极防治。患者应该坚持健康的生活方式,做到:①胸襟开阔、乐观豁达、劳逸结合、积极参加文体活动,减轻体重、不吸烟、少吃盐等都对本病有积极意义;②开展群防群治工作,定期健康检查,对有高血压家族史或本人血压曾有过高记录者,定期随访观察,则有利于对本病的早期发现和早期治疗;③提倡每个医师都将血压列入常规检查,这有助于发现无症状的高血压患者,并为他们提供早期防治的机会。

(3)根据目前认识,药物治疗高血压应采取以下原则:①采用最小的有效剂量以获得较满意疗效而使不良反应降至最小,如治疗有效,可以根据患者年龄和反应逐步递增剂量以获得最佳的疗效。②为了有效地防止靶器官损害,要求 1 日 24 小时内降压稳定,并须防止从夜间较低血压到清晨血压突然升高而导致猝死、脑卒中和心脏病发作,要达到此目标,最好使用每日 1 次给药而有持续 24 小时降压作用的药物,其标志之一是降压谷峰比值>50%(即给药后 24 小时仍保持 50% 以上的最大降压效应),此种药物还能增加治疗的依从性。③为使降压效果增大且不增加药物的不良反应,当用低剂量单药治疗疗效不够时,可以采用两种或两种以上药物联合治疗。

第四节　急性心包炎

　　急性心包炎是心包膜的壁层和脏层的急性炎症,心包表面纤维素沉积和心包腔内液体积聚,渗出液可以是浆液纤维蛋白性、血性或脓性,可由病毒、细菌如结核杆菌等病原体感染、自身免疫性疾病、代谢性疾病、肿瘤、理化因素等引起,以胸痛、心包摩擦音和心包积液为主要表现的临床综合征。可以同时合并心肌炎和心内膜炎.也可以作为单独的心包炎症反应出现。

【诊断】

(一)症状

　　1.胸骨后、心前区疼痛　　主要见于炎症变化的纤维蛋白渗出阶段。胸骨后、心前区疼痛是急性心包炎的特征,可为剧痛、刀割样痛;也可是钝痛或压迫样痛。心前区疼痛常于体位改变、深呼吸、咳嗽、吞咽、卧位,尤其当抬腿或左侧卧位时加剧,坐位或前倾位时减轻。疼痛通常局限于胸骨下或心前区,常放射到左肩、背部、颈部或上腹部,偶向下颌、左前臂和手放射,类似心肌缺血的放射痛。右侧斜方肌嵴的疼痛系心包炎的特有症状,但不常见。有的心包炎疼痛较明显,如急性非特异性心包炎;有的则轻微或完全无痛,如结核性和尿毒症性心包炎。心肌缺血引起的心绞痛则往往逐渐发生,为闷压感,多位于胸骨后或心前区,向左肩、左上臂内侧放射,不受呼吸和体位的影响,硝酸甘油舌下含服有效,持续时间一般<30分钟,除非伴有不稳定心绞痛。

　　2.心脏压塞症状　　可出现呼吸困难、面色苍白、烦躁不安、发绀、乏力、上腹部疼痛、水肿,甚至休克。

　　3.心包积液对邻近器官压迫症状　　肺、气管、支气管和大血管受压迫可引起肺淤血,肺活量减少,通气受限制,从而加重呼吸困难,使呼吸浅而快。患者常自动采取前倾坐位,使心包渗液向下及向前移位,以减轻压迫症状。气管受压可产生咳嗽和声音嘶哑。食管受压可出现吞咽困难症状。

　　4.全身症状　　心包炎本身亦可引起发冷、发热、心悸、出汗、食欲不振、倦怠乏力等症状,与原发疾病的症状常难以区分。

(二)体征

　　1.心包摩擦音是急性纤维蛋白性心包炎的典型体征。因发炎而变得粗糙的壁层与脏层心包在心脏活动时相互摩擦产生的声音,呈抓刮样粗糙的高频声音;往往盖过心音且有较心音更贴近耳朵的感觉。典型的摩擦音可听到与心房收缩、心室收缩和心室舒张相一致的3个成分。

　　2.脉搏快而细弱,可触及奇脉,即患者吸气时脉搏明显减弱甚至消失,呼气时变大而充实。

　　3.收缩压降低,脉压变小,可测到奇脉。

　　4.颈静脉怒张,可出现Kussmaul征,即吸气时颈静脉充盈更加明显。

　　5.Ewart征左肩胛下方叩诊浊音,心颤增强,可听到管状呼吸音,为心包积液压迫左下肺叶所致。

　　6.心包填塞征象静脉压升高;血压下降;急性心包填塞心脏大小正常,慢性者心界扩大。

7.心尖搏动减弱且位于心脏相对浊音界之内,心界扩大且随体位改变,即平卧时心底部(左2、3肋间)浊音界扩大,坐位时缩小。心音低钝而遥远。

（三）检查

1.实验室检查

(1)血液学检验:部分患者血白细胞计数增高,血沉加快,C反应蛋白增高。

(2)心肌酶学检验:常为正常,如CK-MB升高,提示心包膜下心肌受损。

(3)其他检验:结核菌素皮肤试验阳性可诊断为结核性心包炎,心包渗液测定腺苷脱氨酶(ADA)活性≥30U/L对诊断结核性心包炎具有特异性。血培养阴性可排除感染性心内膜炎及菌血症。急性期或恢复期血、尿、粪及咽拭子培养或柯萨奇病毒B,IgM抗体检测等可以证实是否为病毒感染。抗核抗体测定对系统性红斑狼疮等结核组织病的诊断有一定的价值。甲状腺功能测定有助于甲状腺疾病的诊断。

2.心电图检查　弓背向下之ST段抬高(一般不超过5mm),伴直立T波,乃心外膜下心肌炎症损伤所致,不出现病理性Q波。可有窦性心动过速和非特异性ST-T改变,有时出现电交替。

3.X线检查　心影大小与积液量有关。

4.超声心动图检查　可见心包积液。

5.磁共振显像　能清晰地显示心包积液的容量和分布情况,并可分辨积液的性质,如非出血性渗液大都是低信号强度;尿毒症、创伤、结核性液体内含蛋白和细胞较多,可见中或高信号强度。

6.心包穿刺　有心包积液时,可做心包穿刺,将渗液作涂片、培养和找病理细胞,有助于确定病原。

7.纤维心包镜检查　有心包积液需手术引流者,可先行纤维心包镜检查,心包镜可以观察心包急性病变特征,并可在直视下切除病变部位做心包活检。

（四）诊断要点

1.疼痛位于心前区和胸骨后,放射至左肩和背部,吸气和咳嗽时加重,有时在变换体位或吞咽时出现或更明显。心脏压塞时表现为呼吸困难、烦躁不安、发绀和血压降低或休克。大量心包积液压迫肺、气管,使通气受限制,加重呼吸困难。可有寒战、发热、出汗、心悸、食欲不振等全身症状。

2.心包摩擦音:心脏压塞的征象为颈静脉怒张或静脉压升高、脉搏快速,微弱,血压下降,脉压减小,可出现奇脉;心脏浊音界向两侧扩大,心音减弱而遥远;颈静脉怒张,肝肿大、腹水和下肢水肿。

3.实验室检查有感染的患者出现白细胞计数增高、中性粒细胞增多、血沉增快等。

4.X线检查可见心影向两侧扩大,透视下心脏搏动减弱或消失。

5.心电图可见ST段呈弓背向下抬高(除aVR外),QRS波低电压,无病理性Q波,T波变平或倒置,出现快速房性心律失常或窦性心动过速。

6.超声心动图检查可见围绕心脏的套筒状液性暗区。

7.心包穿刺检查可以证实心包积液的存在,检查心包积液外观、性状、蛋白并作微生物检查、寻找肿瘤细胞等;解除心包压塞;心包腔内清洗、引流并注入抗生素、化疗药物。

8.可通过心包组织学、细菌学等检查以明确病因。

(五)鉴别诊断

心脏损伤综合征常在心脏手术、心肌梗死或心脏创伤后 2 周发生,表现为发热、心前区疼痛、肌肉关节疼痛等临床征象,白细胞计数增高,血沉加快。本病有自限性,糖皮质激素治疗有效,此类患者多有明确的病史可资鉴别。

【治疗】

(一)一般治疗

1.卧床休息直至发热及胸痛消失,气急时取半卧位。

2.有渗液时,视情况需要做心包穿刺。

(二)药物治疗

1.非甾体抗炎药   有胸痛时给予镇静剂、阿司匹林、吲哚美辛等药物(如吲哚美辛 5mg,每日 3 次,口服),或用布洛芬缓释胶囊(0.3g,每日 3 次,口服),必要时可使用吗啡类药物(如哌替啶 50~100mg,肌内注射或用吗啡 5~10mg,皮下注射)。

2.其他药物   主要可根据不同的病因选择相应的药物治疗。对风湿性心包炎应加强抗风湿治疗,一般采用糖皮质激素治疗较好,如泼尼松 15~20mg,每日 2~3 次,口服,2~3 周获得满意疗效后逐渐减量,总疗程 6~8 周。对结核性心包炎应及早抗结核治疗,常用的药物是异烟肼、乙胺丁醇、利福平、链霉素等。对化脓性心包炎应予心包穿刺排脓或心包切开引流,并可根据病原菌和药敏试验结果,使用有效、足量的抗生素,如青霉素 400 万~800 万单位加入 5%葡萄糖氯化钠注射液 500ml 中静脉滴注,每日 1 次(青霉素皮试阴性者用);或用克林霉素 0.9~1.2g 加入 5%葡萄糖氯化钠注射液 500ml 中静脉滴注,每日 1 次,联合应用左氧氟沙星 0.2g,每日 2 次,静脉滴注;或阿米卡星 0.6g 加入 5%葡萄糖氯化钠注射液 500ml 中静脉滴注,每日 1 次。非特异性心包炎以对症治疗为主,糖皮质激素对急性期可能有效,如病情严重,疾病持续高热及心包腔内有大量液体,可用泼尼松 20mg,每日 3 次,口服,3~5 日减至 5~10mg,直至停药。其他类型的心包炎,如心肌梗死后、尿毒症后心肌炎等,以治疗原发病为主。

(三)解除心脏压塞

心包渗液较多,应及时进行心包穿刺抽液,解除心脏压塞。抽液不可过快。

(四)手术治疗

化脓性心包炎抗生素疗效不佳,脓液黏稠心包穿刺抽脓困难时,可施行心包切开引流。

【病情观察】

1.诊断明确者   根据不同的病因选择相应的治疗,治疗过程中重点注意观察治疗的疗效,如发热者是否体温恢复正常;心前区疼痛、心包积液压迫症等治疗后是否得到缓解。结核性心包炎予抗结核治疗时要注意药物的不良反应,需定期复查肝功能;化脓性心包炎者应用抗生素治疗的,应注意有无不良反应,尤其要注意有无二重感染;行心包穿刺的,须观察有无心脏穿破、出血等并发症,并应观察治疗的疗效。

2.诊断不明确者   应向患者及家属讲明需行超声心动图、心包穿刺、心包活检等检查以明确诊断;亦可根据患者的临床征象,行诊断性治疗,并观察药物治疗疗效。

【病历记录】

1.门急诊病历　记录患者就诊时间及主要症状特点,如胸痛、呼吸,有无发热、咳嗽等,记录以往有无心脏病病史,如有,应记录诊疗经过、治疗药物及治疗效果。注意记录有无心包压塞的症状和体征情况。辅助检查记录心电图、X线、超声心动图等检查结果。

2.住院病历　详细记录患者就诊的主诉、发病过程、门急诊及外院治疗经过、所用药物及效果如何。首次病程记录应提出本病的诊断依据、鉴别诊断要点、诊疗计划。病程记录应记录入院治疗后患者的病情变化、治疗效果、上级医师查房意见,记录有关心电图、X线、超声心动图等检查结果。如需心包穿刺治疗的,应记录与患者或其直系亲属的谈话经过,无论同意与否,应请患者或其亲属签名。

【注意事项】

1.医患沟通　对已明确诊断的应告诉患者或其亲属有关急性心包炎的特点、治疗药物、疗程等;对尚未明确诊断的应告知患者及家属需行心电图、超声心动图等检查,以明确诊断。治疗中根据可能病因予以相应治疗,注意观察病情变化,尤其是否存在心脏压塞的征象,如有,则行穿刺抽脓治疗以控制病情发展,缓解症状,经治医师应随时与患者及家属沟通,讲明病情,以使患者及家属能理解、配合。行心包穿刺治疗的,患者及家属应签署知情同意书。

2.经验指导

(1)患者有胸痛,并有本病特征性的心电图变化者,临床医师应高度疑及本病可能,如心脏听诊闻及心包摩擦音,则为急性纤维蛋白性心包炎的特征。非特异性心包炎及感染性心包炎发病急,疼痛明显;而结核性或肿瘤性心包炎发病缓慢,疼痛可不明显。

(2)系列 X 线检查中,心影快速变化而肺野保持清晰者应疑及心包积液;如果心影快速增大是由于心力衰竭所致,则应有肺淤血的征象。急性心包炎时心影为对称性增大,大血管的轮廓消失。由于心包积液亦可由黏液性水肿引起或继发于心室衰竭引起的肺淤血,故其存在不一定提示心包炎。超声心动图为确诊急性心包炎并发心包积液的最好方法。

(3)证实为结核性心包炎,在给予抗结核治疗的同时,如渗液量大、情况严重的,可适量短期使用泼尼松 5~10mg,每日 3~4 次,口服,疗程 2·3 周,以促进渗液吸收,减少粘连。化脓性心包炎除选用敏感抗菌药物治疗外,治疗过程中应反复抽脓,或通过套管针向心包腔内安置细塑料导管引流,必要时还可向心包腔内注入抗菌药物,一般在穿刺抽脓后,心包腔内注入抗生素,如用阿米卡星 0.4g 心包腔内注入;如疗效不佳,应尽早施行心包腔切开引流术,及时控制感染,防止发展为缩窄性心包炎。

(4)大量渗液或有心包压塞症状者,可施行心包穿刺术抽液减压。穿刺前应先做超声波检查,了解进针途径及刺入心包处的积液层厚度。穿刺部位有:①左第 5 肋间为最常用部位,心浊音界内侧 1~2cm 处(或在心尖搏动以外 1~2cm 处进针)穿刺针应向内、向后推进,指向脊柱,患者取坐位;②于胸骨剑突与左肋缘形成的角度处刺入,针尖向上、略向后,紧贴胸骨后推进,患者取半坐位;③对疑有右侧或后侧包裹性积液者,可考虑选用右第 4 肋间胸骨缘处垂直刺入或于右背部第 7 或 8 肋间肩胛中线处穿刺,为避免刺入心肌,穿刺时可将心电图机的胸前导联连接在穿刺针上。如针尖触及心室肌则 ST 段抬高。在超声波监测下进行穿刺、可观察穿刺针尖在积液腔中的位置以及移动情况,使用安全可靠。心包穿刺时,必须予心电监护,同时应备有心脏除颤器及人工呼吸器械,以防万一。

第五节　心源性猝死

心源性猝死(SCD)系指由于心脏原因所致的突然病死。可发生于原来有或无心脏病的患者中,常无任何危及生命的前期表现,突然意识丧失,在急性症状出现后 1 小时内病死。91%以上的 SCD 是心律失常所致,但某些非心律失常的情况,如心脏破裂、肺栓塞等亦可于 1 小时内病死,但其发生机制及防治原则与心律失常性猝死不同。

心肺复苏(CPR)是指心脏骤停所采取的旨在恢复生命活动的一系列及时、规范的抢救措施。完整的心肺复苏包括:①初级心肺复苏,即基础生命维持(BLS),建立有效的通气和人工循环,支持基本生命活动;②高级心肺复苏,即高级生命维持(ACLS),在初级心肺复苏基础上使用药物或电技术来恢复心律和呼吸;③延续生命支持(PLS),主要是脑复苏、原发病的治疗和生物学并发症的防治。

【诊断】

(一)症状

心源性猝死的经过大致分为四个时期:即前驱期、发病期、心脏停搏和生物学病死期。

1.前驱期　有些患者在猝死前数日至数月可出现胸痛、气促、疲乏及心悸等非特异性症状。但亦可无前驱表现,瞬间即发生心脏骤停。

2.发病期　亦即导致心脏骤停前的急性心血管改变时期,通常不超过 1 小时。此期内可表现为长时间的心绞痛或急性心肌梗死的胸痛,急性呼吸困难,突然心悸,持续心动过速或头晕目眩等。若心脏骤停瞬间发生,事前无预兆,则 95% 为心源性,并有冠状动脉病变。

3.心脏骤停期　意识完全丧失为该期的特征。心脏骤停是临床病死的标志,其症状和体征依次如下:①心音消失;②脉搏扪不到,血压测不出;③意识突然丧失或伴有短暂抽搐;④呼吸断续,呈叹息样,以后即停止。多发生在心脏骤停后 20～30 秒内;⑤昏迷,多发生于心脏骤停 30 秒后;⑥瞳孔散大,多在心脏骤停后 30～60 秒。但此期尚未到生物学病死。

4.生物学病死期　从心脏骤停至发生生物学病死时间的长短取决于原来病变性质,以及心脏骤停至复苏开始的时间。心室颤动或心室停搏,如在最初的 4～6 分钟内未予心肺复苏,则预后很差。

(二)体征

1.意识突然丧失,可伴发短暂抽搐。

2.大动脉搏动消失,面色苍白。

3.呼吸不规则,随即停止,出现发绀。

4.心音消失。

5.瞳孔散大。

(三)检查

1.实验室检查　电解质及血气分析,可有低血钾、酸中毒。

2.特殊检查

（1）心电图检查

1）心室颤动：心室肌纤维发生不协调的、极不规则的、快速的连续颤动，心脏不能完成有效的收缩和舒张以射出血液；心电图上 QRS 波群消失，代之以不规则的、连续的心室颤动波，频率为 150～400 次/分，可呈持续性或反复短暂发作。颤动波振幅高且频率快者，复律机会多；如波幅甚低、频率又慢者，多为全心停搏的前奏。

2）全心停搏：心脏无任何电与机械活动，心电图呈直线。

3）电-机械分离：心脏停止了机械活动，临床上无血压和脉搏；但心电图可显示有规律的 QRS 波与 T 波，甚至有 P 波，其频率可快可慢。多见于急性心肌梗死后心脏破裂、大面积肺梗死等情况，临床上很少见。

（2）脑电图检查：可示脑电波低平。

（四）诊断要点

主要依据患者意识丧失、动脉搏动消失、心音消失等临床表现迅速做出判断，心电图则有助于进一步确定心源性猝死的临床类型并指导治疗。

（五）鉴别诊断

在成人以心音消失诊断心脏骤停并不可靠，血压测不出也未必都是心脏骤停，对怀疑心脏骤停的患者反复听诊或测血压，反而会浪费宝贵的时间而延误复苏的进行。瞳孔变化的可靠性也较小，瞳孔缩小不能排除心脏骤停，尤其是在应用过阿片制剂或老年患者中；而瞳孔显著扩大不一定发生在心脏骤停时，当心排出量显著降低、严重缺氧、应用某些药物包括神经节阻滞剂以及深度麻醉时，瞳孔也可扩大。

【治疗】

治疗原则为时间就是生命，必须做到：①快速进入发病现场；②快速心肺复苏；③快速除颤；④快速高级生命支持。

目前统一的心肺复苏术按下列顺序，分秒必争地进行。

（一）识别心脏骤停

须根据临床征象及时识别做出判断。

（二）告急

在不延缓施行基础心肺复苏术的同时，设法（呼喊或通过他人或应用现代通信设备）通知急症救护系统。因仅做基础心肺复苏术而不进一步给予高级复苏术，其效果是有限的。

（三）心前捶击复律

1.初级心肺复苏 ①通畅气道：除去假牙，清除口腔及气管异物，使患者颈部后仰，下颌前移，以克服舌根后坠阻塞气管；②人工呼吸：口对口或口对鼻人工呼吸；③重建循环：人工胸外心脏按压，按压胸骨中下 1/3 交界处，下压 3～5cm，按压频率 100 次/分，重建血液循环功能；④电复律：心脏猝死初始即为心室颤动时，复苏顺序为④③②①。

2.高级心肺复苏 主要措施包括气管插管建立通气；电复律使室性心动过速、室颤变为血流动力学稳定的心律；建立静脉通路，并应用必要的药物恢复和维持稳定的血液循环状态。

（1）心室颤动和无脉性室性心动过速处理方案：目前自动体外除颤仪（AEDs）包括两类除

颤波形:单相波和双相波,不同的波形对能量的需求有所不同。单相波电除颤:首次电击能量 200J,第 2 次 200~300J,第 3 次 360J。双相波电除颤:早期临床试验表明,使用 150J 可有效终止院前发生的心室颤动。低能量的双相波电除颤是有效的,而且终止心室颤动的效果与高能量单相波除颤相似或更有效。电击后 5 秒钟心电图显示心搏停止或心室颤动以外的电活动均视为电除颤成功。如效果不佳,仍有心室颤动、室性心动过速,静脉应用肾上腺素 1mg(稀释后静推)后,再给予电复律,能量为 360J。

1)如心室颤动、室性心动过速仍持续,应再次评估患者。

2)应用胺碘酮 300mg 加 5％葡萄糖溶液稀释为 20ml 静脉推注 10 分钟,必要时可再给予 150mg,然后以每分钟 1mg 持续静脉滴注 6 小时,6 小时后减至每分钟 0.5mg 静脉滴注维持 24 小时,每日总量一般不超过 2000mg。

3)硫酸镁 2.5g 稀释于 5％葡萄糖溶液 10~40ml 缓慢静脉推注,对于伴有 QT 间期延长的多形性室性心动过速(扭转型室性心动过速)疗效显著。

4)实施心肺复苏已 10 分钟,且反复电击复律无效者,可应用碳酸氢钠(NaHCO$_3$)1mmol/kg 静脉注射,约为 60mmol(60mmol＝100ml)。

(2)室性心动过速心室颤动以外心脏性猝死的处理方案:

1)找原因,针对病因积极处理:病因包括缺氧、低血容量、房室传导阻滞、低或高钾血症、低温、张力性气胸、心脏压塞、药物中毒、血栓栓塞或机械阻塞或机械性并发症等。

2)根据病因不同给予下列相应治疗:a.紧急起搏;b.肾上腺素 1mg 静脉推注,每 3~5 分钟可重复应用;或应用血管加压素 0.8U/kg 静脉注射;c.阿托品 1mg 静脉推注,每 3~5 分钟重复至总量 0.04mg/kg;d.多巴胺 5~20μg/(kg·min)静脉滴注;e.呼吸维持用药可静脉推注尼克刹米 0.375g 或 0.75g,然后以 3.75g 放入 5％葡萄糖或 0.9％氯化钠溶液 500ml 内静脉滴注;f.应用碳酸氢钠(NaHCO$_3$)1mmol/kg 静脉推注;g.纳洛酮具有脑干和大脑保护作用,剂量宜大,可给予 0.4~0.8mg 静脉推注,继以 0.8~1.2mg 加入 500ml 液体中静脉滴注。

3.延续生命支持(ACLS) 主要是维持有效的循环和呼吸功能,预防再次心脏骤停,防治脑水肿并促进脑复苏,防止发生急性肾功能衰竭,并维持水、电解质和酸碱平衡,预防感染,并注重原发病的治疗和各种并发症的防治。

(1)维持有效的循环功能:全面评价心脏状况、诱发心脏骤停的原因及相关危险因素,维持足够的血容量并应用多巴胺、多巴酚丁胺维持足够的心排血量和血压。

(2)维持呼吸功能:自主呼吸恢复前,患者仍需要应用机械通气和给氧,呼气末正压通气(PEEP)对于肺功能不全和心力衰竭均有益处,临床上应该根据血气分析结果进行调整。

(3)防治脑水肿和缺氧:在缺氧时,脑血流的自主调节功能丧失,维持脑血流依靠脑灌注压(体循环平均压-颅内压),因此,维持有效的体循环血压(平均压)并降低颅内压,是维持脑血流的关键。防治脑水肿的主要措施包括:①降温,降低高代谢状态,减轻脑缺氧和脑损伤,至 33~34℃为宜。开始越早越好,一般持续 24~48 小时。②脱水,应用渗透性利尿剂配合降温,可减轻脑水肿,有助于脑功能恢复。通常选用 20％甘露醇(0.25~1.0g/kg)125ml 或 25％山梨醇(0.25~1.0g/kg)100ml,快速静脉滴注,每日 2~4 次;亦可选用 10％甘油溶液 0.8~1.0g/(kg·d);可联合使用呋塞米 20~40mg(剂量亦可加大到 100~200mg)加入静脉输液瓶中滴注;亦可配合应用 25％白蛋白(20～40ml 静脉滴注)或给予地塞米松(5～10mg,每 6～12 小时静脉推注),有助于避免渗透性利尿剂应用过后的反跳现象。应该注意防止过度脱水使血压难以维持。③防治脑缺氧抽搐,应用冬眠疗法控制脑缺氧抽搐,可选用双氢麦角碱 0.6mg、异丙嗪 50mg 稀释于 5％葡萄糖注射液 100ml 中缓慢静脉滴注或地西泮 10mg 静脉推注。④高压氧治疗。

(4)防治肾功能衰竭:心脏复苏后长时间低血压的患者容易发生急性肾功能衰竭,因此,维持有效的血压和循环功能十分重要。通常老年患者有肾功能损害史者易发生肾功能衰竭。心脏复苏后应该留置导尿管,并记录尿量,若血压和心功能正常,尿量每小时＜30ml,并排除由血容量不足引起,可以试用呋塞米 20～100mg 静脉推注,若仍少尿或无尿,则提示急性肾功能衰竭,按急性肾功能衰竭处理。

(5)维持水、电解质和酸碱平衡,预防感染。

(6)注意原发病的治疗和各种并发症的防治。

4.心肺复苏停止的指征 凡来诊时患者心脏骤停、呼吸停止、进行心肺复苏已经历时 30 分钟者,出现下列情形是终止心肺复苏的指征:①瞳孔散大或固定;②对光反射消失;③呼吸仍未恢复;④深反射活动消失;⑤脑电活动消失;⑥心电图成直线。

(四)复苏后的处理

心肺复苏后的处理原则和措施,包括维持有效的循环和呼吸功能,预防再次心脏骤停,维持水、电解质和酸碱平衡,防治脑水肿、急性肾功能衰竭和继发感染等,对于所有心肺复苏后的患者均是通用的。

1.维持有效循环和呼吸功能 心肺复苏后,病情多不稳定,应严密监测心率、心律、血压和呼吸情况,若仍有心律失常、心力衰竭和休克等情况继续做对应治疗。

2.防治脑水肿 亦称为脑复苏。主要措施包括:①降温:降温包括物理降温和药物降温。降温可保护缺氧的脑组织,停止颅内充血(或出血),降低脑组织代谢,有利于消除或防止脑水肿,恢复大脑功能。降温深度一般以 32℃为宜。②脱水:脑细胞脱水和降温应同时进行,二者缺一不可,因其可减轻脑组织水肿和降低颅内压,有助于大脑功能恢复。常用细胞脱水剂为 20％甘露醇、50％葡萄糖、地塞米松、利尿剂、胶体液等。在脱水治疗时,应注意防止过度脱水,以免造成血容量不足,难以维持血压稳定。③防治抽搐:通过应用冬眠疗法控制缺氧性脑损害引起的四肢抽搐以及降温过程的寒战反应,可选用双氢麦角碱 0.6mg,异丙嗪 50mg 稀释于 5％葡萄糖液 100ml 内静脉滴注。亦可应用地西泮 10mg 静脉推注。④高压氧治疗:通过增加血氧含量,提高脑组织氧分压,改善脑缺氧,降低颅内压。

3.防治急性肾功能衰竭 应注意维持有效的心脏和循环功能,避免使用对肾有损害的药物。在心脏复苏后宜留置导尿管,记录尿量。如心功能和血压正常而每小时尿量少于 30ml,且并非因血容量不足所致者,可试用呋塞米 40～100mg 静脉推注。若注射呋塞米后仍无尿或少尿,则提示急性肾功能衰竭,此时应严格限制入水量,防治高血钾,必要时可考虑透析治疗。

4.维持水、电解质和酸碱平衡

5.预防感染 选用广谱抗生素,预防肺部及尿路感染。

【病情观察】

1.诊断明确者　予持续心电监护,包括脉搏、血压、心率、呼吸监测,观察有无心律失常的发生,一般心电监护至病情平稳,同时还需监测电解质、酸碱平衡及血气情况,监测血流动力学如中心静脉压、肺毛细血管楔压等,据此调整补液量。

2.诊断不明确者　如患者就诊时已意识丧失,心电图、心电监护发现室扑、室颤,本病诊断一般即可明确。如在院外频发晕厥,可能是由于室扑、室颤持续时间短暂,且可自行转复,对于这一类患者心脏方面还应考虑心动过缓型心律失常(如二度Ⅰ型以上房室传导阻滞、病窦综合征等),或为心动过速型心律失常,如室速等。不论何种情况,心电监护以及基本生命体征的监测均是必不可少的。

【病历记录】

1.门急诊病历　详细记录患者就诊时间、主要症状特点,记录既往病史,体检记录生命体征及神志变化等。辅助检查记录血常规、血清酶学、电解质、心电图等检查结果并做出初步诊断,应记录处理过程、抢救经过。

2.住院病历　应详细记录患者发病过程、外院治疗经过、过去史、体格检查结果。病程记录应提出相应诊断、与其他疾病的鉴别要点、详尽的诊疗计划,病程记录应包括入院治疗后的病情变化、治疗效果、处理过程、抢救记录以及上级医师的查访记录、相关检查结果等。如需特殊检查或治疗(如行介入治疗),以及患者病情恶化,应记录与患者或患者直系亲属的谈话经过,无论同意与否,应请患者或直系亲属签名。

【注意事项】

1.医患沟通　室扑、室颤是致命性心律失常,必须向家属告病危,讲明疾病的危害性及患者随时可能死亡,在医师尽力抢救的前提下,一般来说家属均会理解。心肌梗死后,左室射血分数降低、室性心律失常、左室功能不全、心室晚电位阳性以及交感神经张力增高和(或)迷走神经张力下降等,已被认为是心源性猝死的高危因素。心室肥厚、心力衰竭的存在亦增加发生心源性猝死的危险。如患者存在以上高危因素,应尽早向家属交代清楚。

2.经验指导

(1)只要患者有突发的意识丧失和大动脉搏动消失,就应立即想到可能是室扑、室颤,其次为心室静止、心肌电-机械分离,临床表现对诊断十分重要。过分依赖心电图以及心电监护会延误抢救时机。

(2)电复律时可采用前后位,可在患者左肩胛下垫一金属病历夹,病历夹与皮肤接触处须涂导电糊以防灼伤,前后位除颤,所需能量小,且易复律成功。

(3)静脉给药时首选近心端静脉内给药,如颈外静脉、锁骨下静脉,经胸心内射法最后才采用,心内注射可引起气胸和心肌损伤,穿刺时又要暂停其他治疗措施,不利于自身供血和心脏复搏,故除非未及时建立静脉通道时才将此法作为应急措施临时应用。

第六节　急性肺源性心脏病

急性肺源性心脏病指肺动脉主干或其分支栓塞,并发神经体液因素和低氧引起的肺动脉收缩,导致肺动脉压急剧升高,右心排血受阻,右心扩张和右心衰竭。栓子来源主要为周围静脉血栓和右心血栓,其他为癌栓、脂肪栓和气栓等。栓子为血栓时称为肺血栓栓塞(PTE)。

【诊断】

（一）症状

1.呼吸功能损害和肺梗死表现为呼吸困难、胸闷、发绀、胸痛、咳嗽、咯血和发热。肺部叩诊呈浊音,呼吸急促,呼吸音减弱,干、湿啰音,可有胸膜摩擦音甚至胸腔积液。

2.急性肺动脉高压、右心扩大和衰竭表现为肺动脉瓣区第二音亢进、分裂,收缩期喀喇音和杂音。心脏浊音界向两侧扩大,心率加快。三尖瓣区收缩期杂音和奔马律,可有心律失常、颈静脉怒张、肝肿大、双下肢水肿。

3.心排血量下降表现为肺动脉主干栓塞时,可因心排血量减少和室间隔左移,使左心排血量剧减,收缩压下降,引起昏厥、心绞痛、休克甚至猝死。

（二）体征

病变广泛时可有发绀。肺大块梗死区叩诊浊音,呼吸音减弱或伴有干、湿性啰音。如病变累及胸膜,可出现胸膜摩擦音和胸腔积液体征。心率多增快,心浊音界扩大。胸骨左缘第2、3肋间隙浊音界增宽,搏动增强,肺动脉瓣区第二心音亢进,并有收缩期和舒张早期杂音。三尖瓣区亦有收缩期杂音及舒张期奔马律。可有心律失常(如房性、室性早搏,心房扑动、心房颤动等),亦可发生心搏骤停。右心衰竭时,颈静脉怒张,肝肿大并有压痛。可出现黄疸,双下肢水肿,可有血栓性静脉炎的体征。

（三）检查

1.血浆 D-二聚体酶联免疫吸附分析　＜500ng/ml 时可基本排除诊断。

2.动脉血气分析　可有或无低氧血症和低碳酸血症。

3.肺部 X 线检查　典型的 X 线胸片异常表现。

（1）肺栓塞(PE)表现

1）灶性缺血(westmark 征):区域性血管纹理减少,透亮度增加,表示巨大中心性栓子。

2）横膈上方、外周楔形阴影(Hampton 驼峰征):表示较小周围性栓子导致肺梗死。

3）肺门动脉扩张,但外周分支血管迅速变细。

（2）心影增大。

4.心电图检查　电轴右偏,极度顺时针转位,右束支传导阻滞,Ⅰ导联深 S 波、Ⅲ导联 Q 波和 T 波倒置(SⅠQⅢTⅢ波型),心律失常,ST-T 缺血改变。这些变化可在数日后恢复,动态观察有助于诊断。

5.超声心动图检查　是识别 PE 后右心室负荷过度的一种快速、简便、敏感的方法。可显示右心室扩张、活动减弱,室间隔异常活动,三尖瓣反流,肺动脉扩张。少数患者可检出右心或肺动脉血栓。

6.放射性核素肺显像 安全、无创、有价值。肺灌注显像敏感性好,但特异性差。典型表现为部分肺段灌注缺损,可根据灌注缺损的肺段多少评估,分为高、中或低度可疑。肺通气显像能提高诊断特异性,当前者异常、后者正常时,应高度怀疑该病。

7.增强螺旋 CT 和 MRI 有较高的 PE 诊断价值,提供相似于导管血管造影的显像。

8.选择性肺动脉造影 是诊断 PE 最可靠的方法。可检出肺动脉内的栓子。表现为肺动脉血管充盈缺损、堵塞(截断现象)和节段性血流减少或血管缺乏等。为有创检查、可发生致命性并发症,应严格掌握指征,如果其他检查能确诊,而且拟采用内科治疗时,则不必作该检查。

9.下肢超声检查和静脉对比造影 可诊断深静脉血栓。

(四)诊断要点

1.突然发病、剧烈胸痛、与肺部体征不相称的呼吸困难、发绀和休克,尤其发生在长期卧床、手术、分娩后以及心力衰竭患者身上。

2.肺动脉高压体征和支持肺动脉高压的心电图(SⅠQⅢTⅢ型改变)、心电向量图和 X 线检查的结果。

3.选择性肺动脉造影或强化螺旋 CT 则可以确诊肺动脉栓塞的诊断以及栓塞部位和范围。

(五)鉴别诊断

根据突然发病、剧烈胸痛、与肺部体征不相称的呼吸困难、发绀和休克,尤其发生在长期卧床、手术或分娩后以及心力衰竭患者,结合肺动脉高压体征、心电图、心电向量图和 X 线检查的结果可以诊断。选择性肺动脉造影则可以确诊栓塞的部位和范围。严重肺梗死需与心肌梗死相鉴别。

【治疗】

病情急剧恶化,血压降低、严重呼吸困难、发绀或休克,属于大块肺动脉栓塞,必须紧急溶栓治疗。病情平稳且血流动力学稳定者,卧床休息、吸氧、镇痛、扩张肺血管,加强抗凝而不溶栓治疗。

1.缓解疼痛和呼吸困难 病情急剧恶化,血压降低、严重呼吸困难、发绀或休克,必须积极抢救。卧床休息,吸氧;剧烈胸痛时可皮下或静脉注射罂粟碱 30~60mg,具有止痛、扩张肺血管、解除血管痉挛的作用。

2.抗休克处理 生理盐水 500~1000ml 尽快补充血容量,以提升血压。若血压仍低,液体中加入多巴酚丁胺以 $2.5\sim10.0\mu g/(kg \cdot min)$ 静脉滴注。

3.解除血管痉挛 静脉推注阿托品 0.75~1.0mg,以降低迷走神经张力,防止或改善肺动脉栓塞发生时肺血管和冠状动脉的反射性痉挛。

4.抗凝及溶栓治疗

(1)溶栓治疗:是大块肺动脉栓塞并发严重血流动力学不稳定、病情急剧恶化时的急救措施。血压降低、严重呼吸困难、发绀或休克时,唯一能紧急解除肺循环急性梗阻的措施为尽快溶栓。链激酶、尿激酶和组织型纤溶酶原激活剂(tPA)能使血浆纤溶酶原快速转换成纤溶酶,并强化纤溶酶活性,使肺动脉栓塞溶解,肺循环急性梗阻状态开通或改善。溶栓治疗的禁忌证包括颅内疾病(脑出血史、颅内肿瘤、脑创伤或手术、脑卒中未超过 2 个月)、任何部位的活动性出血、原有出血性因素(如肝肾功能障碍)、妊娠、严重未控制的高血压(血压＞180/110mmHg)、10 日内的手术史等是溶栓治疗的主要禁忌证。

(2)溶栓方法:①tPA:可用每小时 50mg 静脉滴注 2 小时,如果重复肺动脉造影未见血块溶解,且无出血并发症,可在随后 4 小时用 40mg(每小时 10mg)连续静脉滴注,输入溶栓剂 tPA 前后,应该使用肝素,应使 APTT 值升至正常对照值的1.5～2.5 倍,然后肝素维持连续静脉滴注。②链激酶:患者可先用氢化可的松 100mg 或地塞米松 5～10mg,静脉推注,然后每 12 小时重复推注 1 次,可减轻链激酶的过敏反应和发热反应。首先静脉推注链激酶25 万单位的负荷剂量,继之以每小时 10 万单位连续静脉滴注 24 小时。③尿激酶:首次剂量为 4400U/kg,静脉推注 10 分钟,随后以每小时 4400U/kg 连续滴注 12 小时。

所有接受溶栓治疗者出血危险性均会增加,尤其是近期手术伤口部位、静脉穿刺部位、有创性操作部位和消化道出血部位。因此,应该尽量避免有创性操作,必要时加压包扎阻止渗血。严重大出血则需停止溶栓剂,并给予冷冻,或给予新鲜血浆以补充新鲜的纤维蛋白原。此外,即刻用抗纤溶药物氨基己酸 5g 加入 100ml 生理盐水或 5％葡萄糖中,在 15～30 分钟内静脉滴注,然后以每小时 1g 维持滴注,可逆转纤维蛋白溶解状态。

(3)防止进一步血栓形成和栓塞:重点是防止血栓形成进一步发展和再发栓塞。可用肝素持续静脉滴注,应使 APTT 值升至正常对照值的 1.5～2.5 倍,或使 APTt 值保持在 60～80 秒。有证据表明,肝素持续静脉滴注可减少出血性并发症,可避免肝素间歇性静脉推注引起的肝素血浓度出现高峰和低谷。快速静脉推注肝素负荷剂量(100U/kg)后,如果采用间歇给药方法,则肝素的剂量需能维持部分促凝血酶原激酶时间(APTT)达对照值的 1.5～2 倍,最初 24 小时内达到治疗作用的 APTT 非常关键,否则静脉血栓栓塞的复发率高。开始治疗后,可每 4 小时复查 APTT,可根据 APTT 测定结果追加肝素或减少肝素静脉注射,以达到足够的 APTT 值。并在肝素治疗的第 1 日开始口服华法林治疗,口服华法林与肝素静脉推注可重叠 5～7 日,直到 INR(INR 2.0～3.0 为宜)达到治疗范围。第 1 日口服华法林 10mg,随后调整每日剂量,以保持凝血酶原时间在正常对照的 2.0～3.0 倍。抗凝治疗的疗程需根据病情个别调整,对于病因明确且属可逆性者(如手术后),抗凝治疗可在 2～3 个月后停止。否则,抗凝治疗可根据经验维持 3～6 个月,对慢性疾病有血栓栓塞高发因素者,需要考虑长期抗凝治疗。

5.外科治疗 个别病例可考虑外科手术取出血栓。肺栓子切除术适用于大范围肺栓塞发生后,收缩血压≤90mmHg,排尿量少和 PaO_2≤60mmHg,持续达 1 小时。应在栓子切除前做好肺血管造影,以证实肺栓塞的诊断,并继以下腔静脉阻断和静脉给药肝素治疗。大范围肺栓塞造成心搏骤停,通常的复苏措施往往无效,因为肺脏的血流受阻塞。在此情况下,肺栓子切除术应紧急进行。

6.放置滤器 采用下腔静脉过滤器阻断下肢静脉血栓来源。抗凝治疗有禁忌的患者,或虽进行足量的抗凝治疗仍反复出现肺栓塞的患者,放置下腔静脉过滤器是一种治疗选择。过滤器通过导管经颈内静脉导入下腔静脉,阻断的最合适部位为肾静脉入口的下方。接受腔静脉阻断治疗者,在处理深静脉血栓塞后,需抗凝治疗至少 6 个月。

【病情观察】

患者大多因并发症而入院治疗,主要观察患者呼吸、循环功能状况以及其他脏器的功能状况,重点观察治疗后患者的病情变化,评估治疗疗效,并根据患者的具体情况,予以相应的治疗调整。

【病历记录】

1.门急诊病历　记录患者呼吸困难、胸闷、发绀、胸痛、咳嗽、咯血发作的时间,本次症状加重的时间,本次发作的诱发因素,痰量及痰的性质。过去史记录有无吸烟史及慢性胸、肺疾病史等,记录患者过去的诊断和治疗情况。体检记录患者有无发绀,有无梗死区叩诊浊音、呼吸音减弱或伴有干湿性啰音;如病变累及胸膜,是否出现胸膜摩擦音和胸腔积液体征;有无肺气肿症;心尖搏动位置,肺动脉瓣及三尖瓣区听诊情况,以及右心功能不全体征等。辅助检查记录血常规、X线胸片、动脉血气分析、心电图和心脏超声等检查结果。

2.住院病历　重点记录患者的诊治经过、治疗后相关症状、体征和辅助检查结果的变化和分析。神志有改变的患者须密切观察、记录动脉血气的变化,如病情危重,或需机械通气治疗、抗凝溶栓治疗或手术治疗者,应与患者或家属的及时沟通,并请患者或家属签字。

【注意事项】

1.医患沟通　告知患者或家属有关本病的相关知识。对出现神志改变者,应及时行血气分析。若出现肺性脑病、消化道出血、肾功能衰竭和休克,往往是疾病终末期,须告知家属,并应对患者的疾病程度进行评估,同时将预后与家属交代。

2.经验指导

(1)本类疾病在我国少见,易被漏诊或误诊。根据突然发病、呼吸困难、窒息、心悸、发绀、剧烈胸痛、昏厥和休克,尤其发生于长期卧床或手术后的患者,应考虑肺动脉大块栓塞引起急性肺源性心脏病的可能;如发生体温升高,心悸、胸痛和血性胸腔积液,则应考虑肺梗死的可能。结合心电图、X线检查、肺扫描及用多普勒超声法或阻抗体积扫描检查下肢有否深部静脉血栓等结果可以诊断。确诊则有赖于选择性肺动脉造影。

(2)本病属内科急症,血流动力学稳定时,只需肝素加华法林抗凝治疗;而血流动力学不稳定时,需紧急抢救,溶栓治疗是第一要务。

第三章　消化系统疾病

第一节　急性胃炎

一、概述

急性胃炎是由各种有害因素引起的胃黏膜或胃壁的炎症。急性起病,发病率高,大部分患者经过治疗能在短期内治愈,少数留有后遗症。其主要病损是糜烂和出血,故常称为糜烂出血性胃炎。糜烂是指黏膜破坏不穿过黏膜肌层,出血是指黏膜下或黏膜内血液外渗而无黏膜上皮破坏,常同时伴有黏膜水肿和脆弱。黏膜病理改变分为急性单纯性胃炎和急性糜烂出血性胃炎;按发病部位分为胃窦炎、胃体炎及全胃炎。

二、诊断

(一)症状

因酗酒、刺激性食物引起的,多有上腹部不适、疼痛、食欲减退、恶心、呕吐等。由致病微生物及其毒素引起者,常于进食数小时或 24 小时内发病,多伴有腹泻、发热和稀水样便,称急性胃肠炎。重者有脱水、酸中毒和休克等表现。药物及应激状态引起者常以消化道出血为主要表现,患者多有呕血和黑便,出血也可呈间歇发作,出血量大者可发生低血容量性休克。

(二)体征

1.患者一般可有上腹部压痛。

2.有呕血和(或)黑便者可有血压下降、脉搏增快。

3.如有急性化脓性胃炎,可有腹部明显压痛、局部肌紧张等腹膜炎征象。

(三)检查

1.实验室检查

(1)血常规:如有出血,则有不同程度的贫血;如细菌感染所致,可有白细胞计数及中性粒细胞增高。

(2)便常规:如有出血蚀,则肉眼见黑便,大便隐血阳性;如并发腹泻,大便中可见有脓细胞和红细胞。

2.特殊检查　胃镜及活检为确诊本病的主要方法,急诊胃镜可见多发性糜烂、出血灶、多发浅表溃疡及黏膜水肿等表现。一般出血后24~48小时内进行该项检查,可明确本病诊断。

(四)诊断要点

1.常有不洁饮食、服用药物、酗酒、应激等为本病的明确诱因。

2.有上腹疼痛、胀满不适、食欲不振等症状。

3.急诊胃镜证实有急性胃炎。

4.发现有呕血和(或)黑便,则诊断为急性糜烂出血性胃炎。

5.如有发热、腹泻,则可诊断为急性胃肠炎。

6.查体可有上腹部或脐周压痛,肠鸣音亢进。

7.实验室检查出血者大便潜血阳性,感染者白细胞增多。

8.胃镜检查可见胃黏膜局限性或弥漫性充血、水肿、糜烂,有出血者常见黏膜散在点片状糜烂、新鲜出血或血痂、黏液分泌增加、黏液中有新鲜或陈旧性血液。

(五)鉴别诊断

本病主要与消化性溃疡鉴别,后者有慢性、周期性、节律性上腹痛等病史,可以急性上消化道出血为首发症状,急诊胃镜可有助于明确诊断。同时本病应与急性胆囊炎、胆管炎、急性阑尾炎、肠梗阻、心肌梗死等相鉴别。

三、治疗

(一)一般治疗

嘱患者避免进食不洁食物、酗酒。去除病因是治疗的前提;应针对原发疾病和病因采取防治措施,对有一些严重疾病如呼吸衰竭、心力衰竭、弥散性血管内凝血、严重颅脑创伤、脑血管意外等危重患者,可预防性给予 H_2 受体拮抗剂或质子泵抑制剂,以防患于未然。如有大量水分丢失,则应补充水和电解质,维持酸碱平衡。

(二)药物治疗

1.抑酸治疗　可选用 H_2 受体拮抗剂,如雷尼替丁 150mg,每日 2 次,口服;或法莫替丁 20mg,每日 2 次,口服。亦可选用 PPI,如奥美拉唑(洛赛克)20mg,每日 1 次,口服;或兰索拉唑 30mg,每日 1 次,口服;或埃索米拉唑 40mg,每日 1 次,PPI 一般均为清晨空腹口服。不能口服者,可静脉应用上述药物,如法莫替丁 20mg 加入 5% 葡萄糖注射液 500ml 中静脉滴注,或奥美拉唑(洛赛克)40mg 静脉缓慢推注。PPI 应用的不良反应较少,但亦应注意,孕妇和哺乳期妇女慎用。

2.胃黏膜保护治疗　硫糖铝 1g,每日 3~4 次,餐后口服;或硫糖铝混悬液 10ml,每日 3 次,口服;或胶体次枸橼酸铋钾 110mg,每日 4 次,口服;米索前列醇 200μg,每日 4 次,餐前和晚睡前口服。硫糖铝常见的不良反应是便秘;而铋剂的不良反应则有口内金属味、便秘、皮疹等;米索前列醇是一合成的前列腺素类似物,其主要不良反应是腹痛、腹泻,孕妇和对前列腺素过敏的患者禁用,有冠状动脉和脑血管病变者慎用。

3.对症治疗　恶心、呕吐者,可用甲氧氯普胺(胃复安)10mg,肌内注射;有上腹痛者,可用山莨菪碱(654-2)10mg,加入5％葡萄糖氯化钠注射液500ml中静脉滴注;如有发热、大便中有脓细胞和红细胞,则可应用抗感染治疗,如甲硝唑(灭滴灵)1g加入5％葡萄糖氯化钠注射液500ml中静脉滴注,环丙沙星(西普乐)0.2g,每日2次,静脉滴注;如有腹泻者,可用小檗碱0.3g,每日3次,口服。对腐蚀性胃炎主要予以对症治疗,可用蛋清保护胃黏膜;如强酸腐蚀可用适量弱碱液口服,忌洗胃。

4.消化道出血治疗　有呕血和(或)黑便等出血者,即应安排患者住院进一步治疗。立即予以补液补充血容量,奥美拉唑(洛赛克)40mg,静脉缓慢推注。去甲肾上腺素4mg加入0.9％氯化钠注射50ml,每小时1次,口服;或凝血酶1支,每小时1次,口服。若血红蛋白<70g/L,收缩压<90mmHg(12kPa),可输成分血、全血、血浆等,如输血(成分血、全血、血浆)200～400ml,静脉滴注。

(三)手术治疗

化脓性胃炎经抗生素治疗无效,或有穿孔、腹膜炎等情况时,应及时手术切除。

四、病情观察

1.诊断明确者　应观察对症治疗后腹痛、恶心、呕吐、腹泻等症状是否缓解,并评估治疗效果;如治疗效果不佳,则应仔细分析患者症状、体征、相关检查,调整治疗方案。有呕血和(或)黑便者,紧急处理后应予以留观或住院治疗,并积极补充血容量和止血治疗,密切观察患者生命体征是否稳定,注意观察治疗是否有效,是否继续出血,大便隐血是否转阴。对因呼吸衰竭等严重疾病而引起的急性胃黏膜损害,还应注意观察原发疾病相关治疗后病情变化。

2.诊断不明确者　应告知患者或其亲属有关急性胃炎的临床特点、诊断方法、治疗原则。如病情需要行内镜检查,应建议患者及早检查,以明确病因,患者因病情严重而无法行内镜检查者,应先予以积极的对症、支持治疗,并观察治疗效果。

五、病历记录

1.门急诊病历　详尽记录患者就诊时腹痛、呕吐的特点,有无腹泻、发热等症状;以呕血、黑便就诊者,应记录呕血、黑便的次数,并做出血量的初步估计,应记录有无血压、脉搏、尿量改变。记录发病前有无进食不洁食物,酗酒、服药等病史。记录有无心功能不全、肺心病、烧伤、颅脑手术等基础疾病。辅助检查记录血常规、便常规、急诊内镜等检查结果。

2.住院病历　以呕血和(或)黑便入院治疗的,应详细记录治疗后相应的病情变化,如实记录患者的外周循环血容量是否稳定,治疗后是否改善。原有心、肺、肾功能不全等基础疾病的,则应记录这些基础疾病治疗后的病情演变,须输血或须行急诊内镜检查的,应记录与患者家属的谈话过程,并签署知情同意书。

六、注意事项

1. **医患沟通**　经治医师应如实告知患者或其亲属有关急性胃炎的特点、诊断依据及方法、治疗措施等,以便患者及家属能配合治疗。对急性应激所致的急性胃炎,应告知原发疾病在急性胃炎发病中的作用及强调治疗原发病的重要性。如需长期服用 NSAIDs,应劝患者同时服用胃黏膜保护剂或质子泵抑制剂。对以呕血和(或)黑便为主要表现而就诊者,应告知患者或家属有关内镜检查的目的、过程、有关风险等,以得到患者或家属的同意、理解。治疗时,一般应在上级医师的指导下,确定个体化的治疗方案。有关治疗效果、治疗中出现并发症、需调整治疗方案或需手术治疗的,应及时告知患者或其亲属。如有输血指征,则应告知患者输血的必要性、风险等,并应签署知情同意书。

2. **经验指导**

(1)本病临床表现不一,多数患者可无症状,或症状被原发疾病所掩盖。有症状者主要为上腹痛、饱胀不适、恶心、呕吐和食欲不振等。急性应激或摄入非类固醇消炎药(NSAIDs)所致急性糜烂出血性胃炎可以呕血和(或)黑便为首发症状。进食沙门菌、葡萄球菌等污染食物引起的急性胃炎常伴有腹泻,沙门菌感染引起本病往往以腹泻为主,上腹部症状相对较轻;而葡萄球菌所致本病则以上腹不适。恶心、呕吐为主,腹泻较轻;急性幽门螺杆菌感染引起的急性胃炎常无症状,即使有症状,亦无特异性,临床上诊断较为困难。

(2)本病诊断常根据患者有进食不洁食物等病史,有上腹痛、饱胀不适、恶心、呕吐等典型的症状而做出,如伴有腹泻、发热,则为急性胃肠炎。急性糜烂出血性胃炎的确诊有赖于急诊胃镜检查,一般应在出血后 24～48 小时内进行,可见到以多发性糜烂、浅表溃疡和出血灶为特征的急性胃黏膜损害,急性应激所致的胃黏膜病变以胃底、体为主,而摄入 NSAID 或乙醇所致的胃膜病变则以胃窦部为主。

(3)一般的急性胃炎治疗以对症治疗为主,多数患者治疗有效。治疗时,应注意的是,患者如有剧烈呕吐、大量液体丢失,应予以补液,纠正水、电解质紊乱;如有腹痛,则予以解痉治疗;伴有腹泻、发热者,应加用抗生素治疗,抗生素的选用较容易,如甲硝唑、氨基糖甙类、喹诺酮类药物,注意有无抗生素过敏及应用的不良反应。

(4)对急性应激或 NSAID 所致的急性糜烂出血性胃炎,患者应住院治疗。首先应针对原发病和病因来采取防治措施,服药者应停药,同时积极地予以补液、抑酸、止血等治疗,如有输血指征,则应予以输血。值得指出的是,患者以呕血和(或)黑便就诊时,可先简单询问病史,待紧急处理后再详细询问病史,如血压不稳定或脉压差缩小,则应先予建立静脉通路,补充血容量;内科治疗效果不佳,出血未能控制时,应请外科医师会诊,予以手术治疗。治疗过程如有病情加重,则应随时请示上级医师以指导抢救治疗。

第二节　消化性溃疡

一、概述

消化性溃疡（PU），是指在各种致病因子的作用下，黏膜发生的炎症与坏死性病变，病变深达黏膜肌层，常发生于胃酸分泌有关的消化道黏膜，其中以胃、十二指肠最为常见，包括胃溃疡（GU）及十二指肠溃疡（DU），是一种常见病、多发病，总发病率约占人口总数的 $10\%\sim20\%$。但在不同国家、地区，其发病率有较大差异。$20\sim50$ 岁为高发年龄，10 岁以下、60 岁以上较少见。男女比例为 $(2\sim5):1$，PU 与 GU 比例为 $3:1$。

PU 病的发病机制主要与胃十二指肠黏膜的损害因素和黏膜自身防御-修复因素之间失平衡有关。黏膜防御因子包括黏液/碳酸氢盐屏障、黏膜屏障、黏膜血流、细胞更新、前列腺素、表皮生长因子等。黏膜损害因素包括胃酸、胃蛋白酶、胃泌素、Hp 感染、酒精、胆汁酸、吸烟、卵磷脂、非甾体消炎药物等。正常情况下，防御因子与损害因素处于平衡状态，因此不发生溃疡病。当防御因子减弱或损害因素增强，这种平衡被打破，易发生 GU 或 PU。

GU 和 DU 在发病机制上有所不同，前者主要是自身防御-修复因素的减弱，而后者主要是侵袭因素的增强。近 20 余年的研究和临床资料充分证明了幽门螺杆菌感染是 PU 的主要病因，但最终形成均由于胃酸和胃蛋白酶自身消化所致。

1.胃酸在 PU 病的发病中起重要作用-现代医学对 PU 认识的第 1 次飞跃　1910 年 Schwartz 提出"无酸、无溃疡"的概念，这是对消化性溃疡病因认识的起点，也是消化性溃疡治疗的理论基础之一，是现代医学对 PU 认识的第 1 次飞跃。PU 的最终形成是由于胃酸胃蛋白酶自身消化所致，而胃蛋白酶的活性受到胃酸制约，胃酸的存在是溃疡发生的决定因素。许多 PU 患者都存在基础酸排量（BAO）、夜间酸分泌、五肽胃泌素刺激的最大酸排量、十二指肠酸负荷等增高的情况。GU 患者往往存在胃排空障碍，食物在胃内潴留促进胃窦部分分泌胃泌素，从而引起胃酸分泌增加。

2.幽门螺杆菌感染为 PU 病最重要的发病原因之一-现代医学对 PU 认识的第 2 次飞跃　幽门螺杆菌（Hp）感染是损害胃十二指肠黏膜屏障导致 PU 形成的最常见病因。1983 年 Warren、Marshell 发现，并提出无 Hp，无溃疡，成为现代医学对 PU 认识的第二次飞跃。1990 年悉尼会议命名为 Hp。1994 年洛杉矶会议，明确为致病菌。其致病能力取决于引起组织损伤的毒力因子、宿主遗传易感性和环境因素。消化性溃疡患者中 Hp 感染率高，Hp 是慢性胃窦炎主要病因，几乎所有 DU 均有慢性胃窦炎，大多数 GU 是在慢性胃窦炎基础上发生的。大量临床研究已证实，90%以上的 PU，$80\%\sim90\%$GU 病人存在 Hp 感染，而根除 Hp 后溃疡复发率明显下降。由此认为 Hp 感染是导致 PU 病的主要病因之一。

Hp 的毒力包括空泡毒素（VacA）蛋白、细胞毒素相关基因（CagA）蛋白、鞭毛的动力、黏附因子、脂多糖、尿素酶、蛋白水解酶、磷脂酶 A 和过氧化氢酶等。Hp 依靠其毒力因子的作用，在胃型黏膜(胃黏膜和有胃窦化生的十二指肠黏膜)定居繁殖,诱发局部炎症和免疫反应,损害局部黏膜的防御-修复机制,同时也可通过侵袭因素的增强而致病。不同部位的 Hp 感染引起溃疡的机制有所不同。以胃窦部感染为主的患者中,Hp 通过抑制 D 细胞活性,从而导致高胃泌素血症,引起胃酸分泌增加。同时,Hp 也可直接作用于肠嗜铬样细胞(ECL 细胞),后者释放组胺引起壁细胞分泌增加,这种胃窦部的高酸状态易诱发 PU。在以胃体部感染为主的患者中,Hp 直接作用于泌酸细胞,引起胃酸分泌减少,过低的胃酸状态易诱发胃腺癌。Hp 感染者中仅 15% 发生消化性溃疡病,说明除细菌毒力外,遗传易感性也发挥一定的作用,研究发现,一些细胞因子的遗传多态性与 Hp 感染引发的 PU 病密切相关。

3.NSAIDs 仍是 PU 病的主要致病因素之一,而且在上消化道出血中起重要作用 NSAIDs 和阿司匹林等药物应用日趋广泛,常作用于抗炎镇痛、风湿性疾病、骨关节炎、心血管疾病等,然而其具有多种不良反应。流行病学调查显示,在服用 NSAIDs 的人群中,15%～30% 可患 PU 病,其中 GU 发生率为 12%～30%,十二指肠发生率为 2%～19%。NSAIDs 使溃疡出血、穿孔等并发症发生的危险性增加 4～6 倍,而老年人中,PU 病及并发症发生率和死亡率均与 NSAIDs 有关。NSAIDs 溃疡发生的危险性除与所服的 NSAIDs 种类、剂量大小、疗程长短有关外,还与患者年龄(大于 60 岁)、Hp 感染、吸烟及合并使用糖皮质激素药物或抗凝剂、伴心血管疾病或肾病等因素有关。

4.其他　药物如糖皮质激素药物、抗肿瘤药物和抗凝药的使用也诱发 PU 病,也是上消化道出血不可忽视的原因之一。遗传因素,精神因素(应激,焦虑等),胃十二指肠运动异常(PU 时胃排空加快,GU 时胃排空延缓和十二指肠胃反流),吸烟等因素在 PU 病的发生中也起一定的作用。

二、诊断

病史中典型的周期性和节律性上腹痛是诊断的主要线索,确诊靠内镜检查和 X 线钡餐检查。

(一)临床表现

典型的 PU 有慢性、周期性、节律性上腹痛的特点:①慢性过程呈反复发作,病史可达几年甚至十几年;②发作呈周期性、季节性(秋季、冬春之交发病),可因精神情绪不良或服 NSAIDs 诱发;③发作时上腹痛呈节律性。中上腹痛、反酸是 PU 病的典型症状。

腹痛发生与餐后时间的关系认为是鉴别胃与 PU 病的临床依据。GU 的疼痛特点为:"进食-疼痛-舒适";十二指肠球部溃疡的特点为:"疼痛-进食-舒适"、"疼痛-进食-缓解"及"夜间痛"是 PU 重要诊断线索。PU 体征缺乏特异性。

(二)相关检查

1.胃镜检查及胃黏膜活组织检查　胃镜检查与 X 线钡餐检查可相互补充,胃镜检查是 PU 检查的金标准。内镜检查多为圆或椭圆形直径多小于 1cm 边缘整齐的溃疡,底部充满灰黄色或白色渗出物,周围黏膜充血,水肿,皱襞向溃疡集中。胃镜检查过程中应注意溃疡的部位、形态、大小、深度、病期及溃疡周围黏膜的情况,可发现 X 检查难以发现的表浅溃疡及愈合期溃疡,并可对溃疡进行分期(活动期,愈合期,瘢痕期),结合直视下黏膜活检及刷检,对判断溃疡的良、恶性有较大的价值。

(1)活动期:A1 期:溃疡的苔厚而污秽,周围黏膜肿胀,无黏膜皱襞集中。A2 期:溃疡苔厚而清洁,溃疡四周出现上皮再生所形成的红晕,周围黏膜肿胀而逐渐消失,开始出现向溃疡集中的黏膜皱襞。

(2)愈合期:愈合期的特征为溃疡苔变薄,溃疡缩小,四周有上皮再生形成的红晕,并有黏膜皱襞向溃疡集中,H1 与 H2 的区别在于后者溃疡已接近完全愈合,但仍有少许薄白苔残留。

(3)瘢痕期:S1:溃疡苔消失,中央充血,瘢痕呈红色,又称红色瘢痕期。S2:红色完全消失,又称白色瘢痕期。溃疡治疗理想的愈合指标。必须指出,溃疡的形态改变对病变性质的鉴别都没有绝对界限,因此,对 GU 应常规进行活组织检查,对不典型或难愈合溃疡,要分析其原因,必要时行超声内镜检查或黏膜大块活检,以明确诊断。

2.X 线钡餐检查　适用于对胃镜检查有禁忌或不愿意接受胃镜检查者(在 PU 的诊断,良、恶性溃疡的鉴别诊断的准确性方面,胃镜检查优于 X 线钡餐检查)。直接征象——龛影;间接征象——局部压痛,十二指肠球部激惹,球部畸形,胃大弯侧痉挛性切迹。

3.Hp 感染的检测　对消化性溃疡病鼓励常规进行尿素酶试验或核素标记 C 呼气等试验,以明确是否存在 Hp 感染。其他检测方法包括血清抗 Hp 抗体检查,聚合酶链反应(PCR)测定 Hp-DNA,细菌培养(金标准)。

4.胃液分析和血清胃泌素测定　疑有 Zollinger-Ellison 综合征时作鉴别诊断用。

三、鉴别诊断

1.功能性消化不良　多见于青年妇女,检查可完全正常或只有轻度胃炎,与消化性溃疡的鉴别有赖于 X 线和胃镜检查。

2.慢性胆囊炎和胆石症　疼痛与进食油腻食物有关,疼痛位于右上腹、并放射至背部,莫菲征阳性,症状不典型者需借助 B 超检查或内镜下逆行胆道造影检查。

3.胃癌　X 线内镜活组织病理检查,恶性溃疡。龛影多大于 2.5cm 位于胃腔之内,边缘不整,周围胃壁强直,结节状,有融合中断现象;内镜下恶性溃疡形状不规则,底凹凸不平,污秽苔边缘呈结节状隆起。

四、并发症

1.上消化道出血　为本病最常见的并发症,其发生率约为 $20\%\sim25\%$,也是上消化道出血的最常见原因。临床表现为呕血及黑便,如出血量大,可出现头晕、心悸、出汗、血压下降、昏厥,甚至休克。

2.穿孔　急性穿孔-急性腹膜炎(前壁多见);慢性穿孔-穿透性溃疡;亚急性穿孔-局限性腹膜炎(后壁多见)。

3.幽门梗阻　幽门炎症水肿和幽门痉挛-急性,暂时性梗阻;幽门瘢痕收缩-慢性,持久性梗阻。

4.癌变　GU 可发生癌变,故需要定期复查胃镜及病理。而 PU 则不会发生癌变。

五、治疗

(一)治疗目的

1.近期目标　缓解症状。

2.阶段性目标(PU 6 周;GU 8 周)　愈合溃疡,强调治疗后胃镜复查。

3.中长期目标　预防并发症。

4.预防复发　3 种维持治疗方案(正规维持治疗、间断全剂量治疗、按需短程治疗)。

(二)西药治疗

PU 病是自愈性疾病,在针对可能的病因治疗同时,要注意饮食、休息等一般治疗。在 PU 病活动期,要注意休息,减少不必要的活动,避免刺激性饮食,但无需少量多餐,每日正餐即可。

PU 的内科治疗主要是药物治疗。目前治疗 PU 的疗法是在传统的酸中和、酸抑制、保护并促进溃疡面愈合、调节胃动力等基础上与抗菌药物联用。近年来,随着医疗科技工作者对胃壁细胞的泌酸功能和胃黏膜防御功能的深入研究,近十多年来由于新型胃酸抑制剂的不断出现,如 H_2 受体抑制剂、PPI(奥美拉唑、兰索拉唑、泮托拉唑、雷贝拉唑等)等,几乎所有的 PU(恶性溃疡除外)都可经药物治愈。其中对单纯的溃疡来说,作用于壁细胞的抗胃酸分泌药和防御因子增强药已成为治疗的主要药物;而对由 Hp 感染引起的 PU,则必须同时应用抗 Hp 药物。

1.抗酸药　目前,公认胃内 pH 值维持在 3.5~4.0 以上是满意的溃疡愈合环境和必备的治疗条件。因此,抑制胃酸分泌,提高胃内 pH 值,是 PU 治疗的基础。抗酸药可以和盐酸作用生成盐和水,从而使胃酸度减低。目前常使用含铝、碳酸钙及碳酸镁的复方制剂。有研究表明,含铝等的抗酸剂能保护胃黏膜免受各种攻击因子的损伤,使胃黏膜释放前列腺素增加起到促使溃疡愈合的作用。抗酸剂目前主要用作溃疡治疗的辅助用药。

2.H_2 受体拮抗剂(H_2RA)　H_2RA 有助于缓解 PU 病腹痛、反酸等症状,促进溃疡愈合。H_2RA 可以特异性地与壁细胞膜上的 H_2 受体结合而阻断组织胺与 H_2 受体结合,从而发挥较强的抑制胃壁细胞分泌盐酸的作用,能拮抗胃泌素和乙酰胆碱受体刺激的胃酸分泌,对应激性溃疡和上消化道出血也有明显疗效。目前应用于临床的共有三代 H_2RA,即第一代的西咪替丁,第二代的雷尼替丁,第三代的法莫替丁、罗沙替丁、尼扎替丁等。不同的 H_2RA 抑制胃酸的程度不同。H_2RA 治疗溃疡最初主张分次口服,近年来则多主张睡前一次服用,疗效与前者相仿,这是因为夜间胃酸分泌多,对 PU 的发生有重要关系,从而能发挥最大效果,且这种夜间适度抑酸,干扰胃肠生理功能较小,不影响病人的正常生活。H_2RA 治疗溃疡,其溃疡愈合率低于 PPI,内镜下溃疡愈合率在 65%~85%。H_2RA 的副作用较小,发生率小于 3%。不良反应有白细胞减少,GPT 增高,男性性功能障碍和乳房增大,以及困倦、迟钝、定向障碍、幻觉、躁动等精神症状。其中第二代、第三代相对第一代 H_2RA 的副作用要小得多。

3.质子泵抑制剂(PPI)　PPI 是治疗酸相关性溃疡的首选药物。其特点为作用快、持续时间长、抑酸效果好。与 H_2RA 相比较，PPI 通过抑制胃酸的最后分泌过程，抑制胃酸作用更强，可使溃疡愈合时间缩短 1/3～1/2。PPI 为苯并咪唑的衍生物，能迅速穿过胃壁细胞膜，聚积在强酸性分泌小管中，转化为次磺胺类化合物，后者可与壁细胞分泌小管和囊泡内 H^+K^+ATP 酶（又称质子泵）结合，使其不可逆地失去活性，使壁细胞内的 H^+ 不能移到胃腔中，从而阻滞胃酸的最后分泌过程。胃内酸度降低与溃疡愈合有直接的关系。如果抑制胃酸分泌，使胃内 pH 值升高大于 3，每天维持 18～20 小时，则可使几乎所有 PU 在 4 周内愈合。PU 病治疗通常采用标准剂量的 PPI，每日 1 次，早餐前半小时服药。治疗 PU 疗程为 4 周，GU 为 6～8 周，通常内镜下溃疡愈合率均在 90％以上。PPI 与抗 Hp 抗生素联合应用，可明显提高 Hp 的根治率。PPI 发展较快，其第一代（奥美拉唑）药动学和药效学存在一定的缺陷。奥美拉唑的血药浓度与给药剂量呈非线性关系，在不同患者中具有明显差异，导致了该药对不同患者临床抑酸疗效的差异。给药时间、食物和抗酸药的存在均对第一代 PPI 的药效影响较明显。而第二代（兰索拉唑、尼扎拉唑），第三代（雷贝拉唑）PPI 这方面的影响较小。另外，第一代 PPI 还存在起效较慢，只有在多次给药后才能发挥最大的抑酸作用。此外，还存在着某些局限性，如促进愈合和症状缓解作用不稳定、胃排空延迟、壁细胞肿胀及给药后有明显的胃酸高峰等，影响了相关疾病的治疗效果。

近年来问世的新一代 PPI 雷贝拉唑，已在不同程度上克服了原有同类产品的某些缺陷。其主要特点有：①临床抑酸效果好；②抑酸作用起效快；③昼夜均可维持较高的抑酸水平；④疗效确切，个体差异小；⑤与其他药物之间无相互影响；⑥副作用小。新一代 PPI 与第一代 PPI 比较，能够更强、更快地发挥抑酸作用。

对 NSAIDs 溃疡的预防及治疗应首选 PPI，通过它高效抑制胃酸分泌作用，显著改善患者的胃肠道症状、预防消化道出血、提高胃黏膜对 NSAIDs 的耐受性等作用，并能促进溃疡愈合。PPI 疗程与剂量同消化性溃疡病。H_2RA 仅能预防 NSAIDs PU 的发生，但不能预防 NSAIDs GU 的发生。

PPI 治疗中存在的问题：①长期抑酸导致黏膜增殖旺盛，有可能发展为高胃泌素血症；②动物实验有可能发生类癌样变，但人类如何尚不清楚；③长期应用使胃处于无酸状态，有利于胃内细菌繁殖，有亚硝酸胺等致癌物质增加的危险；④治疗原则是恢复胃的正常功能，过度抑酸处于非生理状态，因此认为，使用 PPI 治疗一般疗程不宜太长，剂量不宜太大。此外，类似药物还有潘托拉唑、拉贝拉唑等。

4.根除 Hp 的药物治疗　根除 Hp 应为 PU 病的基本治疗，它是溃疡愈合及预防复发的有效防治措施。Hp 与 PU 的发生与预后密切相关，且有证据显示 Hp 感染与胃体、胃窦腺癌相关联。对 Hp 阳性的胃及 PU，无论是初发还是复发，应全部接受 Hp 的根除治疗。理想的 Hp 根除方案应符合安全、有效（根除率＞90％）、简便、经济的标准。目前推荐的各类根除 Hp 治疗方案中最常用的是以 PPI 为基础的三联治疗方案（PPI、阿莫西林、克拉霉素），三种药物均采用常规剂量，疗程 7～14 天。Hp 根除率在 70％～90％，为提高根除率，在治疗 PU 病时建议采用 10 天疗法。1994 年 4 月，中华医学会消化病学会 Hp 专题共识会的推荐方案如下：

（1）质子泵抑制剂（PPI）＋两种抗生素：①PPI 标准剂量＋克拉霉素 0.5g＋阿莫西林 1.0g，均 bid×1 周。②PPI 标准剂量＋阿莫西林 1.0g＋甲硝唑 0.4g，均 bid×1 周。③PPI 标准剂量

＋克拉霉索 0.25g＋甲硝唑 0.4g,均 bid×1 周。

(2)铋剂＋两种抗生素:①铋剂标准剂量＋阿莫西林 0.5g＋甲硝唑 0.4g,均 bid×1 周。②钵剂标准剂量＋四环素 0.5g＋甲硝唑 0.4g,均 bid×1 周。③铋剂标准剂量＋克拉霉素 0.25g＋甲硝唑 0.4g,均 bid×1 周。

(3)其他方案:雷尼替丁枸橼酸钠(RBC)0.4g 替代推荐方案①的 PPI 或 H_2 受体拮抗剂(H_2RA)或 PPI＋推荐方案②组成四联疗法,疗程 1 周。

近年来,Hp 耐药率迅速上升,甲硝唑为 30% 以上,克拉霉素 5%～10%,常导致 Hp 清除失败。对于首次根除失败者,应采用二、三线方案进行治疗。二、三线方案常用四联疗法,可根据既往用药情况并联合药敏试验,采取补救治疗措施 PPI＋2 种抗生素(如呋喃唑酮、左氧氟沙星等)。

中华医学会消化病学会 Hp 学组"第三次全国幽门螺杆菌感染若干问题共识意见"。会议推荐治疗方案以桐城的共识意见为基础,借鉴了欧洲 Maastricht 的意见,并且许多方案是以我国的多中心随机研究为依据,方案的制定严格的遵照循证医学的原则,加入了近年来 Hp 研究新进展:如鉴于甲硝唑耐药率普遍增高,PPI 三联疗法随着时间的变迁 Hp 的根除率越来越低,为了达到一个理想的 Hp 根除率,防止继发耐药,建议 PPI 三联＋铋剂的四联疗法可以用于一线治疗。推荐在补救治疗中加入呋喃唑酮、喹诺酮类抗生素,对于反复治疗失败的患者建议进行药物敏感试验。

序贯疗法治疗 Hp 感染具有疗效高、耐受性和依从性好等优点。目前推荐的序贯疗法为 10 天:前 5 天,PPI＋阿莫西林,后 5 天,PPI＋克拉霉素＋替硝唑;或前 5 天,PPI＋克拉霉素,后 5 天,PPI＋阿莫西林＋呋喃唑酮。据报道序贯疗法有效率达 90% 以上,且对耐药菌株根除率较其他方案为高。但对序贯疗法国内仍需积累更多的临床经验。

5.黏膜保护剂　　PU 的愈合质量,要求愈合溃疡的瘢痕较厚,黏膜腺体结构较为正常,腺体间结缔组织较少。良好的愈合质量是预防溃疡复发的重要先决条件之一,为保证消化性溃疡的愈合质量,在根除 Hp 和抑酸的同时应给予黏膜保护剂,此类药物多有中和胃酸和促进黏膜自身防御-修复因素的作用。联合应用黏膜保护剂可提高 PU 病的愈合质量,有助于减少溃疡的复发率。主要有硫糖铝、铝碳酸镁、胶体铋、麦滋林、替普瑞酮和前列腺素类等药物。

(1)硫糖铝:是一种含有 8 个硫酸根的蔗糖铝盐,其主要作用是口服后在酸性环境中,离子化形成硫酸蔗糖复合阴离子,紧密黏附在溃疡基底带正电荷的坏死组织的蛋白上,形成一层保护膜,阻止胃酸和胃蛋白酶对溃疡的消化作用,与胆盐和胃蛋白酶结合,降低其对黏膜的损伤作用,促进黏液和碳酸氢盐的分泌,增加黏液屏障,促进局部前列腺素的合成和释放,增加表皮生长因子的分泌,改善黏膜血流而起到保护黏膜的作用。常用剂量为 10ml/次,3/d,餐前口服。长期服用可出现便秘。

(2)铝碳酸镁:可覆盖溃疡形成保护膜、增加碳酸氢盐及黏液糖蛋白分泌、促进前列腺素释放、增加胃黏膜血流、清除氧自由基系统、增加 EGF 及 bFGF 释放,该药物尚有抗酸及吸附胆汁酸盐的作用,更适合伴有胆汁反流的患者。

(3)胶体铋:胶体次枸橼酸铋是氢氧化铋和枸橼酸的络合盐。其主要作用是在酸性环境下形成不溶性铋盐,覆盖于溃疡表面,阻断胃酸、胃蛋白酶的侵袭作用,促进前列腺素的合成并延缓其降解,刺激黏液和碳酸氢盐的分泌并增加黏膜血流量,可使表皮生长因子聚集于溃疡部位,促进愈合,杀灭 Hp。因 CBS 含有铋剂,不宜长期服用。

(4)麦滋林:有效成分为 L-谷氨酰胺,是从卷心菜中分离出的氨基酸,作用为促进前列腺素合成、营养胃黏膜,促进细胞增殖。不良反应偶有 GPT 升高、颜面潮红、便秘、腹泻等。

(5)替普瑞酮:为萜的衍生物,作用为促进胃黏液分泌,促进黏液糖蛋白及磷脂的合成、促进前列腺素合成、改善胃黏膜血流量,有时有便秘、腹泻、肝脏 GPT 升高、胆固醇升高、头痛等。

6.药物维持治疗　PU 维持治疗的目的是:①预防和减少复发;②有效地控制或改善症状;③预防出现并发症。有临床观察提示,十二指肠球部溃疡经抗溃疡药物短期治疗后,给予或不给予持续性维持治疗,溃疡复发率差别很大。在药物选择上,凡是对溃疡病治疗有效的药物均可用于维持治疗。而最常用的为 H_2 受体拮抗剂及 PPI 维持治疗方式为:①连续性维持治疗,即溃疡愈合后每日半量服药;②间歇全程给药,即出现症状给 4～8 周的全量治疗;③症状性自我疗法,症状出现时给药,症状消失即停药。以连续性维持治疗疗法最常用。根除 Hp 后,溃疡复发率显著低于但用抑酸剂治疗组和未根除治疗组,提示 Hp 是导致溃疡复发的主要因素,这其中包括未进行 Hp 根除治疗和根除治疗后 Hp 再次转为阳性,后者包括再燃和再感染两种可能。近年来多个研究表明,再燃可能是 Hp 感染复发的主要因素,应对 Hp 再次进行根除治疗。长期服用 NSAIDs 是导致消化性溃疡病复发的另一重要因素,如因原发的病情需要不能停药者,可更换环氧合酶(COX)-2 抑制剂,并同时服用 PPI。

7.NSAIDs 溃疡的治疗　对 NSAIDs 溃疡的预防及治疗应首选 PPI,通过它高效抑制胃酸分泌作用,显著改善患者的胃肠道症状、预防消化道出血、提高胃黏膜对 NSAIDs 的耐受性等作用,并能促进溃疡愈合。PPI 疗程与剂量同消化性溃疡病。H_2RA 仅能预防 NSAIDsPU 的发生,但不能预防 NSAIDsGU 的发生。

第三节　消化道出血

一、上消化道出血

上消化道出血(UGH)是指 Treitz 韧带以上的消化道包括食管、胃、十二指肠或肝胆胰等病变引起的出血,胃空肠吻合术后空肠病变出血亦属此范围。

上消化道出血临床上最常见的病因是消化性溃疡、食管胃底静脉曲张破裂、急性糜烂出血性胃炎和胃癌。食管贲门黏膜撕裂综合征引起的出血亦不少见。按发病机制可分为四大类:①上消化道疾病:食管、胃、十二指肠疾病;②门静脉高压引起的食管胃底静脉曲张破裂或门脉高压性胃病;③上消化道邻近器官或组织的疾病:胆道出血,胰腺疾病累及十二指肠,主动脉瘤破入食管、胃或十二指肠,纵隔肿瘤或脓肿破入食管;④全身性疾病:血管性疾病、血液病、尿毒症、结缔组织病、急性感染性疾病等。

【诊断标准】

1.临床表现   上消化道出血的临床表现一般取决于病变性质、部位、出血量与速度。

(1)呕血与黑便:是上消化道出血的特征性表现。上消化道大量出血之后,均有黑便。出血部位在幽门以上者常伴有呕血。若出血量较少、速度慢亦可无呕血。反之,幽门以下出血如出血量大、速度快,可因血反流入胃引起恶心、呕吐而表现为呕血。粪便或呕吐物隐血试验阳性。

(2)失血性周围循环衰竭:急性大量失血时由于循环血容量迅速减少而导致周围循环障碍。表现为头晕、面色苍白、突然起立发生晕厥、肢体冷、心率增快、血压降低等,严重者呈休克状态。

(3)贫血和血象变化:急性大量出血后血红蛋白浓度、红细胞计数与红细胞压积下降,为失血性贫血,在出血后 3～4 小时以上出现,24～72 小时血液稀释到最大限度。出血 24 小时内网织红细胞即见增高。上消化道大量出血后白细胞计数可升至$(10～20)×10^9/L$。

(4)发热:上消化道大量出血后可出现低热,持续 3～5 天降至正常。

(5)氮质血症:在上消化道大量出血后,可出现肠源性氮质血症。

2.诊断

(1)上消化道出血诊断的确立:根据呕血、黑便和周围循环衰竭的临床表现,呕吐物或粪便隐血试验呈阳性,血红蛋白浓度、红细胞计数及红细胞压积下降的实验室证据,可作出上消化道出血的诊断,但必须注意与以下情况相鉴别。

1)排除消化道以外的出血因素:呼吸道出血;口、鼻、咽喉部出血;食物或药物引起的黑便。

2)判断上消化道还是下消化道出血:呕血、黑便提示上消化道出血,血便大多来自下消化道出血。但是高位小肠乃至右半结肠出血,如血在肠腔停留时间久亦可表现为黑便。上消化道短时间内大量出血亦可表现为血便,如不伴呕血难与下消化道出血鉴别,应及时做急诊胃镜检查。

(2)出血严重程度的估计和周围循环状态的判断:成人每日消化道出血>5～10ml,粪便隐血试验阳性,每日出血量 50～100ml 可出现黑便。出血量超过 400～500ml,可出现全身症状,如头晕、心悸、乏力等。短时间内出血量超过 1000ml,可出现周围循环衰竭表现。

依照呕血与黑便的频度与量估计出血量是不精确的,血红蛋白浓度、红细胞计数及红细胞压积可估计失血的程度,但不能在急性失血后立即反映出来,仅供参考。临床可以根据血容量减少导致周围循环改变如伴随症状、脉搏和血压、化验检查来综合判断失血量。应警惕少数患者仅有周围循环衰竭征象,而无显性出血,避免漏诊。

(3)出血是否停止的判断:如果患者症状好转、脉搏及血压稳定、尿量>30ml/h,提示出血停止。

下述症候与化验提示有活动性出血。

1)呕血或黑便次数增多,呕吐物呈鲜红色或排出暗红色便,或伴有肠鸣音活跃。

2)经快速输液输血,周围循环衰竭的表现未见明显改善,或虽暂时好转而又恶化,中心静脉压仍有波动,稍稳定又再下降。

3)红细胞计数、血红蛋白浓度测定及红细胞压积继续下降,网织红细胞计数持续增高。

4)补液与尿量足够的情况下,血尿素氮持续或再次增高。

5)胃管抽出物有较多新鲜血。

(4)出血的病因诊断:病史、症状与体征可为出血的病因提供重要线索,但确诊出血的原因与部位需靠器械检查。

1)病史、症状与体征提供的线索:如:消化性溃疡有慢性反复发作上腹痛史;应激性溃疡患者多有明确的应激源;恶性肿瘤患者多有乏力、食欲减退、消瘦等表现;有黄疸、右上腹绞痛症状应考虑胆道出血。

2)实验室检查:胃液或呕吐物或粪便隐血试验、外周血红细胞计数、血红蛋白浓度、红细胞压积、凝血功能试验、尿素氮、肝功能、肿瘤标志物等检查。

3)内镜检查:是目前诊断上消化道出血病因的首选检查方法,应尽早在出血后 24～48 小时内进行。内镜检查不仅可以判断出血部位、病因,还可评估再出血的危险性,同时可进行内镜止血治疗,并可行活组织检查以明确病灶性质。

4)X 线钡餐检查:对经内镜检查出血原因仍不明,怀疑病变在十二指肠降段以下小肠段者,有特殊诊断价值。也适用于有内镜检查禁忌证或不愿进行内镜检查者。活动性出血时禁忌此项检查。

5)其他检查:如选择性动脉造影、放射性核素扫描、小肠镜或胶囊内镜等。

【治疗原则】

1.一般急救措施　患者应卧床休息,保持呼吸道通畅,避免呕血时血液吸入引起窒息,放置胃管,必要时吸氧。活动性出血期间禁食。严密监测患者生命体征,如心率、血压、呼吸、尿量及神志变化、肢体温度、皮肤和甲床色泽。观察呕血与黑粪情况,并定期复查红细胞计数、血红蛋白浓度、红细胞压积及尿素氮。必要时行中心静脉压测定及心电监护。

2.积极补充血容量　立即建立快速静脉通道,静脉输入晶体液,同时准备输血。输液、输血速度要快,可以加压输血,以尽快把收缩压升高至 80～90mmHg 水平。对于有心、肺、肾疾患及老年患者,要防止因输液及输血量过多、过快引起的急性肺水肿,密切观察患者的一般状况及生命体征、尿量变化,并通过测定中心静脉压来随时调整输入量。

3.止血措施

(1)非静脉曲张破裂出血的治疗

1)药物治疗:抑酸药物:能提高胃内 pH,可促进血小板聚集和纤维蛋白凝块的形成,避免血凝块过早溶解,有利于止血和预防再出血,临床常用的制酸剂主要包括 PPI 和 H_2 RA,首选PPI。上消化道大出血推荐使用大剂量 PPI 治疗:PPI 80mg 静脉推注后,以 8mg/h 输注持续72 小时,PPI 几乎完全抑制胃酸分泌,且作用持久,可使胃内 pH 平稳＞6.0。止血药物:静脉止血药包括注射用血凝酶、安络血、6-氨基己酸、止血环酸、卡络磺钠等,大出血时可酌情选用。去甲肾上腺素,使血管收缩而止血、冰盐水稀释后经胃管灌注或口服;凝血酶促进血液在黏膜表面凝固,10～100U/ml 经口服给药。老年患者慎用静脉止血药物,以局部止血为主。

2)内镜治疗:起效迅速、疗效确切,应作为治疗的首选。推荐对 Forrest 分级Ⅰa～Ⅱb 的出血病变行内镜下止血治疗。常用的内镜止血方法包括止血药物喷洒、药物局部注射、热凝止血和机械止血。药物注射常选用 1∶10000 肾上腺素盐水、95％～100％无水乙醇、硬化剂等;

热凝止血包括氩离子凝固术（APC）、热探头等方法；机械止血主要采用各种止血夹。临床证据表明，在药物注射治疗的基础上，联合一种热凝或机械止血方法，可以进一步提高局部病灶的止血效果。

3）放射介入治疗：选择性血管造影及栓塞，适用于药物及内镜不能控制的非静脉曲张性上消化道出血，针对造影剂外溢或病变部位经血管导管滴注止血药。无效者可做栓塞止血治疗。

4）手术治疗：诊断明确但药物、内镜和介入治疗无效者；诊断不明确、但无禁忌证者，可考虑剖腹探查，结合术中内镜止血治疗。

5）针对出血病因的治疗：对出血的病因比较明确者，如 Hp 阳性的消化性溃疡患者，应予根除 Hp 治疗及抗溃疡治疗。需要长期服用非甾体抗炎药者一般推荐同时服用 PPI 或黏膜保护剂。

（2）静脉曲张破裂出血的治疗

1）止血药物：生长抑素及其类似药：目前用于临床的有 14 肽天然生长抑素，首剂 $250\mu g$ 静脉注射，再 $250\mu g/h$ 持续静滴。另一种人工合成的衍生物奥曲肽，常用量首剂 $100\mu g$ 静脉缓注，继以 $25\sim50\mu g/h$ 持续静脉滴注。垂体后叶素及其衍生物：不良反应大，常见心绞痛、心律失常、急性心肌梗死、肠绞痛、血压增高等，常与硝酸甘油等扩血管药物合用。三甘氨酰赖氨酸加压素（特利加压素）为垂体后叶素的衍生物，其作用时间长，止血率优于垂体后叶素，副作用小。

2）气囊压迫止血：用于食管胃底静脉曲张破裂出血。经鼻腔插入三腔二囊管，进入胃腔后先抽出胃内积血，然后注气入胃囊，向外加压牵引，用以压迫胃底，若未能止血，再注气入食管囊，压迫食管曲张静脉。持续压迫 12 小时后要放气 30 分钟，必要时可重复充盈气囊恢复牵引。气囊压迫止血有一定效果，缺点是痛苦大、患者依从性差，停用后早期再出血率高。

3）内镜治疗：目的是控制急性食管胃底静脉曲张出血，并尽可能使静脉曲张消失或减轻以防止其再出血。内镜治疗包括食管静脉曲张套扎术（EVL）、硬化剂或组织胶注射治疗。

4）放射介入治疗：经颈静脉肝内门体分流术（TIPS），适用于食管静脉曲张破裂出血，对药物疗效差、反复出血的患者，止血效果可靠，但术后易发生肝性脑病。

5）手术治疗：有断流和分流二大类，采取何种手术方式为最佳应根据医师个人经验和患者肝功能情况而定。

6）预防再出血用药：对于有过食管静脉曲张破裂出血的患者，目前预防再出血的治疗主要是药物治疗，如 β 受体阻滞剂普萘洛尔最常用，可自小剂量开始，逐渐加量，以心率每分钟不低于 55 次为限。

二、下消化道出血

下消化道出血是指 Treitz 韧带以远部位的小肠和大肠出血。

按疾病的系统分类，可分为原发于下消化道的疾病（按部位不同又分为肛门、结直肠、小肠等）和继发于其他系统疾病两大类；按疾病的性质分类，可分为肿瘤性、炎症性、血管性、机械性、全身性、先天性及其他病因。下消化道出血的主要病因有大肠癌、大肠息肉、炎症性肠病、肠道感染性疾病、血管病变(包括痔和血管畸形)、憩室、放射性肠炎等。

不明原因消化道出血是指常规内镜检查(胃镜和结肠镜)不能确定出血来源的持续或反复消化道出血,多为小肠的肿瘤、Meckel憩室和血管病变。

【诊断标准】

1.临床表现

(1)下消化道出血的症状:便血是下消化道出血的主要症状,便血的颜色取决于出血的部位、出血量和出血速度,以及在肠道停留的时间。高位小肠出血在肠道内停留时间较长,大便可呈黑色或有光泽的柏油样;低位小肠或右半结肠出血量少,出血速度慢,大便亦可呈黑色;粪便表面附有血,提示左半结肠出血;便后滴血一般为肛管部位出血;下段直肠出血量大时,血色鲜红,排出体外后可凝成血块。

(2)下消化道出血的诊断

1)排除上消化道出血:可根据血便的颜色和量确定。在排除饮食及药物因素之后,出现间断少量红色或暗红色血便,即可初步拟为下消化道出血。当出现大量暗红色或红色血便时或仅表现为黑便或便潜血阳性时,应常规行胃镜检查除外上消化道出血。对一般状况差、不能耐受X线、内镜或动脉造影检查的消化道大出血患者,可行胃管冲洗以排除上消化道出血。

2)判断出血病因:黏液脓血便伴里急后重或肛门坠胀感,大便次数增多或排便习惯改变,应考虑细菌性痢疾、溃疡性结肠炎、结直肠癌;便血伴剧烈腹痛者,尤其是老年心血管疾病患者,应警惕缺血性肠病、肠系膜动脉栓塞;便血伴发热、皮疹、皮肤黏膜出血,多见于急性传染病如伤寒、副伤寒、流行性出血热、钩端螺旋体病、急性血吸虫病等;持续便潜血阳性者,应警惕消化道肿瘤可能。

婴儿和儿童以先天性疾病居多,以Meckel憩室最多见,其次为大肠幼年性息肉,其他还有肠道感染性疾病、血液病、肠套叠、肠重复畸形等;青年与成人以息肉居多,随着年龄增长,大肠癌比例显著增高;60岁以上老年人以直、结肠癌和息肉为下消化道出血的常见病因。

2.实验室检查　血常规、大便常规及潜血试验、血尿素氮及肌酐、出凝血机制测定、血培养、结核菌素试验等。

3.辅助检查

(1)直肠指检:常规检查,有助于查明中、下段直肠腔内的病变。

(2)内镜及活检:结肠镜及病理检查是诊断下消化道出血病因最重要的检查方法。

(3)放射性核素扫描。

(4)X线钡剂造影:气钡双重造影,对肠憩室、狭窄、扭转及间质瘤、克罗恩病等疾病的诊断较有价值。

(5)选择性腹部血管造影:活动出血期,出血量$>0.5ml/min$时可见造影剂外溢,静止期可发现血管走行异常,并可选择出血动脉行血管栓塞、注射血管收缩剂等止血。

总之,完整的下消化道出血的诊断包括下消化道出血的确立、出血速度、出血量和出血部位的判断,以及明确出血的原因,因此需要详细询问病史、细致体格检查并结合实验室及内镜、消化道造影等辅助检查。

【治疗原则】

1.一般治疗 卧床休息,严密监测患者生命体征,如心率、血压、呼吸、尿量及神志变化,必要时行中心静脉压测定。老年患者可根据情况进行心电监护。活动性出血期间应禁食,观察便血情况,监测血常规、肝肾功能等。

2.补充血容量 对急性下消化道大出血患者,要尽快建立有效的静脉输液通道,及时补充血容量,包括输液、输血浆或全血,可先输平衡液或葡萄糖盐水。开始输液速度宜快,待血压回升后可根据中心静脉压和每小时尿量决定输液速度和种类;出现低血容量休克时,应尽早输注全血,必要时在补充血容量的同时酌情应用多巴胺、间羟胺等血管活性药物以维持血压稳定、保证重要脏器血流灌注。有酸中毒时可用碳酸氢钠静脉滴注。

3.药物止血治疗 凝血酶保留灌肠或去甲肾上腺素液灌肠有时对左半结肠出血有效;静脉应用血凝酶、抗血纤溶芳酸和6-氨基己酸等对止血亦有一定疗效;血管活性药物,如血管加压素、生长抑素有一定作用。

4.内镜下止血治疗 常用的方法包括止血药物喷洒、药物局部注射、热凝止血和机械止血。药物注射常选用1:10000肾上腺素盐水、95%～100%无水乙醇、硬化剂等;热凝止血包括氩离子凝固术(APC)、热探头等方法;机械止血主要采用各种止血夹。临床证据表明,在药物注射治疗的基础上,联合一种热凝或机械止血方法,可以进一步提高局部病灶的止血效果。

5.介入治疗 可行选择性或超选择性血管造影,明确消化道出血部位后,经导管注入血管加压素0.1～0.4U/min,对右半结肠及小肠出血止血效果优于静脉给药。对血管造影后动脉输注血管加压素无效病例,可在出血灶注入栓塞剂行血管栓塞治疗。

6.紧急手术治疗 经内科保守治疗仍出血不止危及生命者,无论出血病变是否明确,均为紧急手术指征。

7.病因治疗 针对不同病因选择药物治疗、内镜治疗、择期外科手术治疗等。

第四节 急性胆囊炎

一、概述

急性胆囊炎是胆囊的一种常见疾病,由于胆囊管梗阻、化学性刺激及细菌感染而致的急性胆囊炎症性改变。急性胆囊炎患者,症状为右上腹痛,发热,恶心,呕吐等。其病因有:①胆囊出口梗阻:由于梗阻使胆囊内胆汁淤积、浓缩,浓缩的胆盐刺激胆囊壁黏膜出现炎症,胆囊黏膜上皮水肿、黏液分泌增多,胆汁排出障碍,继而胆囊内压升高,胆囊增大,压迫了囊壁的血管及淋巴管,加重了囊壁的缺血水肿;胆囊黏膜上皮细胞因炎症损伤释出的磷脂酶,与胆汁中卵磷脂结合变为有细胞毒性的溶血卵磷脂,加重黏膜上皮的损害,使胆囊黏膜屏障受损。急性胆囊炎患者70%以上为结石梗阻胆囊管引起,另有蛔虫,梨形鞭毛虫或华支睾吸虫等引起的梗阻;②感染:由于细菌可经血液或淋巴或邻近组织器官炎症的直接蔓延,移至胆囊而感染;若寄生虫如蛔虫等钻入胆道,可将肠道细菌引入,诱发胆道梗阻及急性胆囊炎;③胰液反流:由于胰液反流入胆囊,胆汁中的胆盐可激活胰酶原,引起化学性胆囊炎;④其他:在迷走神经切除术后,由于胆囊的张力和动力出现变化,排空时间延长,胆囊增大而出现胆囊壁纤维化、增厚伴炎性细胞浸润,使其运动功能障碍出现器质性改变。由于长期禁食、胃肠外营养、脱水等可使胆囊排空障碍,胆汁淤积、浓缩,胆囊供血受阻而继发感染,重者可出现胆囊穿孔等并发症。

二、诊断

根据患者的病史、临床表现、体征及辅助检查等可做出诊断。

(一)临床表现

1.症状　患者可有右上腹或中上腹痛、腹胀、恶心和厌油腻食物等症状。

(1)腹痛:呈持续性、绞痛性上腹疼痛,向右肩胛下放射。若胆囊内结石进入胆囊管或胆管出现梗阻时,可有胆绞痛的典型临床表现,常于饱餐,油腻食物或高蛋白饮食后突然发作。

(2)恶心,呕吐和厌油腻食物:患者可有食欲不振,恶心、呕吐,重者可呕吐出胆汁,呕吐后腹痛不缓解。

(3)全身表现:患者可有 38℃ 以上发热,若有化脓性胆囊炎,可伴寒战,烦躁等,严重者可致感染性休克。

2.体征　患者右上腹可有局限性腹肌紧张,压痛,胆囊触痛征或 Murphy 征阳性。若胆囊膨胀增大,右上腹可触及囊性包块。

(二)辅助检查

1.B超检查　B超为最基本而重要的检查,可了解胆囊及胆总管大小,胆囊壁厚薄、有无结石等。急性胆囊炎可见胆囊增大,胆囊壁增厚,当胆囊壁不规则增厚,破坏并发气肿性胆囊炎时,胆囊壁及胆囊腔可见积气征。

2.放射学检查

(1)腹部 X 线平片:可见胆囊膨胀及结石征象,囊壁钙化,并发气肿性胆囊炎时,胆囊区可见圆形或梨形透亮的积气征或液平面。

(2)胆道造影:若胆管显影,胆囊不显影或收缩功能差,支持急性胆囊炎诊断。

3.放射性核素扫描　为重要的检查,应用^{99m}Tc-PMT(^{99m}锝-吡哆-5-甲基色氨酸)静脉注射行肝胆动态显像,若延迟超过 1 小时不显示,而肠道排泄相正常,考虑急性胆囊炎。

4.CT 检查及 MRI 检查　可见胆囊增大,胆囊壁增厚,胆管梗阻,胆囊周围积液等,可发现胆囊穿孔及囊壁内脓肿。

(三)实验室检查

1.血白细胞计数升高,中性粒细胞增加。

2.血清胆红素升高,ALT,AST 升高,AKP,γ-GT 亦升高。

3.血培养及药物敏感试验,通过血清内毒素测定,确定致病菌。

(四)诊断依据

有典型的胆囊结石病史,反复发作的右上腹痛伴发热、恶心、食欲不振等症状,查体右上腹有压痛,胆囊触痛征,Murphy 征阳性,血白细胞计数升高,中性粒细胞增加,B 超可见胆囊增大,胆囊壁增厚及结石征象,可考虑急性胆囊炎诊断。

注意有 4%~8% 的急性胆囊炎患者为急性非结石性胆囊炎,其临床表现与结石性胆囊炎相似,但本病多发生于严重创伤、烧伤或手术后或继发于其他危重疾病,相关的症状体征易被原发病的症状体征所掩盖,出现误诊误治的发生率高达 50%,对右上腹压痛及腹膜刺激征或扪及有触痛肿大的胆囊者,宜早行 B 超、CT 等检查。

三、鉴别诊断

1.**急性胰腺炎** 多为中上腹、左上腹持续性剧痛或刀割样疼痛,淀粉酶升高,急性胰腺炎有特征性的影像学表现,B 超及 CT 显示胰腺实质改变,局部或弥漫的腺体增大或渗出。

2.**急性消化性溃疡穿孔** 患者有溃疡病史,发作时疼痛难忍,查体:腹部压痛,反跳痛,板状腹,腹平片见膈下游离气体。

3.**坏死性肠炎** 脐周开始,往往全腹痛,反跳痛比压痛显著,有血便时易确诊,弥漫性肠胀气,血清淀粉酶不升高。

4.**急性肠梗阻** 阵发性腹绞痛剧烈,脐周痛多见,伴呕吐、腹胀及肛门排气,肠鸣音亢进,可闻及气过水声,腹部 X 线平片可见液气平面。

5.**右肾结石** 右上腹疼痛,多伴有腰痛,尿检有镜下血尿,腹平片,B 超或 CT 可见结石。

6.**急性肝炎** 多数病例有乏力,食欲不振,转氨酶升高,通过肝炎的有关病原学检验,B 超检查等有助于鉴别诊断。

7.**急性心肌梗死** 其疼痛有时可放射至右上腹或中上腹,血液检查有心肌酶谱的升高,心电图检查有异常 Q 波,ST 段抬高、T 波倒置等有助于鉴别诊断。

8.**高位急性阑尾炎** 右腰部疼痛或右下腹上方,伴恶心、呕吐、发热。但高位阑尾炎的腹痛可能先始于上腹或中腹,右下腹有压痛,反跳痛。超声检查有助于鉴别诊断。

四、治疗

(一)内科治疗

治疗原则为卧床休息,禁食,胃肠减压,补液,纠正水、电解质与酸碱平衡失调,解痉止痛,联用有效抗生素。保守治疗无效可手术治疗。

1.**解痉镇痛治疗** 可予阿托品 0.5mg 或山莨菪碱 10mg 肌肉注射以解除 Oddi 括约肌痉挛。疼痛剧烈时可用盐酸哌替啶 100mg,解痉镇痛药应在明确诊断时使用,须排除胆囊穿孔等外科情况,避免掩盖病情。吗啡不宜单独应用,因其使胆总管括约肌痉挛,增加胆道压力,可加重病情。

2.**抗感染治疗** 可选用在血及胆汁中浓度较高的抗生素治疗,以防治菌血症和化脓性并发症。抗生素选用应注意:①引起胆道感染的细菌种类;②感染细菌对抗生素的敏感性;③胆汁中抗生素的药代动力学参数;④抗生素毒副作用;⑤抗生素药物经济学因素。一般头孢菌素类的头孢曲松钠、头孢哌酮钠;喹诺酮类的环丙沙星、洛美沙星与部分大环内酯类抗生素在胆汁中浓度较高。伴厌氧菌感染可加用甲硝唑或替硝唑静滴治疗。

3.利胆治疗　硫酸镁可松弛肝胰壶腹括约肌作用,滞留的胆汁利于排出,50%硫酸镁10ml,3/d。

(二)手术治疗

外科手术切除胆囊也是治疗急性胆囊炎的根本手段,若胆囊穿孔或周围炎症时,先行胆囊及胆总管引流术,再择期手术切除胆囊。

1.手术适应证

(1)初次发作的急性胆囊炎,经内科治疗,病情发展并恶化患者。

(2)有急性胆囊炎并发症或急性胆囊炎反复发作,或转慢性,胆囊壁增厚粘连,胆囊功能受限患者。

(3)并发胆道结石,胆道感染或胰腺炎,保守治疗无效患者。

(4)可耐受手术,无手术禁忌证患者。

2.注意事项

(1)若患者全身情况较差不利于手术者,应先积极内科治疗,待全身情况好转再择期手术。

(2)若患者症状轻、不典型或诊断不定的患者,若手术切除胆囊,疗效欠佳。

(三)内镜治疗

1.腹腔镜下胆囊切除术　腹腔镜下胆囊切除术是治疗有症状胆囊结石的首选方法。关于胆囊结石合并胆总管结石的治疗,有一些探讨意见,目前有几种选择方法。

(1)腹腔镜术中行 ERCP(双镜联合治疗)。

(2)二阶段治疗法:先行 ERCP,再行腹腔镜切除胆囊术;或先行腹腔镜切除胆囊术,后行 ERCP。

(3)单腹腔镜治疗:腹腔镜切除胆囊术再行腹腔镜下胆囊颈管胆总管探查术或腹腔镜胆总管切开术。

2.内镜下十二指肠乳头括约肌切开取石术　有胆管梗阻,特别为胆总管结石的急性胆囊炎患者,可行 ERCP,乳头括约肌切开取石。视患者情况选择该法。

对于胆管结石有:①老年或手术风险大,不宜手术者;②合并严重胆管炎者;③内镜取石不成功或不彻底者以及肿瘤引起梗阻的患者可行内镜逆行胆管引流术,放置支架减压。有报道显示,支架置入后多数患者狭窄的胆管可维持持续扩张的状态,通过造影可见狭窄消除,恢复了胆汁的生理流向。

第五节　急性胰腺炎

一、概述

急性胰腺炎是指胰酶被激活后引起胰腺组织自身消化的急性化学性炎症,可伴或不伴其他器官功能的改变。在病理上分为急性水肿型胰腺炎,急性出血坏死型胰腺炎两种,临床上急性胰腺炎分急性轻症胰腺炎及重症胰腺炎两种,重症胰腺炎患者中病情极其凶险即暴发性胰腺炎,其症状及体征均严重,并发症较多,病死率高。本病的病因:胆道疾病特别为胆石症系急性胰腺炎的主要病因之一,胆道、胰管梗阻,其他因素如酒精中毒,胰腺肿瘤,暴饮暴食,外伤或手术等。本病的发病机制有几种说法,尚未明确。因此,早期正确诊断及评价急性胰腺炎的严重程度对于治疗有重要作用。

二、诊断

根据患者的病史、临床表现、体征及辅助检查等可作出诊断,在临床表现上可分为轻型及重症两种。

(一)临床表现

1.症状

(1)腹痛:多为中上腹、左上腹或右上腹持续性剧痛或刀割样疼痛,在饱餐或饮酒后加剧,可波及脐周或全腹,常向腰背部放射。若合并有胆管结石或胆道蛔虫,可出现右上腹痛或胆绞痛。

(2)恶心、呕吐:呕吐物可为食物、胆汁,如并发胆道蛔虫症时呕吐物可有蛔虫,呕吐不能使腹痛减轻。

(3)腹胀:在重型者中由于腹腔内渗出液的刺激和腹膜后出血引起,麻痹性肠梗阻致肠道积气积液引起腹胀。

(4)发热:多有中度以上发热,一般 3～5 天后逐渐下降;重型者或继发感染则可体温持续多日不降或渐升,提示胰腺脓肿或胆道感染。

(5)黄疸:患者病情轻,可无黄疸,若有黄疸,多因胆道感染、胆道结石引起胆管阻塞,或肿大的胰头压迫胆总管下端出现黄疸,本病若合并胰腺脓肿或胰腺假囊肿而压迫胆总管时也可出现黄疸。

2.体征

(1)腹部压痛:主要为上腹压痛,重症胰腺炎可有肌紧张、压痛、反跳痛等腹膜刺激征的三联征。

(2)可触及包块:若胰腺脓肿或胰腺假囊肿时,上腹可扪及包块。

(3)麻痹性肠梗阻:可有腹部膨隆、肠鸣音减弱或消失。

(4)Grey-Turner 征:重症胰腺炎可有腰部皮肤蓝棕色斑,发生率低。

(5)Cullen 征:重症胰腺炎脐周皮肤蓝色斑,发生率低。

3.轻、重型胰腺炎的主要临床表现

(1)急性轻型胰腺炎:腹痛,可伴有恶心、呕吐,发热。

(2)重型胰腺炎:腹痛及发热持续难缓解,要考虑重症胰腺炎的可能。随病情的加重,可有:①休克:由于血液、血浆大量渗出,呕吐使体液、电解质丢失引起低血容量性休克,另外若吸收大量蛋白质分解产物,导致中毒性休克的发生;②感染:如胰周脓肿、腹腔脓肿、败血症等;③消化道出血:常为呕血或便血,急性出血坏死型胰腺炎出现消化道应激性溃疡、黏膜糜烂时,可有呕血,若胰腺坏死穿透横结肠时,可有便血,其预后差;④低钙血症:为血钙降低所致,由于脂肪酶和磷脂酶 A 作用,产生脂肪酸,后者与钙结合为不溶性的脂肪酸钙,因而血清钙下降,降钙素的增加也使血钙降低,如血清钙小于 1.75mmol/L,持续多天时,则提示病情严重,预后差。

重症胰腺炎的并发症可涉及各脏器:①呼吸系统:由于患者腹痛可呼吸变浅、膈肌抬高,出现胸痛,咳嗽,气促等,有胸腔积液即"胰性胸水",重者可发生成人呼吸窘迫综合征;②循环系统:重症胰腺炎可引起心力衰竭、心律失常、心肌梗死、心源性休克,甚至猝死;③肾脏损害:急性胰腺炎者可出现肾脏损害,如少尿、血尿、蛋白尿等。少数急性出血坏死型胰腺炎患者可出现急性肾功能衰竭;④胰性脑病:表现为神经精神异常,定向力障碍,幻觉,躁狂等;⑤其他:急性胰腺炎者可有血糖升高,糖耐量异常,呈一过性;部分有脾静脉血栓形成。少数无痛性胰腺炎皮肤表现有脂肪坏死等。

(二)相关检查

1.实验室检查

(1)淀粉酶测定:是诊断急性胰腺炎的重要方法,血清淀粉酶超过 500U(苏氏法)可诊断,一般于起病 2～12 小时血清淀粉酶上升,一般持续 3～5 天后可恢复,但病情轻重与淀粉酶水平高低并不一致,有时胰腺已严重坏死而淀粉酶正常或低于正常。尿淀粉酶下降较慢,一般起病 12～24 小时尿淀粉酶上升,持续 3～5 天后可下降,有时可持续达 1～2 周下降。

(2)血清脂肪酶升高:对早期诊断价值不如淀粉酶,但其特异性优于后者,当血清淀粉酶活性下降到正常,或其他原因引起血清淀粉酶活性增高,血清脂肪酶活性测定有互补作用,血清脂肪酶活性与疾病严重程度不呈正相关。

(3)白细胞计数:多有白细胞增多和粒细胞核左移。

(4)其他生化检查:部分重症患者血糖升高,血钙可偏低,若持续血糖高,血钙低的重症胰腺炎,预后不良。血清标志物:C 反应蛋白,在发病 72 小时后,超过 150mg/L 提示胰腺组织坏死。血清 AST、LDH 也可增高。

2.影像学诊断

(1)B 超:发病初期 24～48 小时行 B 超检查,初步了解胰腺组织形态学变化,有助于判断有无胆道疾病,但受胃肠道积气的影响。

(2)CT:CT 扫描为诊断急性胰腺炎的标准影像学方法,必要时行增强 CT 扫描或动态增强 CT 检查。据炎症的严重程度分级为 A～E 级,A 级:正常胰腺;B 级:胰腺实质改变,包括局部或弥漫的腺体增大;C 级:胰腺实质及周围炎症改变,胰周轻度渗出;D 级:除 C 级外,胰周渗出显著,胰腺实质内或胰周单个液体积聚;E 级:广泛的胰腺内、外积液,包括胰腺和脂肪坏死,胰腺脓肿。A～C 级:临床上为急性轻症胰腺炎,D～E 级临床上为急性重症胰腺炎。

(3)X 线:胸片上可有膈肌抬高、肺不张、胸腔积液等。腹平片可见肠梗阻表现。

(三)诊断依据

急性胰腺炎在临床诊断上有以下 3 点中的 2 条:

1.临床表现上有急性、持续性腹痛。

2.血清淀粉酶活性升高,大于正常值上限 3 倍。

3.急性胰腺炎特征性的影像学表现,影像学提示胰腺有或无形态改变,排除其他疾病者,特别是有明确的 CT 诊断。

三、鉴别诊断

1.胆石症,急性胆囊炎　主要症状是腹痛,多有胆绞痛发作史,腹痛多表现在右上腹,常有黄疸,查体可见右上腹部压痛,反跳痛,Murphy 征阳性,B 超或 CT 可见胆石症,胆囊炎的征象。血尿淀粉酶不超过正常值上限 2 倍,若大于正常值上限 3 倍,多考虑合并急性胰腺炎。

2.消化性溃疡穿孔　常有溃疡病史,腹痛剧烈,突然,肌紧张突出,常有气腹,腹部立位 X 线平片可见膈下游离气体。

3.坏死性肠炎　脐周开始,往往全腹痛,反跳痛比压痛显著,有血便时易确诊,弥漫性肠胀气,血清淀粉酶不升高。

4.急性肠梗阻　阵发性腹绞痛剧烈,脐周痛多见,伴呕吐、腹胀及肛门排气,肠鸣音亢进,可闻及气过水声,腹部 X 线平片可见液气平面。

5.肠系膜上动脉栓塞　上腹及脐周痛,急诊行肠系膜动脉造影可确诊,血清淀粉酶可不升高。

6.化脓性胆管炎　上腹痛,有黄疸,有时放射到肩部,肌紧张不显著,胆管可见扩大,常可发现有结石等。

7.心肌梗死　有时上腹疼痛,放射到左肩及左上肢,血液检查有心肌酶谱的升高,心电图检查有异常 Q 波,ST 段抬高、T 波倒置等有助于鉴别诊断。

四、治疗

急性胰腺炎在临床治疗上要注意根据病情的轻重与分型选择正确的方法。

(一)发病初期的处理和监护

要纠正水、电解质紊乱,支持治疗,防止局部及全身并发症。内容包括血、尿常规测定,粪便隐血、肾功能、肝脏功能测定;血糖测定;心电监护;血压监测;血气分析;血清电解质测定;胸片;中心静脉压测定,动态观察腹部体征和肠鸣音改变。记录 24 小时尿量和出入量变化,上述指标可根据患者具体病情作相应选择。常规禁食,对有严重腹胀,麻痹性肠梗阻者应进行胃肠减压。在患者腹痛减轻或消失、腹胀减轻或消失、肠道动力恢复或部分恢复时可以考虑开放饮食,开始以糖类为主,逐步过渡至低脂饮食,不以血清淀粉酶活性高低作为开放饮食的必要条件。补液应注意输注胶体物质和补充微量元素及维生素。

(二)抑制胰液分泌和应用胰酶抑制剂

1.禁食和胃肠减压,减少胰液分泌。

2.抑制胃酸分泌　可应用质子泵抑制剂、H_2 受体拮抗剂,减少胃酸,抑制胰液分泌,也可预防应激性溃疡的发生。

3.生长抑素及其类似物　可以通过抑制胰腺外分泌而发挥作用,主张在急性重症胰腺炎的治疗中应用,有重症倾向的急性轻症胰腺炎也可用,其疗程据病情变化而定。

(1)施他宁生长抑素 14 肽:首剂 250μg 静注,后每小时静滴 250μg,可持续用 5～7 天。

(2)奥曲肽、善宁生长抑素 8 肽:首剂 100～200μg 静注,后每小时静滴 25μg,可持续用 5～7 天。

4.蛋白酶抑制剂 加贝酯是一种非肽类蛋白的抑制剂,可抑制胰蛋白酶、激肽释放酶、纤维蛋白溶酶、凝血酶等蛋白酶的活性,从而制止这些酶所造成的病理生理变化。每次 100mg,治疗开始 3 天每日用量 300mg,症状减轻后改为 100mg/d。疗程 6～10 天,加入 5%葡萄糖液或林格液 500ml 中,静滴,点滴速度不宜过快,应控制 1mg/(kg·h)以内,不宜超过 2.5mg/(kg·h)。

(三)镇痛治疗

若患者腹痛剧烈时可考虑用镇痛药,若用盐酸哌替啶(杜冷丁),应严密观察病情变化。不主张用吗啡或胆碱能受体拮抗剂,如阿托品,山莨菪碱等,因收缩奥狄括约肌,可诱发或加重肠麻痹。

(四)抗生素应用

对于非胆源性急性轻症胰腺炎不推荐常规使用抗生素;对于胆源性急性轻症胰腺炎,或重症胰腺炎应常规使用抗生素。抗生素的应用应遵循抗菌谱为革兰阴性菌和厌氧菌为主、脂溶性强、有效通过血胰屏障等三大原则。推荐甲硝唑联合喹诺酮类药物为一线用药,疗效不佳时改用其他广谱抗生素,疗程为 7～14 天,特殊情况下可延长应用。若临床上无法用细菌感染来解释发热等表现时,应考虑到真菌感染的可能,可经验性应用抗真菌药,进行血液或体液真菌培养。

(五)营养支持

急性重症胰腺炎患者因较长时间不能进食,其机体在高分解状态,营养支持尤为重要,常先施行肠外营养,待病情趋向缓解,则考虑实施肠内营养。肠内营养的实施系指将鼻饲管放置 Treitz 韧带远端,输注要素营养物质,如能量不足,可辅以肠外营养,注意观察患者的反应,如能耐受,则逐渐加大剂量。应注意补充谷氨酰胺制剂。对于高脂血症患者,应减少脂肪类物质的补充。进行肠内营养时,应注意患者的病情,定期复查电解质、胆红素、血脂及血清白蛋白水平、血常规、血糖、肾功能等,评价机体代谢状况,调整肠内营养的剂量。

胃肠外营养供给可通过外周静脉或中心静脉插管的途径进行。丙氨酰谷氨酰胺注射液(莱美活力):化学名称为 N(2)-L-丙氨酸-L-谷氨酰胺,系肠外营养支持药物,可在体内分解为谷氨酰胺和丙氨酸,经由肠外营养输液补充谷氨酰胺,本双肽分解释放出的氨基酸作为营养物质各自储存在身体的相应部位并随机体的需要进行代谢。胃肠外营养每天供给氨基酸的最大剂量为 2g/kg 体重,通过本品供给的丙氨酸和谷氨酰胺量应计算在内。

肠内营养支持,其途径有:①经鼻空肠管饲,通过内镜或在 X 线监视下插管;②通过腹腔镜行空肠造瘘术;③通过腹部开腹手术行空肠造瘘术。肠内营养制剂应选用对胰腺外分泌几乎无刺激作用,营养要素搭配合理,营养素利用效率高的营养制剂。对重症胰腺炎患者应用营养支持是有益的,可减少总并发症发生率及感染的发生率。

(六)积极补充有效血容量,纠正水、电解质平衡

由于急性重症胰腺炎患者胰周及腹腔组织液渗出过多,使大量液体丢失,为此,补液量应多,有条件者,可据中心静脉压的变化来调节补液量,对于电解质的丢失,应及时补充。有低白蛋白血症者可补充胶体溶液、新鲜血浆或白蛋白,可视患者病情,必要时用红细胞。

(七)保护肠黏膜屏障功能治疗

可用肠道微生态制剂,平衡肠道菌群,减少细菌移位;皮硝外敷可促进胃肠的蠕动,减少细菌的过量繁殖,保护胃肠道的屏障功能。

(八)预防和治疗肠道衰竭

对于 SAP 患者应密切观察腹部体征及排便情况,监测肠鸣音的变化。及早给予促肠道动力药物,包括生大黄、硫酸镁、乳果糖等。

(九)免疫增强剂应用

对于重症病例,可选择性应用免疫增强制剂。

(十)内镜治疗

对于疑似或已证实的胆源型急性胰腺炎,如果符合重症指标,或伴有黄疸、胆管炎及胆总管扩张,或最初考虑是急性轻症胰腺炎,但在治疗中病情恶化者,应行鼻胆管引流或内镜下括约肌切开术。

(十一)并发症的处理

1.急性呼吸窘迫综合征　治疗上注意机械通气和大剂量、短程糖皮质激素的应用,如甲泼尼龙,必要时行气管镜下肺泡灌洗术。

2.急性肾功能衰竭　注意支持治疗,稳定血流动力学参数,必要时行透析。行密切的血流动力学监测,静脉补液,必要时使用血管活性药物。

3.弥散性血管内凝血　可使用肝素。

4.假性囊肿　急性胰腺炎伴有胰液积聚者,部分会发展为假性囊肿,对于胰腺假性囊肿应密切观察,部分会自行吸收,若假性囊肿直径大于 6cm,有压迫现象和临床表现,可行穿刺引流或外科手术引流。

5.胰腺脓肿　行外科手术治疗。

6.上消化道出血　可应用制酸剂,如 H_2 受体拮抗剂、质子泵抑制剂治疗。

(十二)手术治疗

坏死胰腺组织继发感染者在严密观察下考虑外科手术。对于重症病例,主张在重症监护和强化保守治疗的基础上,经过 72 小时,患者的病情仍未稳定或进一步恶化,是进行手术治疗或腹腔冲洗的指征。

第六节　食管癌

食管癌系发生于食管上皮的恶性肿瘤,90%为鳞状上皮癌,10%为腺癌。

食管癌的确切病因尚不清楚。目前认为食管癌的发生与以下因素有关:①过度吸烟、饮

酒;②长期粗糙、过热食物;亚硝酸盐和霉菌污染的食物;因新鲜水果、蔬菜、蛋白质摄入不足导致营养物质如维生素、微量元素、蛋白质的缺乏;③食管原有疾病如食管炎、贲门失弛缓、食管黏膜白斑、普-文二氏综合征(缺铁性咽下困难)、食管化学烧伤等;④人乳头状病毒感染:人乳头状病毒感染引起食管乳头状瘤,而后者与食管上皮增生有关从而演变为食管癌,但两者之间确切的关系有待进一步探讨;⑤Barrett's食管(BE)是指食管下段鳞状上皮被化生的柱状上皮替代的病理现象。是食管癌的癌前病变之一。近年来,源自 Barrett's 食管的腺癌有增加的趋势;⑥遗传因素:食管癌有家族聚集现象,除饮食、环境因素外,患者家族成员的外周淋巴细胞染色体畸变率较高。可能是决定食管癌易感性的遗传因素。

【诊断标准】

1.临床表现

(1)症状:①早期症状胸骨后不适、轻微哽噎感或刺痛,食管内异物感或滞留感。上述症状以进干硬、刺激性食物时为著。可偶发、间断,进而可持续出现。②中晚期症状以进行性吞咽困难为主要表现。开始由于食管的狭窄,进干硬食物有哽噎感,随着食管狭窄加重进流食也吞咽困难,伴有呕吐食物、黏液甚至呕血。一般认为当食管的狭窄超过 50% 时出现吞咽困难。食管内潴留的内容物如果反流到气管可引起咳嗽、胸骨后、剑突下或上腹部疼痛。由于吞咽困难,可引起营养摄入不足导致消瘦,此外肿瘤转移或局部压迫引起喉返神经麻痹可表现为声音嘶哑、顽固性呃逆、呛咳等。

(2)体征:早期可无任何体征。中晚期可表现为消瘦、贫血、恶病质。锁骨上淋巴结肿大。肿瘤压迫颈交感神经节时,表现为一侧上眼睑下垂、瞳孔缩小及面部无汗,在暗条件下瞳孔散大变慢,为 Horner's 征。还可有远处器官转移的体征。

2.辅助检查

(1)食管脱落细胞学检查:吞入带有乳胶气囊和网套的塑料管,气囊充气后缓慢拉出,对网套上的刮擦物做图片细胞学检查,阳性率可达 90%,对心肺功能不全、食管静脉曲张的患者不宜使用。随着胃镜的普及此法目前已基本不用。

(2)X 线检查:上胃肠双重对比造影。观察食管黏膜的形态、食管壁的张力。早期食管癌可出现食管黏膜结构紊乱、中断。局部管壁僵硬或小的充盈缺损或龛影。中晚期时多有食管病变处不规则狭窄、充盈缺损或龛影。狭窄段以上食管扩张。

(3)CT 检查:可显示病变处食管不规则增厚、管腔狭窄等,了解食管与邻近器官的关系、肿瘤侵润的范围,对确定放疗靶区、制定手术方案具有指导意义。但对早期食管癌的诊断帮助不大。

(4)核磁共振检查:意义与 CT 相同,但比 CT 更清楚地显示肿瘤的解剖位置及范围。

(5)PET-CT(正电子发射型计算机断层显像检查):PET-CT 是功能性显像,诊断敏感性与准确性均高于 CT。使食管肿瘤的原发灶及远处转移灶、隐匿型淋巴结的检出率明显提高,能根据肿瘤组织代谢变化来评价其对放化疗的敏感程度;对术后复发病灶的诊断优势更明显。

(6)内镜检查:①内镜检查普通内镜可直观了解肿瘤的部位、范围和形态,以及管壁的僵硬程度、扩张度狭窄和蠕动情况。内镜下活检或大块黏膜切除可进行病理检查以确诊。但无法了解病变侵润的深度及与周围组织的关系。②超声内镜有助于了解病变侵润的深度、范围及其与周围组织的关系,有助于病情的分期、手术方案的确定、放疗及化疗前后疗效的评价。③共聚焦内镜可用于 Barrett 食管基础上的上皮瘤变和相关腺癌的诊断。④窄带成像内镜(NBI)结合放大内镜有助于食管早癌的诊断。

【治疗原则】

1.外科治疗   手术切除是治疗食管癌的主要方法。早期病变,或病变局限无远处转移、各系统功能良好、可耐受手术者首选手术治疗。对有明显外侵和远处转移的患者也应尽可能姑息性切除,解除局部症状。对放疗后复发、食管癌切缘残留也应再次手术。

2.放射治疗   无手术适应证者可行放射治疗。也可作为手术前后的辅助治疗。分为根治性与姑息性放疗两类。

3.化疗

(1)术前新辅助化疗:术前肿瘤血运完整利于局部化疗药物作用,使病灶控制,消灭远处转移灶,提高手术切除率,减少术中转移。

(2)新辅助放化疗:联合应用放疗、化疗可以提高放疗的敏感性,增加放疗的局部病灶的控制疗效。

(3)根治性放化疗:指食管癌患者放化疗后无需手术。

(4)术后辅助化疗。

(5)晚期食管癌姑息化疗:常用药物 5-氟尿嘧啶(5-FU)、顺铂(DDP)、奥沙利铂、亚叶酸钙(CF)、伊立替康、紫杉醇、卡培他滨、表阿霉素等。博莱霉素(BLM)、丝裂霉素(MMC)、环磷酰胺(CTX)、鬼臼乙叉苷(VP-16)、平阳霉素(PYM)亦可选用。PF(DDP＋5-FU)或 PLF(DDP＋5-FU/CF)是最常用的联合化疗方案。

4.内镜治疗

(1)黏膜切除或剥离:用于早期食管黏膜内癌。

(2)内镜下药物注射:乙醇注射使病变组织坏死脱落。

(3)扩张治疗。

(4)激光治疗:钬激光、YAG 激光和光动力治疗。钬激光是脉冲式发光,有良好的组织切割性及凝固性。钬激光的脉冲汽化使组织丢失量与激光总能量间存在良好的线性关系,因此具有良好的可控性与安全性。光动力治疗用血卟啉衍生物 HPD 做光敏剂,光敏剂有肿瘤组织亲和性,并且柱状光纤可以对食管壁广泛均匀照射,避免了视野盲区,对隆起及平坦的肿瘤组织均有消除作用。

(5)支架置入(硅胶支架或钛镍记忆金属支架)。

(6)中医中药:可作为辅助治疗。

第七节   大肠癌

大肠癌包括结肠癌和直肠癌,为大肠黏膜上皮在环境、遗传等多种致癌因素作用下发生的恶性病变。大肠癌分为早期大肠癌和进展期大肠癌。早期大肠癌是指浸润深度局限于黏膜及黏膜下层者,其中局限于黏膜层者为黏膜内癌,浸润至黏膜下层未侵犯固有肌者为黏膜下癌。进展期大肠癌是指浸润超越黏膜下层或更深层者。发病年龄多在 30～60 岁,发病高峰在 50 岁左右,青年人发病率在逐年上升。男性多于女性。发病与遗传、饱和脂肪酸摄入等因素关系密切,大肠腺瘤、炎症性肠病和血吸虫及细菌肠道感染等,可能是发生大肠癌的危险因素。大肠腺瘤性息肉、炎症性病变的黏膜上皮异型增生是大肠癌的癌前病变。

【诊断标准】

1.临床表现

(1)排便习惯与粪便性状改变:为最早出现的症状,常以血便为突出表现。

1)便血:便血量与性状常与肿瘤部位有关。病变越远离肛门血的颜色越暗,血与粪便相混;病变越接近肛门便血越新鲜,血与粪便分离。直肠癌直肠指诊时指套上可见血性黏液。

2)黏液脓血便:可伴有里急后重,或排便次数增多、腹泻、腹泻与便秘交替等。

3)顽固性便秘:顽固性便秘或粪便外形变细。

(2)腹痛:呈持续性隐痛,或仅为腹部不适或腹胀感。病变可使胃-结肠反射加强,出现餐后腹痛。定位不确切,中晚期肿瘤疼痛部位相对固定。

(3)肠梗阻:表现有肠绞痛、腹胀、肠鸣音亢进与肠型等。

(4)腹部肿块:肿块位置取决于肿瘤的部位,肿块常为质硬,呈条索或结节状。早期肿瘤可被推动,中、晚期肿瘤较为固定。合并感染者可有压痛。

(5)全身表现:可出现贫血、消瘦、乏力、发热等,晚期肿瘤可出现肝、肺、骨转移症状,继而出现进行性体重下降、恶病质、黄疸和腹水等。

2.实验室检查

(1)粪隐血试验:方法简单、非侵入性、费用低,可用于大肠癌的筛查。

(2)肿瘤生物标志物检查

1)血清癌胚抗原(CEA)定量动态观察对大肠癌的预后评估及术后复发的监测有一定价值。

2)肠癌相关抗原(CCA)明显增高有助大肠癌的诊断。

3.辅助检查

(1)直肠指诊:为简单、经济、安全的诊断方法,可确定距肛门 7～8cm 的直肠肿块,依据肿块的部位、大小、形态和活动度,决定手术方式和预后的评估。

(2)内镜检查:包括直肠镜、乙状结肠镜和结肠镜检查等。内镜检查可在直视下观察结、直肠黏膜病变的形态,对可疑病灶进行活检,获得病理组织学的确切诊断。

内镜下黏膜染色技术、放大结肠镜、超声内镜、色素内镜及窄带成像技术和共聚焦激光显微内镜等新型内镜检查技术的应用,大大提高了大肠癌,尤其早期大肠癌的检出率。

(3)影像学检查

1)X 线钡剂灌肠检查:对不能接受结肠镜检查者,仍有重要的诊断价值。可显示病变的部位、范围,显示钡剂充盈缺损、肠腔狭窄、黏膜破坏等征象。

2)B 型超声、CT、MRI 检查:可了解肿瘤对肠壁和肠管外的浸润程度、有无淋巴结及其他脏器的转移,有助于临床分期以制定治疗方案。利用计算机三维影像重建的螺旋 CT 仿真结肠镜,可显示肠管及其病变,具有无创、无痛苦、禁忌证少的优点,但对病变显示的清晰度和对微小病变的辨别能力并不优于内镜检查,且不能活检。二维多平面成像和三维重建图像的CT 结肠成像(CTC)检查,可多方位、多角度、多层面地显示病变的部位、浸润范围及结肠外病变,但存在假阳性。

3)选择性血管造影:可显示肿瘤异常的血管和组织块影。

4)正电子发射断层显像(PET):依赖肿瘤组织细胞的生理和代谢功能改变,观察肿瘤细胞,可应用于多种肿瘤的检测和分期。

【治疗原则】

1.内镜下治疗 早期大肠癌可在内镜下行电凝切除或剥离术(EMR 或 EPMR)。以下情况需慎重选择。

(1)肿瘤基底大小超过 20mm 者。

(2)有证据显示肿瘤突破黏膜肌层,浸润至黏膜下层尚未侵及固有肌层者。

(3)肿瘤位置不利于内镜下治疗者。

2.手术治疗 手术方法和范围的选择,取决于肿瘤的部位及浸润深度,手术方式包括根治切除、姑息手术等。

3.化学药物治疗 大肠癌对化疗不甚敏感,为一种辅助疗法。早期大肠癌根治术后一般不需化疗。进展期大肠癌为提高大肠癌手术率,控制局部淋巴结转移和预防手术后复发,常用于术前和术后的治疗,也用于晚期广泛转移者的姑息治疗。

4.放射治疗 适用于肿瘤位置较固定的直肠癌。术前放疗有助于提高手术切除率、减少远处转移;术后放疗可降低复发率,提高生存率。对晚期直肠癌患者可用于止痛、止血等姑息治疗。放疗有发生放射性肠炎的危险。

5.其他 包括基因治疗、导向治疗及中医中药治疗等辅助治疗。

第四章　神经系统疾病

第一节　短暂性脑缺血发作

一、概述

1.概念　历时短暂并经常反复发作的脑局部供血障碍,导致供血区局限性神经功能缺失症状称为短暂性脑缺血发作。每次发作持续数分钟,通常在 30min 内完全恢复,但常反复发作。

2.传统的 TIA 定义时限　神经症状 24h 内恢复。

TIA 为缺血性卒中最重要的危险因素。近期发作频繁的 TIA 是脑梗死的特级警报,4%～8%完全性卒中发生于 TIA 之后。

二、病因及发病机制

病因尚不完全清楚。发病与多种病因有关。

1.微栓塞　微栓子阻塞小动脉后出现缺血症状,当栓子溶解或破碎移向远端时,则血流恢复,症状消失。微栓子来源于动脉粥样硬化斑块的脱落、颈内动脉系统动脉狭窄处的附壁血栓及胆固醇结晶等。

2.脑血管痉挛　脑动脉硬化后的狭窄形成血流漩涡,刺激血管壁发生血管痉挛;用钙拮抗剂治疗 TIA 有效支持血管痉挛学说。

3.血液成分、血流动力学改变　血小板增多症、真性红细胞增多症、异常蛋白血症、贫血和白血病等,低血压和心律失常所致的高凝状态或血流动力学改变可引起 TIA。

4.其他　脑实质内的血管炎或小灶出血、脑外盗血综合征和颈椎病的椎动脉受压等。

三、临床表现

(一)共同临床症状

1.年龄和性别　好发于中老年人(50～70 岁),男性多于女性。

2.既往史　常有高血压、糖尿病、心脏病和高脂血症病史。

3.发病特点　发病突然,持续时间短,恢复快,不留后遗症状。发病时迅速出现局限性神经功能或视网膜功能障碍,多于 5min 左右达到高峰,可反复发作,每次发作的症状相对较恒定。

4.注意　一般不表现为症状仅持续数秒钟即消失的闪击样发作。

(二)颈内动脉系统 TIA 的表现

1.常见症状　对侧单肢无力或轻偏瘫,可伴有对侧面部轻瘫,系大脑中动脉供血区或大脑中动脉与大脑前动脉皮层支的分水岭区缺血的表现。

2.特征性症状

(1)眼动脉交叉瘫:病变侧单眼一过性黑矇或失明、对侧偏瘫及感觉障碍。

(2)Horner 征交叉瘫:病变侧 Horner 征、对侧偏瘫。

(3)失语症:主侧半球受累可出现。

3.可能出现的症状

(1)对侧单肢或半身感觉异常:如偏身麻木或感觉减退,为大脑中动脉供血区缺血的表现。

(2)对侧同向性偏盲:较少见;大脑中动脉与大脑后动脉皮层支或大脑前动脉、中动脉、后动脉皮层支分水岭区缺血,使顶、枕、颞交界区受累所致。

(三)椎-基底动脉系统 TIA 的表现

1.常见症状　眩晕、平衡失调,多不伴有耳鸣,为脑干前庭系统缺血表现;少数可伴耳鸣,系内听动脉缺血致内耳受累。

2.特征性症状

(1)跌倒发作:转头或仰头时,下肢突然失去张力而跌倒,无意识丧失,很快自行站起,系脑干网状结构缺血所致。

(2)短暂性全面性遗忘症:出现短时间记忆丧失。患者对此有自知力,持续数分钟至数十分钟;发作时伴时间、地点定向障碍,但书写、谈话和计算能力保持;系大脑后动脉颞支缺血累及边缘系统的颞叶海马、海马旁回和穹隆所致。

(3)双眼视力障碍发作:双侧大脑后动脉距状支缺血致枕叶视皮质受累,引起暂时性皮质盲。

3.可能出现的症状

(1)吞咽障碍、构音不清:脑干缺血所致球麻痹或假性球麻痹的表现。

(2)意识障碍伴或不伴瞳孔缩小:高位脑干网状结构缺血累及网状激活系统及交感神经下行纤维(由下丘脑交感神经区到脊髓睫状中枢的联系纤维)所致。

(3)一侧或双侧面、口周麻木或交叉性感觉障碍:三叉神经脊束核及同侧脊髓丘脑束缺血的表现。

（4）眼外肌麻痹和复视：中脑或脑桥缺血的表现。

（5）共济失调：因椎动脉及基底动脉小脑分支缺血导致小脑功能障碍。

（6）交叉性瘫痪：典型的一侧脑干缺血表现，因脑干缺血的部位不同出现 Weber、Foville 综合征等。

四、辅助检查

1.EEG、CT 或 MRI 检查　大多正常，部分病例脑内有小的梗死灶或缺血灶。弥散加权 MRI 可见片状缺血区。

2.DSA/MRA 或 TCD　可见血管狭窄、动脉粥样硬化斑块，TCD 微栓子监测适合发作频繁的 TIA 患者。

五、诊断及鉴别诊断

（一）诊断

1.诊断　诊断主要依靠病史（绝大多数 TIA 患者就诊时症状已消失）。有典型临床表现者诊断不难。进行某些辅助检查对确定病因，有助于选择适当的治疗方法。

2.以下症状不属于 TIA 的特征性症状

（1）不伴有后循环（椎-基底动脉系统）障碍其他体征的意识丧失。

（2）躯体多处持续进展性症状。

（3）强直性及/或阵挛性痉挛发作。

（4）闪光暗点。

（二）需与以下疾病鉴别

1.单纯部分性发作癫痫

（1）肢体抽搐：从躯体的一处开始，并向周围扩展，持续数秒至数分钟。

（2）脑电图：多有异常。

（3）CT/MRI：发现脑内局灶性病变。

2.梅尼埃病

（1）发作性眩晕、恶心、呕吐：与椎-基底动脉 TIA 相似，每次发作持续时间多超过 24h，发病年龄多在 50 岁以下。

（2）伴有症状：耳鸣、耳阻塞感、听力减退等。

（3）定位体征：只有眼球震颤。

3.心脏疾病

（1）多种疾病：阿-斯综合征，严重心律失常如室上性心动过速、多源性室性早搏、室性心动过速、心房扑动、病态窦房结综合征等引起阵发性全脑供血不足，出现头昏、晕倒和意识丧失。

（2）常无神经系统局灶性症状和体征。

（3）心电图、超声心动图和 X 线检查：常有异常发现。

4.其他

（1）脑内寄生虫、颅内肿瘤、脓肿、慢性硬膜下血肿：可出现类似 TIA 发作症状。

（2）原发或继发性自主神经功能不全：可因血压或心律的急剧变化引起短暂性全脑供血不足，出现发作性意识障碍。

六、治疗

治疗目的为消除病因、减少及预防复发、保护脑功能。

（一）病因治疗

1.针对病因治疗　对有明确病因者，如高血压患者应控制高血压，使 Bp＜18.7/12.0kPa（140/90mmHg），糖尿病患者伴高血压者血压宜控制在更低水平［Bp＜17.3/11.3kPa（130/85mmHg）］。

2.有效地控制危险因素　治疗糖尿病、高脂血症（使胆固醇＜6.0mmol/L，LDL＜2.6mmol/L）、血液系统疾病、心律失常等。

3.颈动脉内膜剥离术、血栓内膜切除术、颅内外动脉吻合术或血管内介入治疗　对颈动脉有明显动脉粥样硬化斑块、狭窄（＞70％）或血栓形成，影响脑内供血并有反复发作 TIA 者可试行。

（二）预防性药物治疗

1.抗血小板聚集剂　宜长期服用，治疗期间应监测临床疗效和不良反应，减少微栓子发生，减少 TIA 复发。

（1）阿司匹林：50～100mg/d，晚餐后服用。

（2）噻氯匹定：125～250mg，1～2 次/d；副作用如皮炎和腹泻，引起白细胞减少，在治疗的前 3 个月定期检查白细胞计数。

（3）氯吡格雷：75mg/d，单独应用或与双嘧达莫联合应用。

2.抗凝药物　对频繁发作的 TIA，特别是颈内动脉系统 TIA 较抗血小板药物效果好；对渐进性、反复发作和一过性黑矇的 TIA 可起预防卒中的作用。

（1）肝素：100mg 加入 5％葡萄糖或 0.9％生理盐水 500ml 内，以 20～30 滴/min 的滴速静脉滴注；若情况紧急可用肝素 50mg 静脉推注，再用 50mg 静脉滴注维持；或选用低分子肝素 4000U，2 次/d，腹壁皮下注射，较安全。

（2）华法林（苄丙酮香豆素钠）：2～6mg/d，口服。

（三）脑保护治疗

钙拮抗剂（如尼莫地平、西比灵、奥力保克）具有脑保护作用，可用于频繁发作的 TIA，影像学显示有缺血或脑梗死病灶者。

（四）其他

1.中医　中药丹参、川芎、红花、水蛭、葛根等单方或复方制剂。

2.血管扩张药　如脉栓通或烟酸占替诺静脉滴注，罂粟碱口服、扩容药物（如低分子右旋糖苷）。

七、预后

未经治疗或治疗无效的病例，约 1/3 发展为脑梗死，1/3 继续发作，1/3 可自行缓解。

第二节　脑出血

【概念】

脑出血有外伤性和非外伤性两种，后者指颅内或全身疾病引起的脑实质内出血。本节所述的为非外伤性脑出血，其占全部脑血管病的 20%～30%，且死亡率高，是危害中老年人的常见疾病。

【病因机制】

多数是由高血压导致动脉硬化引起的，因此，也称为高血压性脑出血，少数由其他原因所致，如先天性脑血管异常、血液病、结缔组织病、脑淀粉样血管病、脑动脉炎、脑梗死、脑恶性肿瘤、抗凝、溶栓治疗后等。

患者的凝血功能如正常，在脑出血发生后，在短时间内破裂的动脉很快发生血液自凝而使出血终止，血肿不再扩大。较少数者为多发性脑出血，其主要见于血液病、抗凝或溶栓治疗后、炎症性脑血管病等。出血的部位、速度与量决定临床表现。小量出血者，可不产生任何症状和体征，渐被吸收后由增生的胶质细胞所填充，形成胶质瘢痕。血量大时，可向周围脑组织扩散，或破入脑室及脑表面，脑出血破入脑室，尤其是四脑室时，可产生脑室铸型，导致急性阻塞性脑积水，颅内压急剧升高。较大血肿腔的周围为坏死水肿带，水肿在 3～5 天达最高峰，严重者形成脑疝，导致死亡。在脑出血 3～4 周后，大的血肿液化并被吸收，周围水肿逐渐消失。原发脑干出血或脑疝形成是致死的主要原因。

【临床表现】

高血压性脑出血好发于中老年人，大多在动态下发病，如紧张、激动、疲劳、过度用力等。气候变化剧烈时，发病增多。一般无先兆，发病突然，症状和体征多在数分钟至数小时内达到高峰，在 3～7 天时加重。临床表现取决于出血的量和部位，小量脑出血临床表现较轻，甚至可没有明显表现而由脑 CT 扫描发现确诊。大量出血者多表现为血压增高、头痛、恶心、呕吐、意识不清、大小便失禁、言语障碍、偏瘫。下述不同部位出血的临床表现特点。

1.基底节区出血　为高血压性脑出血最好发部位，约占全部脑出血的 70%（壳核 60%，丘脑 10%）。由于出血常累及内囊，而出现一些共同的表现，故又称内囊区出血。

（1）壳核出血：系豆纹动脉破裂所致，表现为突发的病灶对侧偏瘫、偏身感觉障碍和同向性偏盲，双眼球偏离病侧肢体，主侧病变还可伴有失语等。出血量大可有意识障碍。

（2）丘脑出血：临床表现取决于出血量的多少，一般为突发的病灶对侧偏瘫、偏身感觉障碍甚至偏盲，丘脑出血可以扩展到下丘脑和上部中脑，引起一系列眼球运动障碍和瞳孔异常，通常感觉障碍严重,特别是深感觉障碍更为突出。该部位出血还有以下特殊表现:①丘脑性感觉异常:对侧感觉过敏或自发性疼痛;②丘脑性失语:言语缓慢而不清、重复言语、发音困难、复述差,但朗读和认读正常;③丘脑性痴呆:记忆力下降、计算力障碍、情感障碍、人格障碍等。若出血量少者,仅表现为对侧肢体感觉障碍,或甚至无明显的表现。

2.脑叶出血　系大脑皮质支血管破裂所致,也称皮质下出血。约占脑出血的10%。脑叶出血的原因除高血压外,其他原因还有脑血管淀粉样变性、脑血管畸形、脑肿瘤、血液病、抗凝或溶栓治疗后等。出血以枕叶、颞叶最多见,其次为顶叶、额叶;多数为单发,少数为多发。多数的脑叶出血均有头痛、呕吐,癫痫发作也较常见,其他的表现取决于出血的部位,如额叶出血表现为精神障碍、运动性失语、失用、对侧肢体瘫痪等;顶叶出血者表现为体象障碍,对侧肢体轻偏瘫和明显的感觉障碍,颞叶出血者表现为感觉性失语,部分性偏盲和精神症状。枕叶出血只表现为对侧偏盲并有黄斑回避现象。一般来讲,脑叶出血病情较轻,但出血量较大者,病情重并可导致死亡。

3.脑桥出血　原发性脑干出血占脑出血的10%。在脑干出血中,绝大多数为脑桥出血,少部分为中脑出血,而延髓出血极为少见。脑桥出血量大于5ml者,通常患者很快进入昏迷,双侧针尖样瞳孔、四肢瘫,可伴有胃出血、高热、呼吸困难、去大脑强直等,多在发病24~48小时内死亡。小量脑桥出血可无意识障碍,表现为突然头痛、呕吐、复视、眼震、凝视麻痹、交叉性感觉障碍、交叉性瘫痪、偏瘫等,其预后良好,有的仅遗留轻偏瘫或共济失调。

4.小脑出血　占脑出血的10%。由于出血量及部位不同,其临床表现分为三种类型:

(1)暴发型。约占小脑出血的20%。为一侧小脑半球或蚓部较大量出血,一般出血量在15ml以上,血肿迅速压向脑干腹侧,引起高颅压,导致枕骨大孔疝而死亡。患者表现为突然头痛、眩晕、呕吐,迅速出现昏迷,常在发病后1~2天内死亡。

(2)一般型。约占小脑出血的70%。出血量为5~15ml,病情发展相对缓慢,木少患者可存活。头痛、眩晕、反复呕吐是一个突出特征。可有明显的小脑及脑干受损表现,如瞳孔缩小、眼震、眼球活动障碍、角膜反射消失、外展神经麻痹、周围性面瘫、交叉性肢体瘫痪和感觉障碍、同侧肢体共济失调、构音障碍等。病情加重者可出现昏迷及脑疝而致死。

(3)良性型。占小脑出血的10%。出血量在5ml以内。患者均能存活,多仅表现为眩晕、眼震、复视、周围性面瘫。

5.脑室出血　占脑出血的3%~5%。由脑室内脉络丛动脉或室管膜下动脉破裂出血,血液直接流入脑室所致,称原发性脑室出血,其临床表现取决于出血的量。大量出血者的表现为突然剧烈全头疼痛、呕吐和脑膜刺激征,很快进入昏迷、去大脑强直、瞳孔缩小及高热,迅速死亡。小量出血者仅出现一般性头痛、头晕、恶心、呕吐、脑膜刺激征,可完全恢复。继发性脑室出血为脑出血合并症,即脑实质出血破入脑室。

【辅助检查】

1.CT扫描　可及时、准确地显示出直径1.0cm及更大的出血:出血的部位、量、占位效应、脑积水、是否破入脑室和周围脑组织受损情况。出血灶为均匀一致的高密度影,高密度出血灶周围为水肿的低密度影,边界不清楚。当血肿液化成为囊腔时,出血灶由高密度影变为低密度影。

2.MRI 与 MRA　MRI 主要用于发现 CT 扫描发现不了的小量出血及 4～5 周后 CT 不能显示的脑出血。脑出血的 MRI 表现复杂,不同的时间,其信号不同,分为 4 期:

(1)超急性期(<24 小时):血肿及其周围水肿区均为长 T_1、长 T_2 信号。

(2)急性期(24～48 小时):血肿为等 T_1、短 T_2 信号,血肿周围为长 T_1、长 T_2。

(3)亚急性期(3 天至 2 周):血肿为短 T_1、长 T_2 信号,其周围为长 T_1、长 T_2 信号。

(4)慢性期(>3 周):血肿为短 T_1、长 T_2 信号,周围均为低信号。MRI 可清楚地观察到血肿及其与周围脑组织的关系,有时可以发现其他病因,如血管畸形、动脉瘤、肿瘤等。MRA 检查可显示脑血管畸形或动脉瘤。

3.DSA 怀疑　有血管异常时,应行 DSA 检查。其可发现脑血管畸形、脑底异常血管网病和动脉瘤。

4.腰椎穿刺检查　CT 扫描确诊后,一般不做腰穿检查,但如患者不能做 CT 扫描或怀疑颅内炎性疾病所致的脑出血,应做该项检查。

【诊断】

在动态下突然出现明显头痛、呕吐、意识障碍、失语、瘫痪、血压高的中老年人应考虑脑出血可能。脑 CT 检查可以确诊,并能与其他疾病鉴别。对于 45 岁以下无高血压病史者,应进行进一步检查,寻找脑出血的其他原因。

【鉴别诊断】

需要与脑出血鉴别的疾病有:

1.脑梗死　小量脑出血的临床表现与脑梗死非常相似,或大面积脑梗死引起的严重表现也酷似脑出血,行 CT 扫描可以鉴别。

2.蛛网膜下腔出血　可表现为突然剧烈头痛、呕吐、意识障碍、脑膜刺激征及血性脑脊液,一般没有局限性神经功能障碍。但如合并动脉痉挛导致局限性神经功能障碍者,则不易与脑出血鉴别,可借助 CT 扫描鉴别之。

3.高血压性脑病　表现为血压突然急剧升高并伴有明显的头痛、呕吐、眩晕、视盘水肿,甚至有意识障碍等,但没有明确的局限性神经功能障碍。降血压治疗效果和 CT 扫描结果可明确鉴别之。

4.瘤卒中　即脑肿瘤发生的出血,CT 或 MRI 增强扫描可明确鉴别。

5.中毒与代谢性疾病　突发的大量脑出血在发病后迅速进入深昏迷状态,而没有明显的局限性神经功能障碍的表现,此时应注意与药物、一氧化氮、有机磷、酒精等中毒,低血糖昏迷,中暑,肝昏迷,尿毒症等鉴别。其主要是通过询问病史及相关血生化检查及头 CT 加以区别。

【治疗】

治疗原则为积极降低颅内压,防治并发症,早期功能锻炼。

1.积极降低颅内压　是挽救生命的关键。

(1)甘露醇:是降低颅内压最有效的药物,一般而言,甘露醇的好处是效果较快,不会引起血糖上升,坏处则为对老年人的肾功能影响较大,对电解质平衡的影响较为常见以及停用太快可能会有脑水肿反弹上升。用法:20% 甘露醇,每次 125～250ml,静脉快速滴注,30 分钟内滴完,需要使用多少剂量、使用几天,应以脑部 CT 上血块的大小及出血的部位来决定,最简单的方法为:血肿最大直径约2、3或4cm者,以每天注射2、3次或4次开始,可连续用5~15天。血肿最大直径若大于4cm,则要增至每天6次,较重要部位的出血,如脑干、小脑等,也应增加剂量。使用之后须小心追踪患者的临床表现,依病情的变化调整剂量,且需同时注意水电解质平衡和心肾功能。

(2)速尿:如心肾功能不好或甘露醇应用后仍不足以降低颅内压者,则应用或加用速尿。用法:每次速尿40~100mg,肌内注射或静脉滴注,每4~8小时1次。

(3)甘油盐水:作用较上述两种药物弱,如脑水肿不严重者或需长期应用者,可用甘油盐水。老年人宜使用,但须注意血糖上升的问题。本来血糖就很高的患者或脑压很高,情况紧急时,则宜使用甘露醇。用法:10%甘油,每次250~500ml,静脉滴注,每日1~2次。

(4)白蛋白:是较强的脱水剂。用法:白蛋白10g,静脉滴注,每日1~2次。

(5)采用控制过度通气使$PaCO_2$保持在25~30mmHg。

(6)手术治疗:如上述治疗仍无法控制,且可能出现脑疝时,应及时进行手术治疗,以挽救生命。手术治疗方法可采用颅骨钻孔吸血块术、颅骨钻孔脑室穿刺引流术或开颅清除血肿并颞下减压术。外科治疗在脑出血的适用情况主要有4点:①血肿很大,估计脑压会很高时。②血块靠近脑干时(如小脑出血等)。③持续出血或再出血时。④血液破入脑室引起急性脑积水症时。

2.血压管理 脑出血后血压升高是对颅内压增高情况下为保持脑血流量的血管自动调节反应,当颅内压下降时血压也会随之下降,但血压过高,也可加重脑水肿和再出血的危险。急性期时,血压可先控制在160/95mmHg左右,等脑压改善后,再把血压逐步降至正常范围内。原则上,任何时刻都应不要让血压高于180/105mmHg,除非患者有严重的脑高压病症。最近3~5年来,有一种新观念为:血压较高可改善脑血流及促进受伤神经的恢复,收缩期血压200~220mmHg也可能没关系。这种通常用于年轻人脑外伤的新治疗观念不能也不应该完全拿来应用于年纪较大、高血压性脑出血的患者。因为很可能造成再出血。当血压超过220~180/119~105mmHg时,可口服β受体阻滞剂或血管紧张素转化酶抑制剂;当血压超过230/120mmHg时,可用硝普钠静点。

3.止血药 不主张应用止血药,但因凝血机制障碍引起的脑出血或伴有应激性溃疡引起大量胃出血时,可用止血药。

4.应激性溃疡治疗 一般应用H_2受体阻滞药物,如西咪替丁200~400mg/d,静脉滴注;如效果不好,可用质子泵抑制剂,即洛赛克40mg,静脉注射,每日1次。

5.抗感染 病情轻者一般不用抗生素。但如意识障碍和球麻痹者或体温超过38℃以上者,应使用抗生素防治感染。

6.保持呼吸道通畅 给予吸氧,同时应注意翻身、叩背、雾化吸入,以协助排痰;咳痰困难者应给予人工吸痰;严重者,应尽早插管,甚至气管切开;以防止因痰阻塞造成的窒息和防止吸入性肺部感染。

7.保持水电解质及酸碱平衡 脑出血患者处于高代谢状态,且大量应用脱水剂及进食不够,应及时补充和纠正水电解质和酸碱失调。

8.神经细胞营养剂 病情稳定后,可给予神经细胞营养剂,请参考脑血栓形成治疗。

9.一般情况处理　脑出血急性期应保持安静,绝对卧床,保持大便通畅。不能进食者,应留置胃管,给予鼻饲;对于病情较重不能自我运动者,应每2小时翻身及活动四肢关节,注意防治下肢静脉血栓和压疮。平卧有助于脑灌注。如无基底动脉、颈内动脉等大动脉主干闭塞所引起的血流动力学性梗死,患者的头部可抬高约30°。头部稍微抬高可促进脑静脉血液回流至心脏而减少脑压,头部太高则可能增加脑移位的危险,须小心。

10.早期康复治疗　脑出血病情稳定者,应尽早开展康复治疗,以利于神经功能的恢复。康复治疗先在床上进行,可加用针灸治疗。但须视病情而行,避免过度活动以加重病情或促使再出血。

11.预防性治疗　尽管脑出血的复发率远低于脑梗死,但在本次脑出血治疗后,应长期进行预防性治疗,其包括稳定血压,避免过度疲劳、情绪激动、过度饮食等。非高血压性脑出血者,应积极寻找原因并给予治疗。

【预后】

脑出血死亡率约为40%,存活者中70%遗留不同程度的神经功能障碍。

第三节　三叉神经痛

三叉神经痛是指三叉神经分布区反复发作的短暂性剧痛。

【病因与病理】

三叉神经痛分为原发性和继发性两种类型,继发性是指有明确的病因,如邻近三叉神经部位发生的肿瘤(胆脂瘤)、炎症、血管病等引起三叉神经受累,多发性硬化的脑干病灶亦可引起三叉神经痛;原发性是指病因尚不明确者,但随着诊断技术的发展与提高,研究发现主要由伴行小血管(尤其是小动脉)异行扭曲压迫三叉神经根,使局部产生脱髓鞘变化所引起;三叉神经节的神经细胞因反复缺血发作而受损导致发病;其他还有病毒感染,岩骨嵴异常变异产生机械性压迫等。

【临床表现】

1.年龄、性别　70%～80%发生于40岁以上中老年,女性略多于男性,约为3∶2。

2.疼痛部位　限于三叉神经分布区内,以第二、第三支受累最为常见,95%以上为单侧发病。

3.疼痛性质　常是电灼样,刀割样、撕裂样或针刺样,严重者伴同侧面肌反射性抽搐,称为"痛性抽搐"。发作时可伴有面部潮红、皮温增高、球结膜充血、流泪等。由于疼痛剧烈,患者表情痛苦,常用手掌或毛巾紧按、揉搓疼痛部位。

4.疼痛发作　常无先兆,为突然发生的短暂性剧痛,常持续数秒至2分钟后突然终止。间歇期几乎完全正常。发作可数天1次至每分钟发作数次不等。大多有随病程延长而发作频度增加的趋势,很少自愈。

5.扳机点　在疼痛发作的范围内常有一些特别敏感的区域,稍受触动即引起发作,称为"扳机点",多分布于口角、鼻翼、颊部或舌面,致使患者不敢进食、说话、洗脸、刷牙,故面部及口腔卫生差,情绪低落,面色憔悴,言谈举止小心翼翼。

6.神经系统检查　原发性三叉神经痛者,神经系统检查正常;继发性三叉神经痛者可有分布区内面部感觉减退、角膜反射消失,也可表现疼痛呈持续性,可合并其他脑神经麻痹。

【诊断与鉴别诊断】

根据疼痛发作的部位、性质、扳机点等即可诊断。但需注意原发性与继发性的鉴别以及与其他面部疼痛的鉴别。

1.继发性三叉神经痛,应做进一步检查,如脑 CT 或 MRI,必要时进行脑脊液检查,以寻找病因。沿三叉神经走行的 MRI 检查,可发现某些微小病变对三叉神经的压迫等。

2.与其他头面部疼痛鉴别:①牙痛,一般为持续性钝痛,可因进食冷、热食物而加剧。②鼻窦炎,也表现持续钝痛,可有时间规律,伴脓涕及鼻窦区压痛,鼻窦摄 X 线片有助诊断。③偏头痛,以青年女性多见,发作持续时间数小时至数天,疼痛性质为搏动性或胀痛,可伴恶心呕吐。先兆性偏头痛患者发作前有眼前闪光、视觉暗点等先兆。④舌咽神经痛,疼痛部位在舌根、软腭、扁桃体、咽部及外耳道,疼痛性质与三叉神经痛相似,也表现短暂发作的剧痛。局麻药喷涂于咽部,可暂时镇痛。⑤蝶腭神经痛,又称 Sluder 综合征,鼻与鼻窦疾病易使翼腭窝上方的蝶腭神经节及其分支受累而发病,表现鼻根后方、上颌部、上腭及牙龈部发作性疼痛并向额、颞、枕、耳等部位扩散,疼痛性质呈烧灼样、刀割样,较剧烈,可持续数分钟至数小时,发作时可有患侧鼻黏膜充血、鼻塞、流泪。

【治疗】

原发性三叉神经痛首选药物治疗,无效时可用封闭、神经阻滞或手术治疗。

1.药物治疗　①卡马西平:为抗惊厥药,作用于网状结构-丘脑系统,可抑制三叉神经系统的病理性多神经元反射。初始剂量为 0.1g,bid,以后每天增加 0.1g,分 3 次服用,最大剂量为 1.0g/d,疼痛停止后,维持治疗剂量 2 周左右,逐渐减量至最小有效维持量。不良反应有头晕、嗜睡、走路不稳、口干、恶心、皮疹等。少见但严重的不良反应是造血系统功能损害,可发生白细胞减少,甚至再生障碍性贫血。罕见的有剥脱性皮炎等。②苯妥英钠:初始量为 0.1g,tid,可每天增加 50mg,最大剂量为 0.6g/d,疼痛消失 1 周后逐渐减量。不良反应有头晕、嗜睡、牙龈增生及共济失调等。③治疗神经病理性疼痛的新型药物有加巴喷丁、普瑞巴林、奥卡西平等,具有疗效肯定、较少不良反应等优势,可结合患者病情、经济情况及个人意愿选用。④辅助治疗可应用维生素 B_1、维生素 B_{12},疗程 4~8 周。

2.封闭治疗　将无水乙醇或其他药物如甘油、维生素 B_{12}、泼尼松龙等注射到三叉神经分支或半月神经节内,可获镇痛效果。适应证为药物疗效不佳或不能耐受不良反应;拒绝手术或不适于手术者,疗效可持续 6~12 个月。

3.半月神经节射频热凝治疗　在 X 线或 CT 导向下,将射频电极经皮插入半月节,通电加热 65~80℃,维持 1 分钟,适应证同封闭治疗。不良反应有面部感觉障碍、角膜炎和带状疱疹等。疗效可达 90%,复发率为 21%~28%,重复应用仍有效。

4.手术治疗　用于其他治疗方法无效的原发性三叉神经痛,手术方式有:①三叉神经显微血管减压术;近期疗效可达 80% 以上,并发症有面部感觉减退,听力障碍,滑车、外展或面神经损伤等。②三叉神经感觉根部分切断术。③三叉神经脊髓束切断术。

5.γ 刀或 X 线刀治疗　药物与封闭治疗效果不佳,不愿或不适于接受手术的,也可以采用 γ 刀或 X 线刀治疗,靶点是三叉神经感觉根。起效一般开始于治疗后 1 周。由于靶点周围重要结构多,毗邻关系复杂,定位需要特别精确。

第四节　急性脊髓炎

急性脊髓炎是由免疫或感染等原因所诱发的脊髓急性炎症,是脊髓的一种非特异性炎性病变,而中毒、血管病、代谢疾病、营养障碍、放射性损害所引发的脊髓损伤,通常被称为脊髓病。炎症常累及几个髓节段的灰白质及其周围的脊膜、并以胸髓最易受侵而产生横贯性脊髓损害症状。临床特征为病损平面以下的肢体瘫痪,传导束性感觉缺失和自主神经功能损害,如尿便功能障碍。部分病人起病后,瘫痪和感觉障碍的水平均不断上升,最终甚至波及上颈髓而引起四肢瘫痪和呼吸肌麻痹,并可伴高热,危及病人生命安全,称为上升性脊髓炎。

【病因】

病因至今尚未明确,1975 年亚洲流感流行后,该病发病率一度明显增高,证明本病与病毒感染相关。常见于 2 型单纯疱疹病毒、水痘——带状疱疹病毒及肠道病毒,对亚洲流感后患者流感 A、B 病毒抗体滴度测定和患者脑脊液病毒抗体及特异性 DNA 的测定均显示病毒对脊髓的直接损害可能是主要原因,但尚未直接从病变脊髓或脑脊液中分离出病毒。推测病毒感染的途径可能为长期潜伏在脊神经节中的病毒在人体抵抗力下降时,沿神经根逆行扩散至脊髓而致病,或者病毒感染其他身体部位后经血行播散至脊髓。根据其病前多有上呼吸道感染、腹泻、疫苗接种等病史,目前多数学者倾向于认为本病更可能与病毒感染后所诱导的自身免疫反应有关,而外伤和过度疲劳可能为诱因。

【病理】

本病可累及脊髓的任何节段,但以胸段最为常见(74.5%),其次为颈段和腰段。病损为局灶性或横贯性亦有多灶融合或散在于脊髓的多个节段,也可累及脑干或大脑,但较少见。病变多累及脊髓灰白质及相应的脊膜和神经根,多数病例以软脊髓、脊髓周边白质为主。肉眼观察受损节段脊髓肿胀、质地变软、软脊髓充血或有炎性渗出物。切面可见受累脊髓软化、边缘不整、灰白质界限不清。镜下可见软脊膜和脊髓内血管扩张、充血,血管周围炎性细胞浸润,以淋巴细胞和浆细胞为主,有时也可见少量中性粒细胞;灰质内神经细胞肿胀、碎裂、虎斑消失,尼氏体溶解,胞核移位,白质中髓鞘脱失、轴突变性,病灶中可见胶质细胞增生。早期患者病变主要集中在血管周围,有炎细胞渗出和髓鞘脱失,病变严重者有坏死,可融合成片状或空洞,在这个过程中亦可以看到胶质细胞增生,以小胶质细胞增生为多见,若吞噬类脂质则成为格子细胞而散在分布于病灶中。后期病变部位萎缩,并逐渐形成纤维瘢痕,多伴星形胶状细胞增生,脊髓萎缩变细;脊膜多伴原发或继发改变,多表现为血管内皮细胞肿胀,炎细胞渗出,血管通透性增加,后期则可出现血管闭塞。

【临床表现】

一年四季均可发病,以冬春及秋冬相交时为多,各年龄组和职业均可患病,以青壮年和农民多见，无明显性别差异，散在发病。

患者多在脊髓症状出现前数天或1～4周可有发热、全身不适或上呼吸道感染或腹泻等症状，或有疫苗接种史。起病急，常先有背痛或胸腰部束带感，随后出现双下肢麻木、无力等症状，伴尿便障碍。多数患者在数小时至数天内症状发展至高峰，出现脊髓横贯性损害症状。临床表现多变，取决于受累脊髓节段和病变范围。

1.运动障碍　以胸髓受损害后引起的截瘫最常见，一方面可能胸段脊髓较长，损害概率较大；另一方面由于T_4为血管供应交界区，容易缺血而受到炎症损伤，因此胸髓病变以T_4部位多见。表现为双下肢截瘫，早期主要表现为脊髓休克现象，呈弛缓性瘫痪，病变水平以下肢体肌张力降低，腱反射减弱或消失，病理征多为阴性，腹部及提睾反射消失。一般认为该现象的产生是由于脊髓失去高级神经中枢的抑制后，短期内尚未建立独立功能，因此出现的一种暂时性的功能紊乱。休克期持续时间差异较大，从数天到数周不等，也有多达数月的情况，后者少见。一般持续3～4周，其时间跨度与脊髓损伤程度和并发症密切相关，脊髓损伤完全者其休克期较长，并发尿路感染、压疮者，休克期更长，甚至数月至数年无法恢复。经过积极治疗后，脊髓自主功能可逐渐恢复，并逐渐过渡到痉挛性瘫痪，即瘫痪肢体肌张力由屈肌至伸肌逐渐增高，腱反射逐渐增高，肌力恢复始于远端，如足趾，逐渐膝、髋等近端关节运动逐步恢复，甚至可恢复行走能力。若脊髓损害完全，休克期后可以出现伸性反射、肌张力增高，但肌力恢复较差，尽管其脊髓本身神经兴奋性有恢复，甚至高于正常水平。脊髓损伤不完全的患者，下肢可表现为内收、足内旋，刺激下肢皮肤可引起肢体的抽动。严重损伤患者，在其足底、大腿内侧或腹壁给予轻微刺激，即可引起强烈的肢体痉挛，伴出汗、竖毛，甚至出现二便失禁，临床上称该现象为"总体反射"。该类型患者预后大多不良。部分患者并发症较少，但截瘫长期恢复不佳，反射消失，病理征阴性，可能与脊髓供血障碍或软化相关。

如颈髓受损则出现四肢瘫痪，并可伴有呼吸肌麻痹而出现呼吸困难。若病变部位在颈膨大，则出现双上肢弛缓性瘫痪和双下肢中枢性瘫痪，胸段病变引起双下肢中枢性瘫痪，腰段脊髓炎胸腹部不受累，仅表现双下肢弛缓性瘫痪，骶段病变则无明显肢体运动障碍和锥体束征。

2.感觉障碍　损害平面以下肢体和躯干的各类感觉均有障碍，重者完全消失，呈传导束型感觉障碍，系双脊髓丘脑束和后索受损所致。有的患者在感觉缺失上缘常有1～2个节段的感觉过敏带，病变节段可有束带样感觉异常。少数患者表现为脊髓半切综合征样的感觉障碍，出现同侧深感觉和对侧浅感觉缺失，主要是因为脊髓炎的局灶性损伤所致。骶段脊髓炎患者多出现马鞍区感觉障碍、肛门及提睾反射消失。另有一些儿童患者由于脊髓损伤较轻而无明显的感觉平面，恢复也较快。随着病变恢复，感觉障碍平面会逐渐下降，逐渐恢复正常，但恢复速度较运动功能恢复更慢。甚至有些患者终身遗留部分感觉功能障碍。

3.自主神经障碍　脊髓休克期，由于骶髓排尿中枢及其反射的功能受到抑制，排尿功能丧失，因膀胱对尿液充盈无任何感觉，逼尿肌松弛，而呈失张力性膀胱，尿容量可达1000ml以上；当膀胱过度充盈时，尿液呈不自主地外溢，出现尿失禁，称之为充盈性尿失禁或假性尿失禁。此时需给予导尿。在该期患者直肠运动不佳，常出现大便潴留，同时由于肛门内括约肌松弛，还可出现大便失禁。当脊髓休克期过后，随着脊髓功能逐渐恢复，因骶髓排尿中枢失去大脑的抑制性控制，排尿反射亢进，膀胱内的少量尿液即可引起逼尿肌收缩和不自主排尿，谓之反射性失禁。如病变继续好转,可逐步恢复随意排尿能力。随着脊髓功能恢复,大便功能可逐渐正常。在脊髓休克期,如果膀胱护理不得当,长期引流,无定期地膀胱充盈,在脊髓恢复期可出现尿频、尿急、尿量少,称为痉挛性小膀胱或急迫性尿失禁。个别患者由于脊髓损伤较重,长期弛缓性瘫痪,膀胱功能难以恢复正常。痉挛性屈曲性截瘫者常有便秘,而长期弛缓性瘫痪者结肠运动和排便反射均差。此外,损害平面以下躯体无汗或少汗、皮肤干燥、苍白、发凉、立毛肌不能收缩;截瘫肢体水肿、皮肤菲薄、皮纹消失、趾甲变脆,角化过度。休克期过后,皮肤出汗及皮肤温度均可改善,立毛反射也可增强。如是颈髓病变影响了睫状内脏髓中枢则可出现Horner 征。

急性上升性脊髓炎少见,但病情凶险,在数小时至数日内脊髓损害即可由较低节段向上发展,累及较高节段,临床表现多从足部向上,经大腿、腹胸、上肢到颈部,出现瘫痪或感觉障碍,严重者可出现四肢完全性瘫痪和呼吸肌麻痹,而导致呼吸困难、吞咽困难和言语不能,甚至累及延髓而死亡。当上升性脊髓炎进一步累及脑干时,出现多组脑神经麻痹,累及大脑可出现精神异常或意识障碍,病变超出脊髓范围,称为弥漫性脑脊髓炎。

【辅助检查】

1.实验室检查　急性期周围血白细胞总数可稍增高,合并感染可明显增高。腰穿查脑脊髓液压力多正常,少数因脊髓肿胀至椎管轻度阻塞,一般无椎管梗阻现象。外观多无明显异常,脑脊液细胞总数特别是淋巴细胞和蛋白含量可有不同程度的增高,但也可正常,多以淋巴细胞为主。脑脊液蛋白定量正常或轻度升高,葡萄糖及氯化物正常。蛋白和白细胞数的变化多于脊髓的炎症程度和血脑屏障破坏程度相一致。

2.X 线和 CT　脊柱 X 线片常无明显异常改变,老年患者多见与脊髓病变无关的轻、中度骨质增生。CT 多用于除外继发性脊髓疾病,如脊柱病变引起的脊髓病,脊髓肿瘤等。

3.MRI　磁共振成像能早期显示脊髓病变的性质、范围、程度,是确诊急性脊髓炎最可靠的方法,其分辨率和准确率均优于 CT。急性期可见病变部位水肿、增粗,呈片状长 T_1 长 T_2 异常信号,信号均匀,增强可有斑片状强化,也可早期发现多发性硬化的病理变化。

4.视觉诱发电位、脑干诱发电位　多用于排除脑干和视神经的早期损害。对鉴别视神经脊髓炎作用明显。

【诊断和鉴别诊断】

多青壮年发病,病前两周内有上呼吸道感染、腹泻症状,或疫苗接种史,有外伤、过度疲劳等发病诱因。急性起病,迅速出现肢体麻木、无力,病变相应部位背痛和束带感,体检发现:①早期因"脊髓休克期"表现为弛缓性瘫痪,休克期后病变部位以下支配的肢体呈现上运动神经元瘫痪;②病损平面以下深浅感觉消失,部分可有病损平面感觉过敏带;③自主神经障碍:尿潴留、充盈性尿失禁、大便失禁。休克期后呈现反射性膀胱、大便秘结,阴茎异常勃起等。辅助检查发现:①急性期外周血白细胞计数正常或稍高。②脑脊液压力正常,部分病人白细胞和蛋白轻度增高,糖、氯化物含量正常。③脊髓 MRI 示病变部位脊髓增粗,长 T_1 长 T_2 异常信号。

根据急性起病,病前的感染史,横贯性脊髓损害症状及脑脊液所见,不难诊断,但需与下列疾病鉴别:

1.周期性麻痹　多有反复发作病史,但无传导束型感觉障碍及二便障碍,发病时离子检查可见血钾低于正常(<3.5mmol/L),补钾后症状迅速缓解,恢复正常。

2.脊髓压迫症 常见的有脊髓硬膜外血肿、脓肿、脊柱转移瘤和脊柱结核。脊髓肿瘤一般发病慢,逐渐发展成横贯性脊髓损害症状,常有神经根性疼痛史,多呈进行性痉挛性瘫痪,感觉障碍呈传导束型,常从远端开始不对称减退,脑脊液细胞多正常,但蛋白增高,与椎管梗阻有关,属于髓外压迫,硬膜外脓肿起病急,脓肿所在部位压痛明显,但常有局部化脓性感染灶、全身中毒症状较明显,瘫痪平面常迅速上升,脊髓造影可见椎管有梗阻,属髓外硬膜外压迫。

3.吉兰-巴雷综合征 与急性脊髓炎休克期相似,表现为急性起病的四肢弛缓性瘫痪,不同之处在于该综合征感觉障碍应为末梢型而非传导束型,运动障碍远端重,脑脊液可见蛋白、细胞分离现象。

4.急性脊髓血管病 脊髓前动脉血栓形成呈急性发病,剧烈根性疼痛,损害平面以下肢体瘫痪和痛温觉消失,但深感觉正常。脊髓血管畸形可无任何症状,也可表现为缓慢进展的脊髓症状,有的也可表现为反复发作的肢体瘫痪及根性疼痛,且症状常有波动,有的在相应节段的皮肤上可见到血管瘤或在血管畸形部位所在脊柱处听到血管杂音,须通过脊髓造影和选择性脊髓血管造影才能确诊。

5.视神经脊髓炎 急性或亚急性起病,兼有脊髓炎和视神经炎症状,常有复发缓解,如两者同时或先后相隔不久出现,易于诊断。与急性脊髓炎相比,首次发病后脊髓功能恢复较差,脑脊液白细胞数、蛋白量有轻度增高。常规行视觉诱发电位及 MRI 检查可帮助早期明确诊断。

6.急性脊髓灰质炎 儿童多见,多有发热、腹泻等前驱症状后,出现不完全、不对称性的软瘫,无传导束型感觉障碍及尿便障碍。

7.脊髓出血 多急性起病,起病时多诉背部突发剧痛,持续数分钟或数小时后出现瘫痪,可有感觉障碍,二便无法控制,腰穿脑脊液呈血性。

【治疗措施】

针对病因制定治疗方案,有明确病原感染者,需针对病原用药;大多急性脊髓炎以炎性脱髓鞘损害为主要病理改变,因此治疗重点在于早期调节免疫,努力减轻脊髓损害,防止并发症,促进功能恢复。

1.皮质类固醇疗法 本病急性期治疗应以激素为主,早期静脉给予甲泼尼龙 1g/d,3～5d 后减量,也可选用地塞米松 10～20mg 或者氢化可的松 100～300mg 静脉滴注,10～14d 为 1 个疗程,每天一次;以后可改为泼尼松 30～60mg/d 或者地塞米松 4.5mg/d 口服,病情缓解后逐渐减量,5～6 周停用。应注意给予补充足够的钾盐和钙剂,加强支持,保证足够的入液量和营养,必要时给予抗生素预防感染,对于高血压、糖尿病、消化系统溃疡患者应谨慎使用。

2.脱水 有研究显示脊髓炎早期脊髓水肿肿胀,适量应用脱水药,如 20% 甘露醇 250ml 静脉滴注,bid;或 10% 葡萄糖甘油 500ml 静脉滴注,qd,可有效减轻脊髓水肿,清除自由基,减轻脊髓损伤。

3.免疫球蛋白 可调节免疫反应,通过中和血液的抗髓鞘抗体及 T 细胞受体,促进髓鞘再生及少突胶质细胞增生。一般 0.4g/(kg·d),缓慢静脉滴注,连续 5d 为 1 个疗程。对急性期的危重症患者尤为适合,副作用少,偶有高黏血症或过敏反应。

4.改善血液循环,促进神经营养代谢 可给予丹参、烟酸、尼莫地平或低分子右旋糖酐或706代血浆等改善微循环、降低红细胞聚集、降低血液黏稠度;同时可给予神经营养药物如B族维生素、维生素C、胞磷胆碱、三磷腺苷、辅酶A、辅酶Q_{10}等药物口服、肌内注射或静脉滴注,有助于神经功能恢复。

5.抗感染治疗 预防和治疗肺部及泌尿系统感染。患者大多有尿便障碍,导尿常会继发泌尿系统感染。危重患者,尤其是上升型脊髓炎患者多有呼吸肌麻痹,肺部感染多见,同时由于激素治疗,进一步影响了患者的抵抗力,容易感染。因此,根据感染部位和细菌培养结果,尽早选择足量敏感抗生素,以便尽快控制感染。部分学者主张常规应用抗病毒药如板蓝根、阿昔洛韦、利巴韦林等。

6.血液疗法 对于激素治疗收效甚微且病情急进性进展的患者可应用血浆置换疗法,该法可以将患者血液中自身抗体和免疫复合物等有害物质分离出来,再选用正常人的血浆、白蛋白等替换补充,减轻免疫反应,防止损害进一步加重,改善肌力,促进神经肌肉功能恢复,但所需设备及费用比较昂贵,难以普遍使用。相对经济的方法包括新鲜血浆输注疗法,200～300ml,静脉滴注,2～3次/周,可提高患者免疫力,也可缓解患者病情,减轻肌肉萎缩,但疗效较血浆置换差。

7.中药治疗 可给予板蓝根、板蓝根、金银花、赤药、杜仲、牛膝、地龙等药物,清热解毒、活血通络,促进肢体恢复。

8.其他 可给予转移因子、干扰素等调节机体免疫力,对有神经痛者给予镇痛对症治疗。有学者指出可给予高压氧治疗,改善和纠正病变部位的缺血缺氧损害,利于机体组织再生和修复。

【防治并发症】

1.维护呼吸功能 上升性脊髓炎常因呼吸肌麻痹而出现呼吸困难,危及患者生命.因此保持呼吸道通畅,防治肺部感染,成为治疗成功的前提,应按时翻身、变换体位、协助排痰,对无力咳痰者必要时及时做气管切开,如呼吸功能不全、可酌情使用简易呼吸器或人工呼吸机。

2.压疮的防治

(1)压疮的预防和护理

1)避免局部受压:每2小时翻身1次,动作应轻柔,同时按摩受压部位。对骨骼突起处及易受压部位可用气圈、棉圈、海绵等垫起加以保护,必要时可使用气垫床或水床等。

2)保持皮肤清洁干燥,勤翻身、勤换尿布,对大小便失禁和出汗过多者,要经常用温水擦洗背部和臀部,在洗净后敷以滑石粉。

3)保持床面平坦、整洁、柔软。

(2)压疮的治疗与护理:主要是不再使局部受压,促进局部血液循环,加强创面处理。局部皮肤红肿、压力解除后不能恢复者,用50%乙醇局部按摩,2～4次/d,红外线照射10～15min,1/d。皮肤紫红、水肿、起疱时,在无菌操作下抽吸液体、涂以甲紫、红外线照射,2/d。水疱破裂、浅度溃烂时,创面换药,可选用抗生素软膏,覆盖无菌纱布。坏死组织形成、深度溃疡、感染明显时,应切除坏死组织,注意有无无效腔,并用1∶2000高锰酸钾或过氧化氢或1∶5000呋喃西林溶液进行清洗和湿敷,创面换药,红外线照射。创面水肿时,可用高渗盐水湿敷。如创面清洁、炎症已消退,可局部照射紫外线,用鱼肝油纱布外敷,促进肉芽生长,以利愈合,如创面过大,可植皮。

3.尿潴留及泌尿道感染的防治   尿潴留阶段,在无菌操作下留置导尿管,每 4 小时放尿1 次。有研究认为为预防感染,可用 1∶5000 呋喃西林溶液或 4% 硼酸溶液或生理盐水冲洗膀胱,2/d,但也有学者认为该法对预防尿道感染不仅无效,有可能有害,因此不主张对膀胱进行冲洗。切忌持续开放尿管,以免膀胱挛缩,容积减少。鼓励病人多饮水,及时清洗尿道口分泌物和保持尿道口清洁。每周更换导管一次。泌尿道发生感染时,应选用抗生素。若膀胱出现节律性收缩,尿液从导管旁渗出时,应观察残余尿量,若残余尿量在 100ml 左右时,拔除导尿管。

4.直肠功能障碍的护理   鼓励病人多吃含粗纤维的食物和食酸性食物,多吃蔬菜瓜果,无法正常进食者应尽早鼻饲饮食,保证患者营养。对便秘患者应及时清洁灌肠,并可服缓泻药,防止肠麻痹。对大便失禁患者应及时识别排便信号,及时清理。

5.预防肢体挛缩畸形,促进功能恢复   瘫痪肢体应保持功能位,早期被动活动,四肢轮流进行,应及时地变换体位和努力避免发生肌肉挛缩,促进瘫痪肢体功能恢复。如病人仰卧时宜将其瘫肢的髋、膝部置于外展伸直位,避免固定于内收半屈位过久。棉被不宜过重,注意防止足下垂,并可间歇地使病人取俯卧位,以促进躯体的伸长反射。瘫痪下肢可用简易支架,早期进行肢体的被动活动和自主运动,并积极配合针灸、按摩、理疗和体疗等。

【预防及预后】

增强体质,预防上呼吸道感染或其他感染对防治本病意义重大,一旦发病应尽早就诊和治疗,鼓励患者积极配合治疗。急性脊髓炎患者如发病前有发热、腹泻、上感等前驱症状,脊髓损伤局限,无压疮、呼吸系统及泌尿系统感染等严重并发症,治疗及时有效,通常多数在 3～6 个月可治愈。如脊髓损伤较重,并发症较多,治疗延误,则往往影响病情恢复,或留有不同程度的后遗症。上升性脊髓炎如治疗不力,可于短期内出现呼吸功能衰竭。因此,患者应及时诊治。对本病的诊治专科性较强,劝告患者及其家庭应到有条件的神经疾病专科诊治。关于本病与多发性硬化的关系在疾病早期尚难肯定,有少数病者以后确诊为多发性硬化,因此,应长期进行随访观察。

第五章　泌尿系统疾病

第一节　急性尿路感染

急性尿路感染是各种病原菌入侵泌尿系(包括肾脏、输尿管、膀胱、尿道等部位)引起的急性感染性疾病。以急性肾盂肾炎和急性膀胱炎多见。在感染性疾病中仅次于呼吸道感染。尿路感染分为上尿路感染和下尿路感染。下尿路感染中,急性膀胱炎最常见,上尿路感染中,急性肾盂肾炎最常见。尿路感染最常见的病原菌是大肠埃希菌,占70%以上。尿路感染多见于女性。男性50岁以上有前列腺肥大者易患此病。尿道的介入性操作或性交后发生细菌的移位而引起尿路感染。妊娠或引起免疫力低下(老年、慢性疾病、乙醇或毒品滥用、糖尿病、AUDS等)的危险因素存在时,可增加感染率。

【病因】

致病菌主要为革兰阴性杆菌,85%以上为大肠埃希菌。

【感染途径】

1.上行感染　指细菌经由尿道口侵入,依次感染膀胱、输尿管、肾盂等部位。这是急性尿路感染时细菌的主要入侵途径。

2.血源性感染　仅占泌尿系感染的3%以下。身体任何部位细菌感染灶所产生的菌血症或败血症,若细菌毒力较强或肾组织有缺血则容易导致肾盂肾炎。多见于金黄色葡萄球菌感染。

3.淋巴道感染　少见。如盆腔感染可经输尿管周围淋巴管播散至膀胱。

4.邻近组织蔓延感染　更为少见。如阑尾脓肿、盆腔感染蔓延至泌尿系统。

【发病机制】

发病机制不是十分清楚,可能机制为细菌内毒素降低输尿管的蠕动,使输尿管内尿液淤积形成生理性梗阻,或细菌黏附在膀胱壁上是感染的重要环节。

【临床表现】

本病可发生于各个年龄,以育龄期妇女最多见,起病急剧,主要有下列症状。

1.急性下尿路感染　以尿频、尿急、尿痛、耻骨上区不适、恶臭的云雾状尿或血尿等泌尿系症状为主,一般不伴有腰酸、腰痛或发热等全身症状,多饮水后有时症状能减轻或消失。

2.急性上尿路感染

(1)一般症状:高热、寒战,体温多在 38～39℃,甚至高达 40℃,常伴有头痛、全身酸痛等,热退时大汗。

(2)泌尿系统症状:患者腰痛,多为酸痛或钝痛,少数有腹部绞痛,沿输尿管向膀胱方向放射。患者有尿频、尿急、尿痛等膀胱刺激征。体检时在上输尿管点(腹直肌外缘与脐水平线交点)或肋腰点(腰大肌外缘与第 12 肋交叉点)有压痛,肾区叩击痛阳性。

(3)胃肠道症状:食欲缺乏、恶心、呕吐,个别患者出现中上腹或全腹疼痛。

【体格检查】

1.一般检查　急性肾盂肾炎时体温升高,严重感染时可出现感染性休克,有血压的降低、心率增快。

2.腹部检查　膀胱炎触诊耻骨弓上区可有压痛。肾盂肾炎时季肋点、肋脊点、肋腰点可有压痛。

3.生殖泌尿系统　女性患者要系统检查外阴和盆腔,男性要检查睾丸和前列腺以发现其他引起本病的原因。

【辅助检查】

1.尿分析和尿培养　收集干净的中段尿。对于不能排尿、病情危重、阴道出血或分泌物多者,可放置导尿管收集尿液。

(1)尿常规:是最简便而可靠的检测方法,宜留清晨第 1 次尿液待测。尿蛋白常为阴性或微量,当尿白细胞>5 个/高倍视野称白细胞尿,提示可能有尿路感染。少数患者尿检可见有镜下血尿或肉眼血尿。

(2)尿细菌定量培养:是诊断尿路感染的一项重要指标。当清洁中段尿培养菌落计数≥10^5/ml 时,为有意义的细菌尿。尿菌量在 10^4～10^5/ml 者为可疑阳性;如清洁中段尿培养菌落计数<10^4/ml 则可能是污染。若两次中段尿培养为同一细菌,并且菌量≥10^5/ml,虽无尿路刺激征,但仍要考虑存在尿路感染。

(3)尿涂片镜检细菌:采用未经沉淀清洁中段尿 1 滴,涂片革兰染色,用油镜找细菌,如平均每个视野≥1 个细菌,为有意义细菌。并可根据病菌情况选择有效抗生素。

2.血液检查　可行白细胞计数及分类、血培养及药敏,急性肾盂肾炎患者的白细胞计数可>$10×10^9$/L,中性粒细胞比例升高。对考虑肾盂肾炎患者,要行血肌酐和尿素氮测定以评价肾功能。

3.肾小管功能检查　尿中小分子蛋白如 $β_2$-微球蛋白、$α_1$-微球蛋白一过性增高。有肾小管功能受损表现者多提示患上尿路感染。

4.影像学检查　超声或 X 线造影了解有无梗阻、先天畸形或肾周脓肿等。

【诊断依据】

根据有尿频、尿急、尿痛或血尿等症状或合并有畏寒、发热时,应初步考虑有尿路感染。同时根据患者的具体情况做出初步的定位诊断。

1.尿路感染定位　如患者有发热,体温高于38℃,有明显的腰部疼痛、肋脊角压痛及叩痛,应考虑肾盂肾炎。单纯的膀胱刺激征初步考虑膀胱炎。实验方法中若有免疫荧光技术检查尿沉渣中抗体包裹细菌(ABC)阳性、尿内 β_2 微球蛋白排出量升高或出现尿白细胞管型则需考虑急性上尿路感染的诊断。此外,也可膀胱冲洗后再收集流入膀胱内的尿液做培养,若细菌阳性则考虑上尿路感染。

2.真性细菌尿 尿路感染的诊断主要以有无真性细菌尿为准,如有真性细菌尿者可诊断为尿路感染。真性细菌尿的定义是:在排除假阳性的前提下,①膀胱穿刺尿定性培养有细菌生长;②清洁中段尿定量培养菌落计数 $\geq 10^5 / ml$,如果临床上无尿路感染症状,则要求 2 次清洁中段尿定量培养的细菌量均 $\geq 10^5 / ml$,且为同一菌种,才能确定为真性细菌尿。

【鉴别诊断】

1.尿道综合征 多见于女性。有尿频、尿急、尿痛的症状但尿检正常,且清洁中段尿培养为无菌生长。

2.泌尿系统结核 膀胱刺激征明显,肉眼血尿多见,伴有单侧腰痛,部分合并生殖系统结核或肺结核。有低热,清洁中段尿培养阴性。24h 尿沉渣涂片查见抗酸杆菌。

【急诊处理】

急性尿路感染的治疗目的为控制症状、清除病原菌、去除诱发因素、防止再发及预防并发症。

1.一般治疗 应鼓励患者多饮水、勤排尿,以降低髓质渗透压,提高机体吞噬细胞的功能,并冲洗掉膀胱内的细菌。发热者需卧床休息。可服用碳酸氢钠(1.0g,每天 3 次)以碱化尿液,以减轻膀胱刺激征,并能增强青霉素、磺胺类药物的疗效。有诱发因素者应积极去除,如治疗肾结石、肾积水等。

2.抗感染治疗

(1)轻度尿路感染:在未经药物敏感试验时,可选用对革兰阴性杆菌敏感的抗生素三日疗法口服治疗。若治疗失败或有轻度发热尿路感染者,可口服有效抗菌药物 14d。

(2)较重尿路感染:应卧床休息。在应用抗生素治疗前留取尿标本作常规和细菌培养。在未获取细菌学标本之前,选用头孢三代加用喹诺酮类药物静脉滴注。细菌培养及药敏结果出来后,选用更为有效的或肾毒性较小的抗生素。

(3)重症肾盂肾炎:患者多伴有寒战、高热、血白细胞升高、核左移等严重全身感染症状,甚至并发革兰阴性菌败血症。应选用多种抗生素联合治疗。在未获得细菌学检查结果之前,选用部分合成的广谱青霉素或头孢三代类抗生素,同时联合氨基糖苷类抗生素或喹诺酮类的药物。全身感染症状严重或有感染性休克时,在抗感染治疗的同时应作相应的对症处理。

【预后】

大多数无并发症尿路感染者,恢复较快。若合并有感染性休克者预后较差。因各种原因导致肾盂肾炎长期反复发作,最终出现肾功能的损害发生尿毒症者,预后较差。

第二节 急性肾衰竭

急性肾衰竭是严重威胁危重病患者生命的常见疾病。流行病学调查显示,ICU 中急性肾衰竭的患病率高达 31%,甚至有报道达到 78%。心脏术后的肾功能障碍是影响患者生存的独立因素,其相对危险是无肾功能障碍的 7.9 倍。对需要肾脏替代治疗的危重患者的研究也显示,在疾病严重程度类似的情况下,伴有急性肾衰竭患者的死亡风险较非急性肾衰竭的患者高 4 倍(62.5% 比 15.8%)。急性肾衰竭成为影响和决定 ICU 危重患者预后的关键性因素。加强 ICU 中急性肾衰竭的早期诊断、积极防治、逆转急性肾衰竭的发生发展,对改善危重患者的预后,实属当务之急。

一、概述

急性肾衰竭(ARF)是由各种原因如严重创伤、休克、严重感染、中毒等引起的肾功能急剧损害、代谢产物潴留、酸碱平衡失调和水电解质紊乱、氮质血症等为主要特征的危重综合征,包括由肾前性、肾性和肾后性原因引起的急性肾衰竭。如果尿量并不减少,而血浆尿素氮和肌酐持续性升高,属非少尿型急性肾衰竭。

【病因及其发病机制】

急性肾衰竭的病因复杂,一般认为,低血压或休克、充血性心力衰竭、全身性感染、糖尿病、氨基糖苷类抗生素的应用、造影剂应用、高胆红素血症、机械通气、外科大手术、肾移植等因素是急性肾衰竭的独立患病危险因素。根据致病因素在肾脏直接作用的部位,可分为肾前性因素、肾性因素和肾后性因素。

1.肾前性急性肾衰竭

(1)病因:①低血容量。由于严重外伤、烧伤、挤压综合征、大出血、外科手术、脱水、胰腺炎、呕吐、腹泻或大量应用利尿药所致。②有效血容量减少。由于肾病综合征、肝衰竭、全身性感染、休克、应用血管扩张药或麻醉药所致。③心排血量减少。由于心源性休克、心肌梗死、严重心律失常、充血性心力衰竭、心脏压塞及急性肺梗死所致。④肾血管阻塞。由于肾静脉或肾动脉栓塞,或动脉粥样变所致。⑤肾血管的自身调节紊乱。由于前列腺素抑制药、环孢素 A 的作用所致。

(2)发病机制:主要与血容量不足和心脏泵血功能明显降低导致肾脏灌注不足有关,在急性肾衰竭中最为常见,占 30%~60%。肾前性肾衰是医院获得性肾衰的主要原因之一。各种肾前性因素引起血管内有效循环血容量减少,肾脏灌注量减少,肾小球滤过率降低。流经肾小管的原尿减少,速度减慢,致尿素氮、水及钠的重吸收相对增加,从而引起血尿素氮升高,尿量减少及尿比重增高的现象,此即肾前性氮质血症。因肾小管对钠的重吸收相对增加,使尿钠排出减少,钠排泄比例明显降低、肾衰竭指数降低(<1mmol/L),因尿少、尿素氮重吸收相对增加,出现尿素氮和血肌酐浓度不成比例的增高现象(即球-管不平衡现象),血尿素氮可高达 37.5mmol/L(100mg/dl)以上,而血肌酐则仅稍高于正常。尿与血肌酐比例明显升高。

2.肾性急性肾衰竭

(1)病因:①肾小管疾病为急性肾衰竭的主要病因,其中以急性肾小管坏死最为常见。肾缺血、肾中毒(药物、造影剂、重金属、有机溶剂、蛇毒、中草药)及高钙血症等均可引起肾小管损伤,导致急性肾衰竭;②肾小球疾病多数患者表现为少尿性肾衰,占 87.5%,非少尿型占

14.3％；③急性肾间质疾病主要因严重感染、全身性感染及药物过敏所致，或由于淋巴瘤、白血病或肉瘤病变侵及肾间质所致；④肾血管疾病主要为肾脏的小血管炎或大血管疾病；⑤慢性肾疾病急性恶化：某些诱因致使病情急剧恶化，肾功能急骤减退也可以导致急性肾衰竭。

（2）发病机制：肾性急性肾衰竭是肾实质疾病所致，或由于肾前性病因未能及时解除而发生肾实质病变，占急性肾衰竭的 20％～40％。尽管肾血管（如动脉栓塞、血管炎、血栓形成）、肾小球（如肾小球肾炎）、肾间质（如过敏性间质性肾炎）和肾小管等肾脏的各个解剖结构的病变均可导致急性肾衰竭，但急性肾衰竭，特别是医院获得性急性肾衰竭最重要的病因仍然是急性肾小管损伤。急性肾小管坏死往往与肾脏缺血和肾毒性药物的应用有关。

3.肾后性急性肾衰竭　可见于：①结石、肿瘤、血块、坏死肾组织或前列腺增生所致的尿路梗阻；②肿瘤蔓延、转移或腹膜后纤维化所致的粘连、压迫输尿管而引起梗阻。各种原因引起的急性尿路梗阻（如腔内阻塞或外部压迫等），导致急性肾衰竭，归结为肾后性急性肾衰竭，临床上较为少见，占急性肾衰竭的 1％～10％。如诊断和治疗及时，这类肾衰竭往往可恢复。肾以下尿路梗阻使梗阻上方的压力增高，甚至发生肾盂积水、肾实质受压使肾功能急剧下降。

【临床表现】

传统上根据临床表现和病程的共同规律，一般将急性肾衰竭划分为三个阶段，即少尿期、多尿期和恢复期。但并非所有的急性肾衰竭均有无尿或少尿，部分患者虽发生了急性衰竭，仍有 500～1000ml 的尿量，此称为非少尿型急性肾衰竭。

1.少尿期　尿量骤减或逐渐减少，每日尿量持续少于 400ml 称为少尿，低于 100ml 的少尿称为无尿。一般少尿期为 1～2 周，但可短至数小时或长达 3 个月以上。水中毒和高钾血症是本期的突出表现，高钾血症是本期的死亡的主要原因。水分的大量积聚，可发生高血压、心力衰竭、肺水肿和脑水肿。高钾血症的严重后果是心肌中毒，表现为心律失常、心脏骤停，心电图出现高而尖的 T 波、P-R 间期延长、QRS 间期增宽。随即其他电解质也会发生改变，出现高镁血症、高磷血症、低钙血症、低钠血症和低氯血症。代谢性酸中毒很常见，由酸性产物增加和肾的调节功能障碍而引起。表现为呼吸深快、面色潮红、胸闷、乏力、呼气带有酮味、血压下降、神志改变、心律失常等。血中蛋白质代谢产物如肌酐和尿素氮等不断积蓄引起氮质血症，酚和胍的增加会形成尿毒症，表现为头痛、恶心、呕吐、倦怠、烦躁、神志不清或昏迷。本期还有皮下、黏膜出血点或淤斑、牙龈出血或胃肠出血的出血倾向表现。

2.多尿期　尿量超过 500ml 即进入多尿期，有的是逐渐增加，有的是突然增加，还有的是缓慢增加，一日尿量可达数千毫升。多尿期持续时间 1～3 周或更长。尿量的增加并未使氮质血症有明显的改善，反而加重了水电解质的失衡，表现为低钠血症、低钾血症、低氯血症和低镁血症，也常有脱水。急性肾衰竭死亡患者的 25％发生在多尿期，原因是感染和水电解质紊乱。

3.恢复期　患者自我症状缓解，血尿素氮和肌酐接近正常，尿量逐渐恢复正常。除少数患者外，肾小球滤过功能多在 3～12 个月内恢复正常，但部分病例肾小管浓缩功能不全可持续 1 年以上。若肾功能持久不恢复，提示肾脏遗留永久性损害，发展为慢性肾衰竭。

【诊断】

早期诊断是急性肾衰竭防治的关键。尽管急性肾衰竭已受到临床上广泛的重视，治疗措施也取得长足的进步，可遗憾的是缺乏统一的诊断标准，特别是重症患者急性肾衰竭的诊断标准,造成临床诊断和治疗的延误。

2004年,由危重病专家和肾脏病专家组成的急性透析质量控制倡议组织在第2次国际共识会议中,提出了急性肾衰竭的共识性分层诊断标准,该标准试图涵盖从存在急性肾损伤危险性开始,到急性肾损伤的最严重阶段——肾衰竭的全过程,包括急性肾损伤危险、急性肾损伤、急性肾衰竭三个阶段,同时这一标准也包括了肾功能丧失和终末期肾功能丧失两个终末肾损害阶段,将这5个层次的英文第1个字母连在一起,即RIFLE,因此,该急性肾损伤的分层诊断标准也称为RIFLE分层标准。RIFLE分层标准不但首先解决了急性肾衰竭的早期诊断问题,使临床早期诊断成为可能;还因为其对急性肾损害的分层能够准确反映危重患者的预后。

急性肾衰竭的早期诊断对危重患者的治疗十分重要。要做到急性肾衰竭的迅速诊断,应首先排除肾前性和肾后性因素,然后确定肾脏本身的原因。一般可采用以下"四步法"进行急性肾衰竭的临床诊断。

1.第1步　了解既往病史和现病史,进行体格检查,导尿(特别是无尿患者),做尿液分析。

2.第2步

(1)分析尿液化验结果。

(2)评价尿路情况,排除尿路梗阻。可采用B超等检查手段。

(3)如需要进一步了解患者血管内容量状态和心脏功能状态,可通过有创动脉压监测、中心静脉压监测、肺动脉漂浮导管监测及超声心动图(特别是食管超声)检查,对患者容量状态和心功能状态进行评价。

(4)如考虑肾小球病变或血液系统恶性肿瘤,则应做进一步的血液学检查。

(5)如考虑肾脏血管病变。则应通过放射性核素扫描、超声多普勒或血管造影,对肾血管情况进行评价。

3.第3步　根据急性肾衰竭病因、确定初步治疗方案。包括血容量补充、正性肌力药物的应用、解除尿路梗阻等措施。

4.第4步　为进一步明确诊断,可行肾脏活检,并根据初步诊断,采取经验性治疗。

一般情况下,通过"四步法"诊断步骤中的第1步,可初步明确急性肾衰竭的病因。通过了解现病史和既往史,可明确患者是否应用肾毒性药物、是否应用放射造影剂、是否有血容量不足、低血压等肾脏缺血因素、是否有大手术等肾脏损害的危险因素。

尿液分析是急性肾衰竭的重要诊断手段。肾前性和肾后性氮质血症患者的尿液检查往往是正常的。尿比重、渗透压、尿钠浓度及钠排泄分数等尿液指标是诊断和评价急性肾衰竭的重要指标。肾前性氮质血症导致少尿的患者,往往具有正常的肾小管功能,而急性肾衰竭患者的肾小管功能明显受损,肾小管对溶质和水的重吸收功能明显减低,由此可通过尿液诊断指标对急性肾衰竭与肾前性氮质血症进行鉴别。

【急救措施】

急性肾衰竭患者的治疗原则应包括排除任何引起肾功能变坏的因素;纠正肾前性因素;努力维持一定的尿量;支持及对症治疗;适时进行腹膜透析或血液透析。

1.一般处理　一旦急性肾衰竭的诊断确立后,应对患者进行临床监护。患者应绝对卧床休息以减轻肾脏负担。每日测体重,记出入量、每日测定尿素氮、肌酐、K^+、Na^+、Cl^-、血气分析、白细胞、血红蛋白等实验室指标。Ca^{2+}、Mg^{2+}、尿酸等应每周测定 2 次。

2.原发疾病治疗　严重感染、严重创伤、休克等引起肾缺血、缺氧和中毒的发病基础必须去除。肾功能支持技术的发展,使直接死于肾衰竭并发症的患者大为减少,因此,原发病的治疗好坏就决定着预后。要采取全身综合治疗方案来消除原发病对肾脏的损害。

3.初发期治疗　初发期为肾前性氮质血症发展到 ARF 的过渡阶段。此期肾小管尚未发生凝固性坏死,少尿主要是肾血流量不足和肾微细血管收缩所致。初发期如能正确处理,急性肾衰竭有时可以逆转,即使不能完全逆转,亦可使少尿型肾衰竭转变为非少尿型。

(1)扩充血容量:除肾小球及血管炎疾病外,几乎所有的 ARF 前期均可扩容治疗。肾毒性 ARF 前期充分补液,对促进毒素排泄也有益处。扩容治疗只限于 ARF 前期,宜测定中心静脉压做监护。若中心静脉压与血压均降低,说明有效血容量不足,患者处于肾前性氮质血症或为 ARF 前期,可于 30～60min 内输液500～1000ml 补液后尿量增至 30ml/h 以上或超过补液前 2h 尿量,则应继续补液。若中心静脉压增加 5cmH_2O 或达到 10cmH_2O 应减慢或停止补液。根据中心静脉压调整补液量,并注意观察患者神志、心率、血压、尿量等变化。

(2)呋塞米的应用:呋塞米是一种襻利尿药,并具有轻度血管扩张作用,是急性肾衰竭治疗中最常用的利尿药。近年来认为,呋塞米在 ARF 治疗中主要有以下作用:①降低髓襻升支粗段的代谢,使之氧耗降低,避免上皮细胞损伤加重;②冲刷肾小管,清除管型和结晶等肾小管腔内阻塞物,保持肾小管通畅;③降低肾小管中血红蛋白、肌红蛋白浓度,防止蛋白阻塞肾小管;④促进少尿性肾衰竭转变为多尿性肾衰竭。当然,肾衰竭由少尿型转变为多尿型后,液体管理和治疗较为容易,但并不改变肾衰竭的病程。

注意大剂量应用呋塞米有明显的不良反应,主要表现是耳毒性。呋塞米的使用剂量应逐步增加。初始剂量 20mg,1h 后无效,可静脉推注呋塞米 40mg。1h 后如仍无效,则静脉注射呋塞米 200mg,每小时1 次,连用 3 次。尿量仍无明显增加,则可改为呋塞米持续静脉泵入,剂量为 1～4mg/min,可持续 2～3d。

(3)甘露醇的应用:甘露醇不但具有渗透性利尿作用,还具有清除氧自由基作用。在肾移植中,甘露醇是移植肾的保护药。在挤压综合征引起的肌红蛋白尿性急性肾衰竭中,早期应用甘露醇对急性肾衰竭具有治疗作用。其他病因引起的急性肾衰竭中,甘露醇无治疗作用,甚至反而加重急性肾衰竭。因此,甘露醇在急性肾衰竭的救治中不应常规使用。

4.少尿期治疗　包括增加肾小管滤过率,解除肾小管梗阻,减轻肾小管上皮细胞的肿胀、坏死,抑制肾小管上皮细胞的离子转运,降低肾的耗氧和对 ATP 的需求,补充细胞内 ATP,清除自由基以抑制缺血-再灌注损伤,诱导肾小管上皮细胞的修复和再生。主要措施如下。

(1)严格控制水钠的摄入:每日补液总量为前 1 日的尿量,再加上正常生理需要量(约400ml)。发热时体温每升高 1 度再增加补液 60～80ml。钠的摄入以补足丢失量为宜。补液量是否合适,以每天体重下降约 500g 为准,如果体重维持原重量不变就表示有水钠潴留。血钠测定值也是估计补液量的依据之一,血钠迅速下降可能是补水过多稀释所致,血钠 >145mmol/L 提示有缺水存在可能。有全身性水肿、高血压、充血性心力衰竭、肺水肿或脑水肿,是严重水中毒的表现,必要时应做透析治疗。

(2)预防和治疗高钾血症:控制钾的摄入和促进钾的排出,是防治高钾血症的两大措施。

供给足量的热量以抑制高分解代谢,控制感染,清除坏死组织,纠正酸中毒,不输含钾药物和库血等,是减少钾的来源的方法。在血钾＞5.5mmol/L 时,用下列治疗方法降低血钾:①10％葡萄糖酸钙 20ml 静脉注射或加入输液中滴注。②5％碳酸氢钠 100ml 静滴。③25％葡萄糖 100ml 加胰岛素 6U 缓慢静脉注射,促进钾离子进入细胞内。④口服钠型或钙型离子交换树脂,促进钾从肠道排出。1g 树脂可置换和排出钾 0.8～1.0mmol/L,每天口服 20～60g 并用导泻药。也可加入 25％山梨醇或葡萄糖液 150ml 保留灌肠。⑤血钾＞6.5mmol/L,须施行透析治疗。

(3)纠正酸中毒:血浆 HCO_3 浓度＜15mmol/L 时,才应用碳酸氢钠治疗。治疗重度酸中毒的最佳方法是持续血液净化。

(4)饮食与营养供给:供给足量的热能,成人一般 2000cal/d,热氮比为 150：1。每日补给葡萄糖 150～200g,可减少蛋白质分解量的 40％～60％。饮食以高热量、高糖、高维生素为主,少尿期要减少蛋白质的摄入。一般肾衰竭蛋白质每天需要量为 0.6g/kg(理想体重)。透析患者需高蛋白饮食。

(5)利尿:肾剂量的多巴胺[小剂量多巴胺,一般为 $1\mu g/(kg \cdot min)$]具有肾血管扩张作用,能够增加患者的尿量,但并不增加肌酐清除率,也不能降低急性肾衰竭患者的病死率,而且也不能使透析时间缩短。多巴酚丁胺可能改善肾灌注,对于肾功能轻度受损的重症患者(肌酐清除率 70～80ml/min),虽不增加患者尿量,但能明显增加肌酐清除率。襻利尿药,如呋塞米能够增加尿量,但不能改善肾衰竭患者的预后。

(6)其他治疗:钙通道阻滞药能抑制钙离子向细胞内转移,可作为血管扩张药用于治疗急性肾功能不全。氧自由基清除剂或抑制药(奥古蛋白、过氧化氢酶等),抗凝和抗血小板药物(双嘧达莫、肝素、阿司匹林),恢复细胞能量的药物(ATP、甲状腺激素、甘氨酸)等治疗方法,能否用于肾小管坏死的治疗,尚待定论。

(7)血液净化疗法:血液净化治疗起源于血液透析,伴随机械和电子技术的进展,血液净化治疗方式也逐渐拓展,应用范围不断扩大。临床上将利用净化装置通过体外循环方式清除体内代谢产物、异常血浆成分以及蓄积在体内的药物或毒物,以纠正机体内环境紊乱的一组治疗技术,统称为血液净化或肾脏替代治疗技术。血液净化能清除体内过多的水分、代谢产物、有毒物质,因而可以阻断或缓解急性肾衰竭的病理生理过程。降低血钾、排出含氮产物、纠正水中毒和酸中毒等都是血液净化的主要目标。

血液净化根据方式不同可分为血液透析、血液滤过、血液灌流、血浆置换、免疫吸附等。腹膜透析虽然没有经过体外循环,但从广义上讲,也应属于血液净化疗法范畴。血液净化根据时间不同可分为间断血液净化和连续性肾脏替代治疗(CRRT)。血液净化治疗不仅广泛应用于急性肾衰竭合并心血管功能不全、脑水肿、高分解代谢状态、严重的全身水肿等,而且,目前临床已广泛应用于治疗脓毒症、ARDS、重症急性胰腺炎等非肾脏疾病。

急性肾衰竭患者进行肾脏替代治疗的适应证和最佳时间,至今尚缺乏循证医学证据和统一的标准。目前的研究表明"早期"进行肾脏替代治疗,其病死率明显低于"晚期"肾脏替代治疗的患者。一般认为,早期肾脏替代治疗尤其是在出现并发症之前进行治疗,急性肾衰竭患者的预后较好。Lameire 等提出,急性肾衰竭患者进行肾脏替代治疗的指征包括:①少尿(尿量

<200ml/12h);②无尿(尿量<50ml/12h);③高钾血症(血钾>6.5mmol/L);④严重酸中毒(pH<7.0);⑤高钠血症(血钠>155mmol/L)或低钠血症(血钠<120mmol/L);⑥血尿素氮>30mmol/L;⑦尿毒症性脑病、心包炎;⑧水负荷过重。

对不同原因引起的肾衰竭,可根据透析的目的来选用不同的血液净化技术。肾衰竭合并心力衰竭时,需防止血液透析时溶质清除过快,造成血流动力学改变而加重心脏负荷。此时应做血液滤过,或先做血液滤过再做血液透析。高钾血症时,选择降低血钾快的血液透析技术;肾衰竭伴有水中毒时,连续动静脉血液滤过可有效清除水分而少有并发症。无血液透析或滤过条件时,腹膜透析是最佳的血液净化技术。

(8)防治感染与处理并发症:正确选择和合理使用抗生素治疗感染相当重要。无感染时不宜用抗生素作预防用药,发生感染时应选择无肾毒性的抗生素。对高血压、心力衰竭、脑水肿等并发症应同时给予相应的处理。

5.多尿期治疗 当肾小管上皮细胞开始修复再生,肾间质水肿开始消退,每日尿量多于400ml时,就进入多尿期。此期氮质血症并未好转,反见加重。多尿的出现进一步加重了水电解质平衡的紊乱。原发疾病、并发症和肾衰竭使机体抗感染能力低下,极易招致感染。感染是本期的死亡主因。维持水电解质平衡和防止感染是本期治疗的重点。补液量控制在每日排出水量的1/2～2/3。钠和钾的过多丧失要予以纠正。尿量超过3000ml/d,每天补给钾3～5g。每日测定电解质,根据结果决定补给电解质的量。适当补给胶体以提高血浆胶体渗透压。营养补充以高热量、高维生素和高糖饮食为主,适当增加蛋白质供给。营养支持从胃肠外营养逐步过渡到胃肠内营养。积极治疗原发感染和医院感染,预防合并症的发生,促使患者康复。

6.恢复期治疗 恢复期无须特殊治疗,除一般康复治疗外,特别防止造成新的肾功能损害。每1～2个月复查肾功能1次,持续1年以上。

二、肾功能指标监测

(一)尿检测指标

1.尿量 留置导尿并记录24h尿量。

2.尿常规检查 检查是否有尿蛋白、红细胞、管型尿等。

3.尿尿素氮、尿肌酐排出量 尿尿素氮正常为356.97～535.26mmol/24h尿,尿肌酐为6.19～13.26mmol/24h尿。急性肾衰竭时经尿排出尿素氮和肌酐总量减少。

4.尿钠 肾衰竭时>40mmol/L。

5.肾的尿液的浓度与稀释功能检测

(1)尿比重:正常为1.015～1.030,早晨尿为1.020。低比重尿表示肾小管重吸收功能障碍,高比重尿示水摄入量不足。

(2)尿渗透压:正常为600～1000mmol/L,晨尿为800mmol/L。

(3)血尿渗透压比:血渗透压为280～310mmol/L,尿渗透压/血渗透压=2:1。肾浓缩功能障碍时比值降低,第1次晨尿渗透压<800mmol/L,示肾浓缩功能不全。

(4)渗透清除率(Cosm):Cosm是指肾脏把血浆中全部的渗透活性物质经尿液完全排除

掉,所需要的流经肾脏的每分钟血浆量。正常为 $2\sim3$ ml/min。

$$Cosm=[尿渗透分子浓度\times尿量(ml/min)]\div血浆渗透分子浓度$$

(5)自由水清除率(CH_2O):肾将超过血浆等渗压的过多的溶质清除掉所需的纯水的量。正值表示肾的稀释功能,负值表示肾的浓缩功能。尿浓缩试验时,CH_2O 为 $-100\sim-30$ml/h。

$$CH_2O=(1-尿渗透分子浓度\div血浆渗透分子浓度)\times尿量(ml/h)$$

急性肾衰竭 CH_2O 近于 0;$-30\sim-20$ml/h 说明肾已经损害,$-12\sim0$ml/h 为肾有严重损害。尿少的同时 CH_2O 有很大的负值,提示少尿可能系血容量不足引起。CH_2O 是鉴别非少尿型肾衰竭和肾外型氮质血症的指标。可判断创伤、休克、缺水等少尿时有无肾损害,估计肾实质损害程度等。

(二)血生化检测

1.非蛋白氮   正常为 $14.5\sim25.0$mmol/L。肾衰竭时持续升高。

2.血尿素氮   正常为 $3.2\sim7.1$mmol/L。肾衰竭持续时升高。

3.血肌酐   正常为 $88.4\sim176.8\mu$mol/L。肾衰竭时持续升高。

4.血清电解质   正常血钠为 $135\sim145$mmol/L,钾 $4.1\sim5.6$mmol/L,钙 $2.25\sim2.75$mmol/L,磷 $0.97\sim1.61$mmol/L,镁 $0.70\sim1.20$mmol/L,氯 103mmol/L。急性肾衰竭少尿期时出现高钾、高磷、高镁和低钠、低氯和低钙血症。

(三)肌酐清除率测定

肌酐清除率是评价肾功能最常用的方法。

【原理】

肌酐是人体内肌酸的代谢产物。肌酸量与肌肉量成正比。正常情况下人体内的肌酐来源包括内生肌酐(体内肌酸分解而来)和外生肌酐(来自摄入的鱼、肉类食物),由于外源性肌酐不足以影响清晨空腹时的血肌酐测定,所以空腹时血肌酐水平是比较稳定的。正常人每日肌酐的产生量和排出量是相等的。肌酐的分子量为 113,不被肾脏代谢,不与蛋白质结合,可以自由通过肾小球,不被肾小管重吸收,在血肌酐无异常增高时亦不为肾小管排泌,所以可用肌酐清除率代替菊粉清除率表示肾小球滤过率。

【测定方法】

清晨采空腹血检测肌酐浓度,同时收集采血前后 4h 全部尿量,并测定尿中肌酐浓度,然后计算肌酐清除率。

$$肌酐清除率=尿肌酐浓度(mg/L)\times尿量(L/4h)/血浆肌酐浓度(mg/L)$$

肌酐清除率正常值为 $80\sim120$ml/min。氮质血症时,肌酐清除率可大于肾小球滤过率的 10%。

1996 年,Zaitzman 等提出西咪替丁改良法测定肌酐清除率。主要利用西咪替丁竞争性强烈抑制肾小管对肌酐的分泌,使尿中肌酐完全来源于肾小球滤过,从而改善肌酐清除率作为肾小球滤过率标志的可靠性。具体方法为口服西咪替丁 800mg,收集服药后 45min 内的尿液,同时在尿液收集结束时采血,测定尿液和血浆中肌酐浓度,计算肌酐清除率。西咪替丁改良法不但适用于肾功能轻度降低的重症患者,还特别适用于肾小球滤过率显著降低的急性肾衰竭患者。其测定的肌酐清除率能够较准确地反映肾小球滤过率。

（四）尿钠排泄分数

尿钠排泄分数（FENa）指肾清除了多少毫升血浆内的钠离子的能力。FENa<1说明体内含氮产物增加；FENa>3 说明有肾小管坏死可能。

$$FENa=\frac{尿/血钠浓度}{尿肌酐浓度或血肌酐浓度}\times100\%$$

（五）肾衰竭指数

肾衰竭指数（RFI）意义与 FENa 相同，肾前性氮质血症<1，肾性>2。

$$EFI=\frac{尿钠（mmol/L）}{尿/血肌酐（\mu mol/L）}\times100\%$$

（六）影像学监测

肾的影像学检查目的在于诊断尿路梗阻、肾血管形态与血流和有无肾的慢性损害如毁损肾等。

1.腹部 X 线平片　肾的大小、位置、形态，有无钙化，双侧的形态对比，发现尿路结石、肾肿瘤等。

2.泌尿系统造影　有静脉肾盂造影和逆行肾盂造影多种方法，可发现透光结石，肾盂和输尿管、膀胱的形态改变，有无占位等。造影剂会加重肾的负担，逆行造影也属有创检查，应严格掌握适应证。

3.肾血管造影　怀疑有肾动脉栓塞、肾血管血栓形成和肾血管畸形时，可考虑做此项检查。

4.CT 和磁共振　能提供泌尿系统详细形态资料，有鉴别诊断价值。

5.超声波检查　可查出肾的形态、大小，有无结石、肿瘤，计测肾盂肾盏的变化，发现积液的程度等。超声多普勒检查可探明肾血流量的变化。本检查无创，可动态观察变化。

6.放射性核素检查　可用于肾血流量的测定，肾小管的排泄与重吸收功能的测定。肾小管坏死、肾血流障碍、间质性肾炎和急性尿路梗阻的核素扫描图像均有变化，但无明确的鉴别诊断价值。

7.肾穿刺活组织检查　适应证有致病原因不明的肾小管坏死、临床表现不典型的肾小管病变、持续 4 周以上的少尿或无尿而诊断不明者、需要排除间质性肾炎者、需排除肾实质病变来确定治疗方案者。有明显凝血功能异常和溶血性尿毒症应避免此项检查。

第三节　糖尿病肾病

糖尿病（DM）发生率在我国随着平均年龄的增加、生活方式的改变以及检测方法的进步而逐年增加，已成为威胁人类健康的主要疾病之一。糖尿病所造成的肾脏损害糖尿病肾病（DN）是 DM 最常见的并发症之一。DN 的临床表现主要有高血压、蛋白尿、肾病综合征，易发展为进行性肾衰竭，还常合并心、脑血管以及眼底并发症。DN 在西方国家已成为导致慢性肾衰竭的最主要原因，在中国这种趋势也日益明显。

（一）DN 发病机制

DN 的发生发展是多因素综合作用的结果，在遗传因素与长期高血糖等环境因素相互作用下，肾小球血流量、肾小球滤过率及压力增加，肾组织缺血、缺氧，蛋白非酶糖基化，蛋白激酶 C 激活，多元醇途径活化及氧化应激，足突细胞损害等异常情况长期存在导致肾小球系膜基质及基底膜合成增加同时降解减少，最终导致 DN 的发生。

1.基因多态性　临床实践中，Ⅰ型 DM 中仅约 30％病例Ⅱ型 DM 中 20％～50％发生肾脏病变，另一部分不发生。临床流行病学资料也证实，某些人种（例印第安 Puma 人种）发生 DN 的比例特别高。DM 的家族中，发生肾脏损害者也往往有家族集聚性，因此普遍认为可能有某些基因直接参与了 DN 的发生。应用各种基因筛选方法对 DN 患者进行基因多态检测结果变异很大。在Ⅱ型 DN 中比较被人们重视有多态改变的基因有：血管紧张素转换酶（DCPD）、血管紧张素原（AGT）、转脂蛋白 E（APOE）、肝脏细胞核因子（HNF1）、白介素受体 1 拮抗物（ILIRN），以及血浆舒缓素（KLK3）、基质金属蛋白酶（MMP9）等。在Ⅰ型 DN 则报道有基因多态者更多，主要有Ⅳ胶原（COL4A1）、白介素-1（ILIBX2）、心钠素（ANP Hpall）、醛糖还原酶（ALDR1）、G 蛋白亚单位（GNB3）、转化生长因子 β_1（Thr263ILe）、血管紧张素系统（AGTT235）、血管紧张素Ⅱ受体（AGT1R Cl166）、转脂蛋白 E（APOE）、内皮素 A 受体以及 β_2 肾上腺能受体（Trp6Arg）等等。

上述各种基因多态性的发现对于了解 DN 发病机制显然有一定帮助，但是仍存在下列问题：①大多检查是在 DN 发生以后的病例中检出，很难确定是疾病本身的原因还是后果。②DN 常合并其他许多疾病包括高血压、脂质代谢紊乱、心血管病变等等，很难确定就是致肾脏病变的特殊原因。另外，DN 的发生不一定是单基因异常所致疾病，所发现的可能仅反映多基因异常之一。同时环境因素是促成 DN 发生的另一个重要因素，因此不能除外发现的异常是环境因素促发而成。

2.血流动力学的改变　肾脏血流动力学异常是 DN 早期的重要特点，表现为高灌注（跨膜压过高）状态。高灌注造成的后果有：①蛋白尿生成。②肾小球毛细血管切应力改变而形成病变。③局部 RAS 兴奋。④蛋白激酶 C（PKC）、血管增生因子（VEGF）等基因进一步激活。

导致高灌注原因有：①扩张入球小动脉的活性物质（包括前列腺素、一氧化氮，心钠素等）过多或作用过强。②肾小管肾小球反馈（TGF）失常。③肾髓质间质压力过低。近来认为近端肾小管中钠、葡萄糖协同转运过强使钠盐在该处过度重吸收是发病的关键。由于这种过度重吸收使鲍曼囊压力降低，肾小球滤过被迫增多；与此同时又使到达致密斑氯化钠（NaCl）减少，TGF 的抑制作用减弱；同样机制又使髓质间质的压力改变反馈性地使入球小动脉过度扩张，导致 DN 近端肾小管对钠（Na）重吸收增加。原因不明，可能与血管紧张素Ⅱ在该处作用过强有关。不少学者在 DN（主要在Ⅰ型）动物或患者中发现，与正常人相反，他们的 GFR 与 RPF 在低盐时不仅不下降，反而更上升，此即摄盐与 RPF 改变矛盾现象。可能的解释是摄盐减少，RAS 更兴奋，近端肾小管摄盐更多，启动增加 RPF 的机制更明显。

因此糖尿病时，肾脏自我调节机制很早就遭到破坏，表现为：肾小球内跨毛细血管压力较轻易地随着全身压力的改变而改变，从而造成球内跨膜压的增高。跨膜压增高促进蛋白尿的形成进而在肾小管重吸收过程中激活许多的细胞因子；还可以直接对肾小球的血管内皮细胞和系膜细胞产生机械性的刺激;也可以促使黏附因子、化学趋化因子和生长因子表达的过高。这种压力过高又同时使在局部的血管紧张素Ⅱ生成过多,后者作用在出球小动脉,使它收缩,以致跨膜压进一步增高;另一方面又作用在邻近的肾小管上皮细胞,促使它们也表达黏附因子、化学趋化因子和生长因子等,最终造成广泛肾小球的硬化,小管间质的纤维化,以致整个肾单位的损失。此外还和心钠素分泌过多、蛋白糖基化早期产物积聚、蛋白激酶C(PKC)的过度激活等有关。

3.糖代谢紊乱

(1)多元醇通路激活:高糖所造成的另外一个结果是多元醇通路激活。由于醛糖还原酶的作用,细胞内的山梨醇积聚过多,直接造成高渗性的损害;另外葡萄糖代谢的不正常使钠钾ATP酶活性下降,细胞内 NADH/NAD＋比例升高,使从头合成(de novo)的二乙酰甘油(DAG)生成过多,导致蛋白激酶C(PKC)的活性过高,细胞代谢产生障碍。己糖激酶激活结果则可生成过多蛋白糖苷以及 O-联糖蛋白(O-linked proteoglycan),它们可以促使细胞外基质特别是层连蛋白在系膜细胞中产生过多,还同时刺激血管内膜 PAI-I 生成而参与了病变的形成。

(2)PKC 激活:PKC 激活是糖尿病时血管损伤的共同通路。PKC 家族有 10 余种同工酶,在血管损伤中起作用的主要是 PKCβ,在糖尿病时可通过多种途径激活 PKC,如高血糖可使组织细胞内二酰甘油(DAG)增多激活 PKC;多元醇通路活跃使 NADH/NAD＋比值增高,有利于 DAG 形成而激活 PKC;蛋白糖基化高级产物(AGE)与其受体的相互作用激活 PKC;氧化应激增加及游离脂肪酸增加等激活 PKC。PKC 抑制内皮型一氧化氮合酶(eNOS)的活性,降低一氧化氮(NO)水平,并抑制 NO 介导的环鸟苷酸(cGMP)生成,导致血管舒缩功能障碍;PKC 刺激血小板聚集,增加 PAI-1 含量和活性,促进糖尿病患者的高凝状态及血栓形成;PKC 促使血管内皮生长因子(VEGF)表达,促使新生血管形成,增加血管通透性;PKC 上调转化生长因子 TGFβ 表达,增加纤维连接蛋白和Ⅳ型胶原的表达,导致细胞外基质扩张。有研究表明 TGFβ 是促使肾脏局部细胞外基质沉积的关键性细胞因子。

(3)蛋白糖基化及其高级产物的形成:AGE 的生成在细胞外与分布在身体各部的受体结合,使参与细胞活动的许多分子信号蛋白活化,导致生长、分化、凋亡等障碍;而在细胞内的 AGE 则促使各组织中的结构蛋白等糖基化,造成功能障碍。

AGE 导致胶原纤维构型的改变,并使相互之间的胶原纤维构连在一起,从而改变了原始性质,AGE 还具有非常强的超氧化的作用。晚期的蛋白糖基化产物还使许多参与肾脏基本功能蛋白包括激素蛋白、调节蛋白、信号蛋白等等发生糖基化以致功能紊乱。蛋白高级产物可以介导许多细胞性的损伤介质的激发,包括白介素-1、肿瘤坏死因子 TNFα 和 β、血小板衍生性的生长因子(PDGF)以及反应性氧代谢产物等。蛋白糖基化产物的高级产物可以通过引导核转录因子或 NFkB 导致内皮素以及血管黏附性分子生成,晚期蛋白糖基化产物还可以淬灭一氧化氮,造成许多不良的后果。

4.氧化应激 过多葡萄糖自身氧化作用,造成线粒体过度负荷,导致反应性氧化物质(ROS)产生过多;同时又消耗过多的抗氧化作用物质。另一方面 AGE 大量生成还促使一些脂质如低密度脂蛋白过多氧化。这些作用最终都可通过激活一些重要信号分子,包括 ERK、

P38、JNK/SARK 以及 NFkB 等,造成肾脏损害。值得注意的是,这些机制也同时参与了胰岛素耐受以及 β 细胞功能失常的机制形成等等。在被激活的各种生长因子中,转化生长因子 β 系统为参与 DN 中细胞外基质积聚、肾脏细胞肥大等最关键的因子。近年的研究已阐明 TGFβ 兴奋后通过下游信号蛋白,即 Smad 蛋白家族起作用。阻断 TGFβ 可以明显减轻 DN 病变为最有力的佐证。

5.足细胞损伤 以前并不认为是 DN 早期的致病因素,只在尿蛋白升高后方出现。但近期 DN 患者的肾活检病理显示,足细胞功能和结构损伤在 DN 的极早期出现,足细胞在糖尿病早期的肾脏功能和结构损伤中发挥重要作用。一方面,足细胞是糖尿病诸多致病因素作用的靶点;另一方面,足细胞也是糖尿病肾脏的致病因素,其特异性蛋白 nephrin 表达降低可引起足突增宽和融合,其异常分泌的血管内皮生长因子(VEGF)可加速 GBM 增厚和蛋白尿的增多,并导致肾小管肥大和间质纤维化。VEGF 活性增强的另一个效应是提高肾小球的高血流动力学压力,影响 GBM 组分的表达,抑制 nephrin 的表达,最终引起蛋白尿。肾脏局部 AngⅡ 升高也发挥了重要作用,AngⅡ 能下调 nephrin 表达,诱导足细胞表达 TGFβⅡ 型受体,并增强系膜细胞和肾小球内皮细胞旁分泌 TGFβ 的上调促使足细胞凋亡和脱落,引起足细胞减少和肾小球硬化。

(二)糖尿病肾病的临床表现及诊断

2 型糖尿病起病隐匿,很多患者往往因其并发症初次就诊,从而给 2 型糖尿病肾病的早期诊断及病程分析带来了困难。与此相反,1 型糖尿病起病症状明显,能够较准确地对其病程及并发症的出现进行分析。Mogensen 曾根据 1 型糖尿病肾病的病程及病理生理演变过程将糖尿病肾病分为以下五期。

Ⅰ期:肾小球高滤过和肾脏肥大期。肾小球滤过率(GFR)增加,可达正常的 140%。肾小球和肾脏体积增大。同时伴有肾血流量和肾小球毛细血管灌注压的增高。在许多新诊断的Ⅰ型糖尿病患者就已具备这些改变。上述改变与血糖水平密切相关。经胰岛素治疗可以得到部分缓解。

Ⅱ期:正常白蛋白尿期。这期尿白蛋白排出率(UAE)仍正常。肾小球组织结构发生改变,表现为肾小球基底膜(GBM)增厚和系膜基质增加。此期 GFR 仍维持在较高水平。运动后白蛋白尿是临床诊断本期的指标之一。

Ⅲ期:早期糖尿病肾病。这期 UAE 持续高于 $20\sim200\mu g/min$(30～300mg/24h)。这期患者血压开始升高。降压治疗可以减少白蛋白的排出。肾脏组织学改变进一步加重,表现为 GBM 增厚和系膜基质增加更加明显,可以出现肾小球结节样病变及肾小血管玻璃样变性。

Ⅳ期:临床糖尿病肾病。这期患者的特点为大量白蛋白尿或持续性尿蛋白升高。临床上表现为高血压、肾病综合征,部分患者伴有轻度镜下血尿。肾脏组织学改变出现典型的 K-W(Kimmelstiel - Wilson)结节。GFR 明显下降,肾功能损伤进行性进展。

Ⅴ期:终末期肾衰竭期。患者一旦进入第Ⅳ期,病情往往进行性发展,如不积极地加以控制,肾功能 GFR 将以平均每月下降 1ml/min 的速度下降,直至进入肾衰竭,临床上出现尿毒症及其合并症的相应症状。

尽管 1 型糖尿病肾病临床经过和病情进展均较 2 型糖尿病快,但他们的临床特点仍有很多相似之处。因此,上述 Mogensen 糖尿病肾病分期在一定程度上也适用于 2 型糖尿病肾病。Mogensen 糖尿病肾病分期较好地展示了糖尿病肾病病理生理的演变过程,而在临床实际应用中希氏内科学的糖尿病肾病三期分法,即早期糖尿病肾病,临床期糖尿病肾病和晚期糖尿病肾病。这种分期临床实用性较强。

早期糖尿病肾病:肾小球滤过率(GFR)增加,肾单位肥大,肾脏体积增大和出现微量白蛋白尿是早期糖尿病肾病的特征性改变,病人缺乏肾小球病变的临床症状及体征。GFR 增高是导致糖尿病肾病的一个重要因素。有研究表明尿白蛋白排出率正常的 1 型糖尿病患者其GFR($97\sim198$ml/min,平均 135ml/min)就比正常人($93\sim143$ml/min,平均 118ml/min)高14%,而伴有微量白蛋白尿的患者其 GFR($100\sim186$ml/min,平均 142ml/min)又比尿白蛋白排出率正常者高出 5%。虽然,GFR 的增高与血糖水平有关,但是用胰岛素严格控制血糖只能使其得到部分逆转。随着病程进展,当患者由微量白蛋白尿向中期糖尿病肾病进展时,GFR开始逐渐下降。

微量白蛋白尿的定义是尿中白蛋白的排出量高于正常入水平($\geqslant20\mu g$/min),但又低于用常规尿蛋白检测方法所能检出的水平($\leqslant200\mu g$/min)。因此,若发现尿白蛋白排出率(UAE)在 $20\sim200\mu g$/min($30\sim300$mg/24 h)范围则被称为微量白蛋白尿。若在这一阶段进行有利的干预治疗,仍有希望防止向大量白蛋白尿发展及延缓其发展速度。若患者出现微量白蛋白尿,应该在 6 个月中反复再查两次 UAE,如果均显示有微量白蛋白尿,早期糖尿病肾病的诊断成立,并应给予积极的治疗。如果患者仅有一次微量白蛋白尿.则应定期进行 UAE 检测。一般来说,对于青春期以后起病的 1 型糖尿病患者,如病史在 5 年以上应定期进行 UAE 测定。由于 2 型糖尿病大多起病隐匿,很难确定患者确切的发病日期。所以,一旦诊断为 2 型糖尿病,UAE 应被列为常规检查项目定期进行。微量白蛋白尿的出现预示着患者将在一定时间内发展为临床糖尿病肾病。此外,微量白蛋白尿的出现还与糖尿病的多种并发症有关。微量白蛋白尿患者高血压的发生率明显高于 UAE 正常患者。正常白蛋白尿、微量白蛋白尿和大量白蛋白尿者高血压的发生率分别为 48%,68% 和 85%。出现微量白蛋白尿的糖尿病患者往往又伴有胆固醇和纤维蛋白原水平的升高以及动脉粥样硬化和心血管合并症。因此,微量白蛋白尿不仅是诊断糖尿病肾病的重要依据,而且还能反映糖尿病患者大血管和微血管病变的广泛性。用微量白蛋白尿来预测临床糖尿病肾病的发生在 1 型糖尿病较 2 型糖尿病更有意义。有统计 1 型糖尿病出现微量白蛋白尿的患者中有 80% 的患者将发展为临床糖尿病肾病,而在2 型糖尿病患者中其发生率约为 20%。由于 2 型糖尿病患者在出现微量白蛋白尿的同时往往合并有心血管并发症,这类患者死亡率明显增高,从而影响了上述观察结果。另外,2 型糖尿病患者与其他肾脏疾病合并存在的发生率也远远高于 1 型患者,故其微量白蛋白尿的影响因素较多。

临床期糖尿病肾病:当 UAE 持续$>200\mu g$/min,或常规尿蛋白定量>0.5g/24h,即诊断为临床期糖尿病肾病。患者肾功能开始进行下降,并出现高血压。对于有大量蛋白尿的患者,临床诊断糖尿病肾病必须仔细排除其他可能引起尿蛋白的原因。另外,糖尿病肾病通常没有严重的血尿,当有明显血尿时,必须考虑除外其他肾脏疾病。据国外报道 2 型糖尿病肾病合并其他原发性肾脏疾病的发生率大约在 23% 左右。因此,在诊断中要仔细采集病史,借助尿液分析、影像学检查和肾穿刺活检进一步明确诊断。在 1 型 DM 中,凡有蛋白尿同时合并视网膜病变,特别是青春期过后的患者,几乎完全可以确定为 DN。但 2 型 DM 特别是视网膜未能检出病变合并明显蛋白尿不一定就是 DN。根据一组报告单纯只有 MA 而无其他改变者经肾活检证明由非 DM 引起占 41%;另一组以肾病综合征表现活检证实非 DN 占 49%。因此下列情况推荐必须进行肾活检以确诊:①肾炎性尿沉渣(畸形红细胞、多型性细胞管型)。②既往曾有非糖尿病的肾脏病史。③短期内蛋白尿明显增加。④24h 蛋白尿>5 克。⑤有明显蛋白尿但无视网膜病变。

临床期糖尿病患者在病程进展中尿蛋白的排出量随病程呈指数增加,而 GFR 则随之不断下降。当蛋白尿达到肾病范围(>3.5g/24h)患者会出现浮肿,往往同时伴高血压。糖尿病肾病患者出现水肿时其血浆白蛋白水平普遍比一般肾病患者高。糖尿病肾病水肿多比较严重,对利尿剂反映差,其原因除血浆蛋白低外,至少部分是由于糖尿病肾病的钠潴留比其他原因的肾病综合征严重。糖尿病肾病患者肾小管功能障碍出现较早,其程度与血糖水平直接相关。肾小管功能障碍表现为近曲小管对水、钠以及糖重吸收增加。上述过程减少了远端肾小管钠的排泌,进而刺激管-球反馈机制使 GFR 增加。除此之外,无论是 1 型糖尿病患者注射胰岛素,还是 2 型患者本身的高胰岛素血症,胰岛素可以直接增加远曲小管对钠的重吸收,加重水肿。这一期患者的 GFR 开始下降,但大多数患者血肌酐维持在正常水平。

晚期糖尿病肾病:患者出现血肌酐升高,水肿及高血压加重。如不能很好地控制血压及血糖水平,GRF 将以平均每月 1ml/min 的速度下降。进入该期的患者,虽然 GFR 不断下降,蛋白尿往往持续存在,使低蛋白血症不断加重。肾衰竭的患者一般在 GFR 降至 15~20ml/min 时会出现较明显的高钾血症。在部分糖尿病肾病患者,当 GFR 在 20~40ml/min 水平就会发生明显的高钾血症。并出现高钾、高氯性酸中毒,即 Ⅳ 型肾小管性酸中毒的表现。出现上述改变的患者大多伴有低肾素和低醛固酮血症。这一现象的发生与患者肾素-血管紧张素-醛固酮系统功能异常及(或)肾小管对醛固酮呈低敏反应有关。导致低肾素的原因可能为糖尿病肾病伴交感神经病变者其对 β 肾上腺能神经系统的反应性降低,使肾素分泌减少。另外,糖尿病肾病患者细胞外容量扩张也可反应性地降低体内肾素水平。有人认为糖尿病肾病患者入球小动脉和出球小动脉透明变性是肾内肾素分泌系统受累的形态学标志。这期患者常常同时合并其他微血管合并症。如视网膜病变和周围神经病变。如果自主神经病变累及膀胱,发生膀胱尿潴留其结果不仅可以引起梗阻性肾病,同时也使原已易受感染的糖尿病患者发生上行性肾盂肾炎及缺血性肾乳头坏死。这些都将进一步加速肾功能的损害速度。糖尿病肾病合并眼底病变和神经病变的发生率各家报道不一致。在相当一部分糖尿病肾病患者并没有眼底病变。这一现象提示糖尿病肾病与糖尿病眼底病变的发生机制有相同之处,但还存在各自独特的机制。2 型糖尿病患者发展到该期年龄大多数在 40 岁以上,加之长期糖代谢紊乱,高血压以及动脉硬化的并存,晚期糖尿病肾病常常合并有冠心病、脑血管疾病及周围血管病变。这些肾外合并症的存在不仅导致此期患者病死率高,而且也给进入终末期肾衰竭患者的替代治疗带来了困难。血肌酐上升显示 DN 肾功能已严重减退,常提示预后不良。此时下列特点可作为与一般非糖尿病肾病肾衰鉴别诊断的参考:①蛋白尿相对仍较多。②GFR 检查相对不低。③肾体积缩小相对出现较晚。④贫血出现较早。⑤全身心血管并发症较严重。

其他早期诊断 DN 的实验室指标

(1)尿视黄醇结合蛋白(RBP):DM 患者在持续性微量白蛋白从出现前 RBP 排泄量已明显增加,提示 DN 早期肾小管病变甚至早于肾小球病变,故尿 RBP 也可作为 DN 的早期诊断指标之一。

(2)尿胱蛋白酶抑制剂 C:Mojiminiyi 等报道在 DN 早期,尿胱蛋白酶抑制剂 C(CysC)反映肾小球滤过功能较 β_2 微球蛋白、肌酐等更敏感。

(3)免疫球蛋白 4(IgG4):IgG4 是血浆大分子免疫球蛋白的亚类之一,它在尿液中出现意味着肾小球基膜上滤孔孔径的改变。有研究报道糖尿病伴微量白蛋白尿者,尿 IgG4 明显升高及 IgG4/IgG 比值明显增高,而总 IgG 值尚处于正常范围内,提示尿 IgG4 检测是一诊断早期 DN 很有价值的敏感指标。

(4)转铁蛋白(TRF):尿转铁蛋白为单链糖蛋白,相对分子质量为 8 万左右,由于 TRF 的等电点较白蛋白高,带有较少负电荷,而肾小球滤过膜带有大量的负电荷,当 TRF 通过滤过膜时,受到的电荷排斥力较白蛋白小,故它较后者更容易漏出,能更早、更敏感地反映电荷屏障受损。因此,尿 TRF 是糖尿病微血管并发症较好的预测指标,对 DN 的早期诊断较尿白蛋白更敏感。

(5)细胞外基质(ECM)。

(三)鉴别诊断

糖尿病患者合并肾脏损害,不一定都是糖尿病肾病。多项研究表明,糖尿病合并的肾脏损害有 10%~53% 为非糖尿病性肾脏疾病(NDRD),尤其在 2 型糖尿病患者中的比例更高。糖尿病患者出现肾脏损害有 3 种情况:DN、DM+NDRD 以及 DN+NDRD。如果临床出现以下特点。有助于 2 型糖尿病合并 NDRD 的诊断。①患者糖尿病病程较短,多数在 5 年以内。②糖尿病早期出现肾损害,或肾损害早于糖尿病,或糖尿病与肾损害同时出现。③血尿明显。DKD 血尿常不突出,而 NDRD 常有较多的畸形血尿:2 型糖尿病患者当出现血尿时应注意怀疑合并 NDRD 可能。④棘形细胞尿。⑤出现肾损害多不伴有其他微血管病变,特别是视网膜病变。⑥肾衰竭进展迅速。

(四)病理分型

糖尿病肾病(DN)的病理分型一直缺乏共识,荷兰莱顿大学 Bruijn 领导的国际专家组 2010 年发布了 DN 病理分型系统,以期更好地指导 DN 的临床治疗。

该专家组依据肾活检组织肾小球病变特征,并参考间质和血管病变程度,将 DN 分为 4 型,从 Ⅰ 型到 Ⅳ 型病情由轻至重,具体如下。

Ⅰ型,肾小球基膜增厚:光镜下,活检组织仅有孤立的肾小球基膜增厚和轻度非特异性增生。无肾小球系膜增生,系膜基质无结节性增生(Kimmelstiel &,dash; Wilson 病变)或球形肾小球硬化程度不足 50%。

Ⅱ型,肾小球系膜增生:又分为轻度(Ⅱa)和重度(Ⅱb)。肾活检发现轻至重度肾小球系膜增生,但无结节性硬化(Kimmelstiel-Wilson 病变)或球形肾小球硬化程度不足 50%。

Ⅲ型,结节性硬化(Kimmelstiel-Wilson 病变):至少有 1 个肾小球发生系膜基质结节增大(Kimmelstiel-Wilson),但球形肾小球硬化程度不足 50%。

Ⅳ型,晚期糖尿病性肾小球硬化:球形肾小球硬化程度超过 50%,且有其他临床或病理证据支持这一病变为糖尿病肾病所致。

这一分型系统将有助于我们深入了解 DN 的进展过程,从而提高对 DN 患者的诊治水平。

(五)治疗

DN 治疗依不同病期、不同对象而异。在历来研究中,针对 DN 发病机制各主要环节都曾有过针对性的干预治疗试验,但是大多限于实验动物观察,在人类 DN 验证中,或结果不满意或副作用过大,大多未能实际应用。例如应用醛糖还原酶抑制剂在大鼠 DN 模型中可以有效减轻 DN 病变,但在人类试验中则因达到效果所需剂量过大,副作用过强而不能耐受。PKC β 受体阻滞剂可以减少蛋白尿,同时改善肾脏异常血流动力学,但作用持续时间很短。针对阻碍 AGE 形成或干预 AGE 与其受体结合药物在实验动物中曾有过十分令人鼓舞的结果,但在人群试验中,效果远不如实验中满意。大剂量 VitE 等抗氧化剂应用在 DN 人群中有一定好处,但尚不理想。最后针对参与 DN 发病的各细胞因子、生长因子等而应用各种阻滞剂,单克隆抗体等,虽然效果明显但因为这些分子信号途径不仅参与 DN 的发病,同时还参与众多细胞生理活动,阻断后可能发生严重后果也较难推广。在实际的临床应用中,针对 DN 的治疗主要有以下几方面。

1.控制血糖　控制血糖以达到纠正代谢异常是治疗 DN 最根本的手段。强化的血糖控制可以减少 1 型糖尿病患者的蛋白尿。糖尿病并发症的对照研究(DCCT)将年龄在 13~39 岁的 1441 名 1 型糖尿病患者(没有心血管疾病,肾功能正常)随机分为强化血糖控制组(HbA1c <6.05%)和传统治疗组(HbA1c<9%)随访 6.5 年,发现通过严格的血糖控制能降低微量蛋白尿和显性蛋白尿的发生率各为 39% 和 54%,但低血糖事件增加 3 倍,且并未减少心血管事件的发生率。英国糖尿病前瞻性研究(UKPDS)也证明严格控制血糖可以明显减少 MA 出现或发展为显性肾病。有报告 1 型 DN 伴严重肾小球硬化者成功胰岛移植后 8~10 年病变几近完全恢复。一般认为 DN 病例 HbA1c 尽量应控制在 7.0% 以下。DN 发展到肾功能明显减退时,易发生低血糖,因此在控制血糖时应予特别关注。肾功能减退者(肌酐>115μmol/L)不宜使用二甲双胍类、胰岛素增敏剂等药物以防止乳酸性酸中毒。糖尿病的干预和并发症的流行病学研究(EDIC)继续对这些人群进行随访,发现两组人群血糖水平接近之后 10 年,原来的强化治疗组心血管事件减少 42%,提示强化控制血糖对心血管事件有持续的保护效应。

而 2 型糖尿病血糖控制研究结果还不清楚。早期的 UGDP 比较了甲苯磺丁脲,胰岛素,苯乙双胍或安慰剂,未发现肾、微血管和心血管的保护作用,甲苯磺丁脲反而增加心血管疾病死亡。更大样本的(UKPDS)比较了磺脲类药物或胰岛素和饮食控制的作用,发现无肾脏保护作用,25% 患者微血管病发生率降低,对心血管事件无影响。三个大的临床试验(ACCORD),(ADVANCE),(VADT)纳入了近 23 000 名患者,结果发现强化血糖控制后对心脏的作用从无明显效果到增加心血管风险报道不一,对肾脏的保护作用也不一致,但低血糖的发生率明显增高。

因此,严格的血糖控制对于 1 型糖尿病患者有肯定的肾脏保护作用,在 2 型糖尿病肾病患者的发病早期低血糖发生率不高的时候可能有好处,但不是所有的 2 型糖尿病患者都适合特别强化的控制血糖。

2.控制血压 DN中高血压不仅常见,同时是导致DN发生和发展的重要因素,还是本病中心血管并发症的重要原因。高血压在DM最早期时常表现为夜间血压过度降低,随后昼夜血压节律改变消失,之后日间虽血压正常但运动后可以明显上升,进而出现明显高血压。随着全身血管病变的发展,可表现为单纯严重收缩压过高。尽管目前的指南都要求CKD患者降压目标<130/80mmHg,但没有证据力很强的随机研究来证明该降压水平带来的好处,因为制定这些指南的研究基础源于类似MDRD这样的临床研究。但这些研究中糖尿病患者数量很少,当然严重高血压会导致糖尿病患者肾功能急剧恶化这个结果毋庸置疑,早期的临床研究也证明降低血压对于保护GFR的好处。HOPE研究和IDNT研究都证明了收缩压达标,如180mmHg降至120mmHg能降低心血管患病风险。但更重要的是那些收缩压低于120mmHg的患者要比高于180mmHg的有更高的心血管病患病风险。因此对于糖尿病肾病的血压管理并不是越低越好。基于目前一些进行中的临床研究初步结果和ACCORD等血压研究的结果,糖尿病患者目前仍推荐降压靶目标<130/80mmHg,但这个目标必须个体化,在非糖尿病和儿童患者中得出的研究结果也不适用于糖尿病人群。

(1)RAS单药应用:在临床DN患者治疗中,达到上述血压靶目标时大多需要多种药物联合应用,常用的降压药有ACEI、ARB、钙通道阻滞剂、β受体阻滞剂以及利尿剂等。其中ACEI或ARB治疗近年来获得特别重视。在几个大型临床试验中与其他降压药物相比,本组对减少蛋白尿,延缓肾脏病进展及终末期肾功能衰竭的发生有更好作用,因此认为RAS阻断剂除通过降压作用外,还可能通过一些非降压依赖机制发挥肾脏保护作用。近来也有少数报道ACEI与ARB合并使用,可起到对RAS的更全面阻断作用。普遍认为降压是导致防止DN发生及延缓进展的最关键机制,但在DN发病机制中有众多发病机制可以通过阻断RAS而得到干预,因此ACEI、ARB在本病应用中可能有一定特殊意义。

ACEI对于1型糖尿病肾病患者对于肾功能的保护作用明确。卡托普利25mg,每日3次治疗409名基础尿蛋白排泄率≥500mg/d和血肌酐≤221 μmol/L 4年后,死亡、透析或肾移植的复合终点的风险比下降50%。而2型糖尿病和早期微量白蛋白尿患者给予厄贝沙坦每日300mg治疗2年后,和安慰剂比,显性蛋白尿的风险下降65.1%,但150mg和安慰剂无明显差别。IDNT和RENAAL研究都证明有大量蛋白尿的患者经厄贝沙坦或氯沙坦的治疗后能减少肌酐翻倍、终末期肾脏病或死亡的复合终点。

(2)RAS联合用药:有很多小样本和证据力低的研究用蛋白尿作为观察指标得出的结论虽然不太一致,但是基本都支持在糖尿病肾病中联合使用ACEI和ARB或者超大剂量使用ACEI或ARB会获益。COOPERATE研究在非糖尿病患者中联合使用ACEI和ARB的结果受到质疑,并已被官方撤回。AVOID研究观察了肾素抑制剂Aliskiren联合安慰剂或氯沙坦对2型糖尿病患者蛋白尿的作用发现在治疗24周时蛋白尿有减少,但这个研究时间尚不足以评估Aliskirin对于CKD或CV进展的影响。联合治疗容易引起高钾。ONTARGET研究比较了单用替米沙坦和替米沙坦或两药联用对于心血管事件的影响发现三组并无区别,但肾脏的终点事件如血透、肌酐翻倍或死亡在综合治疗组明显增加。可能这个结果不能推广到所有的RAS阻断剂的联合使用,而且很多联用方案会因高钾的副作用而限制了使用。

3.降脂治疗 多个小样本的临床研究试图回答降脂治疗能否延缓肾脏病的进展,但没有大样本的临床研究数据。Meta 分析结果提示降脂治疗能够改善肾脏病的预后,但似乎这个作用与它们的降脂效果无关。

4.生活方式改变和饮食控制　临床和试验研究均观察到高蛋白质饮食能增加肾小球的灌流和压力,加重糖尿病所引起的肾血流动力学改变。低蛋白质饮食能延缓糖尿病患者肾功能损伤的速度。糖尿病患者低蛋白饮食的标准为每日每千克体重 0.6～0.8 g,大量蛋白尿患者可以有蛋白尿减少,但同时应注意食物中给予充足的热卡。合并有肝病、妊娠或生长发育期患者不宜过度限制蛋白质。严重脂质代谢异常对糖尿病肾病特别是合并心血管并发症可有不利影响,宜尽量纠正之。其他可推荐的治疗包括戒烟,改变不良生活习惯等,对于已进入慢性肾衰者治疗原则是尽早给予促红素纠正贫血;尽早进行透析治疗,同时注意残余肾功能的保存等等。

5.终末期 DN 患者透析方式的选择　不同的透析方式是否会影响终末期肾脏病患者尤其糖尿病患者的生存率,这个问题一直存在争议。一些观察性研究发现老年糖尿病患者接受腹透(PD)治疗后死亡的风险增加,以至于一段时期内大家开始质疑糖尿病患者选择腹透治疗是否符合伦理。血透(HD)和 PD 各有优缺点,而糖尿病终末肾病患者比非糖尿病患者有更严重的血管问题和更高的感染率。因此腹透的优势在于温和、持续的超滤;能保持血流动力学稳定;无须建立血管通路;残肾功能保护佳;避免电解质(如钾、钙)的快速波动。而另一方面以葡萄糖为基础的腹透液会使患者血糖更高、体重增加而限制了 PD 在 DN 患者中的开展。目前仍缺乏 RCT 研究来证明 HD 和 PD 何者更优。近 20 年的设计不一的观察性研究证明 PD 可能有早期生存优势,但取决于患者的年龄、糖尿病状态和是否有并发症。而同时期发表的 8 个前瞻性队列研究中有 5 个认为两种透析方式对生存率无影响。多数的研究认为年轻的糖尿病 ESRD 患者比老年 ESRD 更适合 PD。但必须指出这些研究大多数都把 2000 年前的腹透患者纳入观察队列中,而 PD 在最近 10 年中因为连接系统的改良、腹透管出口预防性抗生素使用减少感染的发生率和提高对于水分清除和容量管理的重视等措施已使得腹透的质量得以大大提高,而这些优势没有在这些研究中体现出来。因此目前为止,仍没有强而有说服力的证据表明何种透析方式更优。在这种情况下,更应仔细评估患者的各种状况,个体化地选择透析方式。

如果 DN 患者选择了 HD,应严格限制透析间期的液体增加和避免电解质的大幅波动,应尽可能避免静脉插管。如 DN 患者开始腹透,应尽量减少使用高张含糖腹透液。

第四节　急性肾小管坏死

由血管内溶血、肾缺血和肾毒性物质所致的急性肾功能不全称为急性肾小管坏死(ANT)。临床主要表现为肾小球滤过率明显降低和进行性氮质血症,根据尿量减少与否分为少尿型和非少尿型。本病多数是可逆的。

【病因】

引起急性肾小管坏死的病因很多,主要分为肾缺血和肾中毒两大类。

1.肾缺血　由失血、严重脱水、休克、电解质紊乱、急性循环衰竭等引起有效循环血量下降,心脏排出量下降,肾血管阻塞、急性溶血等持续作用使肾脏急性缺血、缺氧,而造成急性肾小管坏死。

2.肾毒素中毒

(1)外源性肾毒素:包括药物(如庆大霉素、卡那霉素、化疗药、造影剂、农药等)、有机溶剂(甲苯、乙二醇等)、重金属(汞、铅等)、生物毒素(蛇毒、鱼胆等)、微生物(细菌、真菌等)、中草药等。

(2)内源性肾毒素:包括挤压伤、严重创伤及大面积肌肉损伤时的肌红蛋白及肌肉破坏产物、血管内溶血(血型不合、自身免疫、奎宁、磺胺药、蝎毒等)、肿瘤放化疗后(大量癌细胞破坏产生大量尿酸及磷酸钙沉积并阻塞肾小管)等。

【发病机制】

急性肾小管坏死的发病机制尚未完全阐明,一般认为有以下几种学说,各机制之间可能是相互联系的。

1.肾小管损害

(1)肾小管阻塞学说:毒物、毒素等可直接损害肾小管上皮细胞,坏死的上皮细胞及脱落的碎屑、管型堵塞肾小管。导致阻塞部位近端小管腔内压升高,最终使肾小管滤过平衡停止。

(2)小管内液反漏学说:指肾小管上皮细胞损伤后坏死脱落,基底膜断裂,小管腔与肾间质直接相通,致使小管腔原尿反流扩散到肾间质,引起肾间质水肿,压迫周围毛细血管,使其管腔变窄,阻塞加重,使肾小球滤过率更加降低。这在急性肾小管坏死的初期起重要作用。

2.肾血流动力学学说　实验证明,肾单位血流灌注量的减少由肾素、血管紧张素Ⅱ、前列腺素、儿茶酚胺、内皮素、血管加压素等多种缩血管活性物质参与,主要是收缩肾血管影响肾血流,使肾小球滤过率下降。

3.内皮细胞肿胀学说　实验中发现,急性肾小管坏死时由于肾组织缺氧,钠泵功能下降,细胞内渗透压升高,内皮细胞肿胀,肾血管阻塞,肾脏缺血,肾小球滤过率下降。

4.管球反馈学说　急性肾小管坏死时,小管对钠离子、氯离子的重吸收下降,到达致密斑处小管内液的钠离子、氯离子浓度升高,通过肾素、血管紧张素使入球小动脉收缩,肾小球滤过率下降。

5.表皮生长因子学说　肾脏是体内合成表皮生长因子的重要部位之一,并富含表皮生长因子的受体,与肾小管上皮细胞的修复有关。急性肾小管坏死时,肾脏受损,表皮生长因子产生减少,肾小管上皮细胞修复能力下降。

【临床表现】

引起急性肾小管坏死的病因众多,起始表现各异,一旦形成本病,其临床表现和病程均有共同规律。按尿量可分为两型:少尿-无尿型和多尿型。

1.少尿-无尿型急性肾衰竭　占大多数。少尿型病程可分为三期:少尿期、多尿期、功能恢复期。

(1)少尿期:①尿量减少。少尿指每日尿量少于400ml。②进行性氮质血症。由于肾小球滤过率降低引起少尿或无尿,排出氮质及其他代谢废物减少,血肌酐和尿素氮升高。③高钾血症。高钾血症是患者在第1周死亡的主要原因。患者表现为嗜睡、恶心、呕吐、肢体麻木、胸闷、心律失常、心脏停搏等。当血钾浓度高于6.5mmol/L时应积极给予治疗。④低钠血症。常合并低氯血症。除可引起胃肠道症状外,还可伴有神经系统症状如无力、淡漠、嗜睡甚至昏迷。⑤酸中毒。出现较早。表现有深大呼吸、嗜睡以至昏迷。⑥低钙血症及高磷血症。⑦水过多。表现为稀释性的低钠血症、高血压、急性左心衰和脑水肿。此亦为患者常见的死亡原因。

(2)多尿期:每日尿量超过2500ml即进入多尿期。多尿期一般持续1～3周。在此期肾脏仍不能充分排出血中的代谢产物、钾和磷,故血尿素氮、血肌酐和血钾可持续升高。随尿量增多很容易出现低钠、低钾和低血容量。此外,此期易发生感染、心血管并发症和上消化道出血等。

(3)恢复期:此期大都有消瘦、易疲劳、肌肉软弱无力,一般肾小球滤过功能需经3～6个月恢复,部分病例肾小管浓缩功能不全可持续1年以上。

2.非少尿型急性肾衰竭　每日尿量＞400ml。多由手术、肾缺血等引起,肾小管回吸收能力受损远较肾小球滤过率降低为甚。此型患者症状较轻,恢复较快,预后较好,只有少数病例需血液透析。

【辅助检查】

1.血液检查

(1)血浆肌酐每日升高44.2～88.4μmol/L或更高;血尿素氮每日升高3.6～10.7mmol/L,高分解代谢者更高。

(2)血清钾升高,＞5.5mmol/L;血清钠正常或偏低;血清钙降低,血磷升高。

2.尿液检查

(1)尿量改变:少尿期每日尿量在400ml以下,或每小时＜17ml。非少尿型尿量可正常或增多。

(2)尿常规检查:尿外观浑浊,尿色深;尿蛋白为(＋～＋＋),镜检可见肾小管上皮细胞、颗粒管型及红、白细胞等。尿沉渣检查常有不同程度的血尿,以镜下血尿为主。

(3)尿比重降低且较固定在1.012左右;尿渗透浓度低于350mOsm/(kg·H_2O)。这主要由于肾小管重吸收功能受损,尿液不能浓缩所致。

(4)尿钠含量增高,主要由于肾小管对钠吸收减少。

(5)尿尿素与血尿素之比、尿肌酐与血肌酐之比均低于10。因尿中此两种物质排泄减少而血中水平增高之故。

(6)滤过钠排泄分数(FeNa)降低。[FeNa＝(尿钠、血钠之比/尿肌酐、血肌酐之比)×100]。急性肾小管坏死患者常＞1。

【诊断依据】

主要依据:①有引起急性肾小管坏死的病因;②突然出现少尿或无尿(部分为非少尿型);③尿检异常,尿中有红、白细胞、肾小管上皮细胞及粗大管型、尿比重减低、等渗尿、尿钠增高等;④血尿素氮、肌酐逐日升高,每日血尿素氮升高＞3.6mmol/L,每日血肌酐升高＞44.2μmol/L;⑤有尿毒症症状;⑥B超显示肾脏体积增大或呈正常大小;⑦能排除肾前性或肾后性氮质血症和其他肾脏疾病导致的急性肾衰竭;⑧肾活检,凡诊断不明均需做肾活检以明确诊断。

【鉴别诊断】

急性肾小管坏死应注意与肾前性、肾后性及肾实质性疾病所致急性肾衰竭进行鉴别。

1.肾前性少尿　多有容量不足或心力衰竭病史,补充血容量后尿量增多。尿比重在 1.020 以上。对于难以鉴别的病例,可小心的试予补液,如果血容量已纠正血压恢复正常而仍尿量减少则支持急性肾小管坏死。

2.重症急性肾小球肾炎或急进性肾小球肾炎　早期多有水肿、高血压、大量蛋白尿伴明显镜下或肉眼血尿、各种管型等肾小球肾炎改变,血沉增快,必要时做肾活检。

3.肾后性肾衰竭　表现为突然无尿,去除梗阻因素后病情好转,尿量迅速增多。B 超或 X 线检查可发现有肾积水和(或)有尿路结石。

【急诊处理】

1.去除病因　治疗原发病。

2.预防性治疗　包括去除病因及控制发病环节。

(1)及时纠正血容量:根据尿量、尿比重和中心静脉压,指导液体输入。

(2)解除肾血管的痉挛:可选用多巴胺 60～80mg 加入液体中静脉滴注。也可用山莨菪碱 10～20mg 或酚妥拉明 20～30mg 加入 5％葡萄糖液中缓慢静脉滴注。

(3)利尿以解除肾小管阻塞,可用 20％甘露醇 100～200ml 静脉滴注,或用呋塞米 20～40mg 静脉注射,每 4～6 小时 1 次,可有利尿冲刷肾小管的作用。

3.少尿期治疗

(1)水平衡治疗:少尿期严格计算 24h 出入量。24h 补液量为显性失水加非显性失水之和减去内生水量。采用"量出为入、调整平衡"的原则,以防液体过多。①每日测量体重,若体重每日减轻 0.2～0.25kg 表示补液量适宜;②血钠应保持在 130～140mmol/L;③水肿与血压的增高,中心静脉压增高,颈静脉怒张等,表示水过多,应及时纠正。

(2)纠正电解质紊乱:高钾血症需血液透析或腹膜透析。下列方法可临时降血钾。①11.2％乳酸钠 40～200ml 静脉滴注,也可给 5％碳酸氢钠 250ml 静脉滴注;②10％葡萄糖液 500ml 加胰岛素 12U 静脉滴注;③钠离子交换树脂 15～20g 加入 25g 山梨醇 100ml 中口服,每天 3～4 次。禁食含钾的食物,纠正酸中毒,不输库存血,彻底清除体内坏死组织等,均为治疗高钾血症的重要措施。低钙血症可 10％葡萄糖酸钙 10～20ml 加入 50％葡萄糖液中静推。

(3)纠正代谢性酸中毒:少尿早期,补充足够的热量、减少体内的分解。当血 HCO_3^- 低于 15mmol/L 或二氧化碳结合力低于 13mmol/L 时给 5％碳酸氢钠100～200ml 静脉滴注。

(4)抗感染:根据感染的部位、细菌培养和药敏试验结果选用对肾脏无损害的抗生素。

(5)饮食疗法:早期应严格限制蛋白质摄入,每日高生物效价蛋白质摄入应控制在 0.5g/kg。饮食中要有足够能量保证,以减少体内蛋白质的分解。如不能口服者可进行胃肠外静脉营养支持。

(6)营养支持:一般能量供给按 30～35kcal/(kg·d)计算,严重高分解代谢患者则给予 40kcal/(kg·d),其中以高渗葡萄糖提供约 2/3 热量,由脂类供应 1/3;若给予 25％～50％葡萄糖溶液静脉滴注,可很快产生高糖血症,因此可酌情从10％～15％开始均匀等量给予并密切随访血糖浓度。

（7）血液透析或腹膜透析。早期预防性透析可减少发生感染、出血、高钾血症等威胁生命的并发症。紧急血液透析指征：①急性肺水肿；②高钾血症，血钾高于 6.5mmol/L；③严重的酸中毒，血 CO_2^--CP＜13.5mmol/L；④无尿 2d 以上并有液体过多，如结膜水肿、胸腔积液、心脏奔马律或中心静脉压高于正常。

4.多尿期治疗　多尿期开始，威胁生命的并发症依然存在。故已行透析治疗者仍继续直至 SCr 降至 265μmol/L 以下并稳定在此水平。应控制水、电解质和酸碱平衡，控制氮质血症，防止各种并发症。每日尿量多于 3000ml 时，补液量要控制（比出量少500～1000ml），并尽可能经胃肠道补充。

5.恢复期治疗　一般无特殊处理，避免应用对肾脏有损害的药物。定期随访肾功能。

【预后】

急性肾小管坏死是临床危重症。其预后与原发病、年龄、是否早期诊断和早期透析、有无并发症等因素有关。现由于早期透析的开展，直接死于肾衰竭的较少，大多死于原发病及并发症。

第六章　内分泌系统疾病

第一节　甲状腺功能亢进症

甲状腺功能亢进症,系多种病因导致体内甲状腺激素分泌过多,引起以神经、循环、消化等系统兴奋性增高和代谢亢进为主要表现的一组临床综合征,其病因复杂,临床常见原因如下:①弥漫性毒性甲状腺肿(GD);②多结节性甲状腺肿伴甲状腺功能亢进症;③甲状腺自主高功能腺瘤;④碘致甲状腺功能亢进症(IIH);⑤桥本甲状腺毒症;⑥新生儿甲状腺功能亢进症;⑦滤泡状甲状腺癌;⑧HCG相关性甲状腺功能亢进症(绒毛膜癌、葡萄胎等);⑨垂体TSH瘤或增生致甲状腺功能亢进症,其中Graves病是甲状腺功能亢进症的最常见病因,占全部甲状腺功能亢进症的80%～85%,女性显著高发[女:男=(4～6):1],以20～50岁多见。

【病因与发病机制】

1.自身免疫　目前公认本病的发生与自身免疫有关,属于器官特异性自身免疫病,其特征之一是GD患者的血清中存在针对甲状腺细胞TSHR的特异性自身抗体,称为TSH受体抗体。TRAb有2种类型,即TSH受体刺激性抗体(TSAb)和TSH受体刺激阻断性抗体(TSBAb)。TSAb与TSH受体结合,激活腺苷酸环化酶信号系统,导致甲状腺细胞增生和甲状腺激素合成、分泌增加,所以TSAb是GD的致病性抗体。TSBAb与TSHR结合使TSH无法与TSHR结合,从而产生抑制效应,使甲状腺细胞萎缩,甲状腺激素产生减少,因此TSBAb是自身免疫甲状腺炎导致甲状腺功能减退症的原因之一。

2.遗传　本病有显著的遗传倾向,目前发现它与组织相容性复合体(MHC)基因相关。

3.环境因素　环境因素可能参与了GD的发生,如细菌感染、性激素、应激等都对本病的发生和发展有影响。

总之,GD病是以遗传易感为背景,在感染、精神创伤等应激因素诱发机体抑制性T淋巴细胞(Ts细胞)功能缺陷,减弱了对辅助性T淋巴细胞(Th细胞)的抑制,特异B淋巴细胞在特异Th细胞辅助下,产生异质性免疫球蛋白(自身抗体),导致发病。

【临床表现】

1.甲状腺毒症表现

(1)高代谢症候群:疲乏无力、怕热多汗、皮肤温暖潮湿、多食善饥、体重锐减和低热,危象时可有高热。

(2)精神神经系统：神经过敏、多言好动、紧张忧虑、焦躁易怒、失眠不安、思想不集中，记忆力减退。偶表现为寡言抑郁、神情淡漠。

(3)心血管系统：心悸、胸闷、气短等症状；体征可有①心动过速，常为窦性，休息和睡眠时心率仍快；②心尖区第一心音亢进，常有Ⅰ～Ⅱ级收缩期杂音；③心律失常，以心房颤动等房性心律失常多见；④心脏增大；⑤心力衰竭；⑥收缩压上升，舒张压下降，脉压增大，可有周围血管征。

(4)消化系统：常有食欲亢进、多食消瘦、排便次数增多，可有肝大及肝功能异常。但少数老年患者可出现厌食、顽固性恶心、呕吐。

(5)运动系统：主要是甲状腺毒症性周期性瘫痪，病变主要累及下肢，有低钾血症。少数患者发生甲状腺功能亢进性肌病、重症肌无力；甲状腺功能亢进症患者可伴骨密度降低。

(6)生殖系统：女性常有月经减少或闭经。男性有阳萎，偶有乳腺增生。

(7)内分泌系统：本病早期肾上腺皮质功能常较活跃，而重症患者其功能相对减退。还可出现葡萄糖耐量受损。

(8)造血系统：周围血淋巴细胞绝对值和百分比及单核细胞增多，但白细胞总数偏低。可伴发血小板减少性紫癜。

2.甲状腺肿　有程度不等的弥漫性、对称性甲状腺肿大，质软，上、下极可有震颤，可听到血管杂音。震颤和血管杂音为本病较特异性的体征，对诊断具有重要意义。甲状腺肿大程度与甲状腺功能亢进症轻重无明显关系，极少数无甲状腺肿或位于胸骨后纵隔内。

3.眼征

(1)单纯性突眼。①眼球向前突出，突眼度一般不超过18mm；②Stellwag征：瞬目减少、炯炯发亮；③上眼睑挛缩、睑裂宽，向前平视时，角膜上缘外露；④Von Graefe征：双眼向下看时，上眼睑不能随眼球下落或下落滞后于眼球；⑤Joffroy征：向上看时，前额皮肤不能皱起；⑥Mobius征：两眼看近物时，眼球辐辏不良。

(2)浸润性突眼：①眼睑肿胀肥厚，结膜充血水肿；②眶内软组织肿胀、增生和眼肌的明显病变使眼球明显突出(可达30mm)，活动受限；③异物感、眼部胀痛、畏光、流泪、复视、斜视、视野缩小、视力下降、角膜外露可形成溃疡或全眼球炎，甚至失明。

4.特殊的临床表现和类型

(1)甲状腺危象：系GD严重表现，可危及生命，主要诱因为感染、精神刺激、甲状腺手术前准备不充分等。临床表现为原有甲状腺功能亢进症状加重，继而有高热(39℃以上)，心率快(140～240/min)，可伴心房纤颤或心房扑动、体重锐减、烦躁不安、呼吸急促、大汗淋漓、厌食、恶心、呕吐、腹痛、腹泻等，终至虚脱、休克、嗜睡、谵妄或昏迷。

(2)甲状腺毒症性心脏病：甲状腺功能亢进症伴有明显心律失常、心脏扩大和心力衰竭者，其引起的心力衰竭分两种类型，一是心动过速和心排血量增加后失代偿引起的"高排出量型心力衰竭"，甲状腺功能亢进症控制后，心脏病变可恢复。二是诱发和加重已有的或潜在的缺血性心脏病发生的心力衰竭，属于心脏泵衰竭，多见于老年患者。

(3)淡漠型甲状腺功能亢进症：老年人多发，起病隐匿，临床表现不典型，可有消瘦、心悸、乏力、头晕、神经质或淡漠、腹泻、厌食。

（4）T_3 型甲状腺毒症：在碘缺乏地区和老年人群中多发，占甲状腺功能亢进症病例的 5%。原因是甲状腺功能亢进时，产生 T_3 和 T_4 的比例失调，T_3 显著多于 T_4，发生机制尚不明。GD、毒性结节性甲状腺肿和高功能性腺瘤都可发生。实验室检查 $TT_3\uparrow$、$FT_3\uparrow$，$TSH\downarrow$，^{131}I 摄取率增加。

（5）T_4 型甲状腺毒症：主要发生在碘甲状腺功能亢进症和全身性严重疾病的甲状腺功能亢进症患者中。TT_4、$FT_4\uparrow$，$TSH\downarrow$。

（6）亚临床甲状腺功能亢进症：指血清 TSH 水平低于正常值下限，而 TT_3、TT_4 在正常范围，不伴或伴有轻微的甲状腺功能亢进症症状。持续性亚临床甲状腺功能亢进症的原因包括外源性甲状腺激素替代、甲状腺自主功能腺瘤、多结节性甲状腺肿、Graves 病等。本病可能的不良结果是①发展为临床甲状腺功能亢进症；②对心血管系统的影响是全身血管张力下降、心率加快、心排血量增加、心房颤动等；③骨质疏松。

（7）妊娠期甲状腺功能亢进症：过量的 HCG 或变异 HCG 能够刺激 TSH 受体产生妊娠期甲状腺功能亢进症，需注意以下几个问题。①妊娠期甲状腺激素结合球蛋白（TBG）增高，引起血清 TT_4 和 TT_3 增高，所以妊娠期甲状腺功能亢进症的诊断应依赖血清 FT_4、FT_3 和 TSH。②妊娠一过性甲状腺毒症（GTT）：绒毛膜促性腺激素在妊娠 3 个月时达到高峰，它与 TSH 有相同的 α 亚单位、相似的 β 亚单位和受体亚单位，过量的 HCG 能够刺激 TSH 受体，产生 GTT。③新生儿甲状腺功能亢进症。母体的 TSAb 可以透过胎盘刺激胎儿的甲状腺引起胎儿或新生儿甲状腺功能亢进症。④产后由于免疫抑制的解除，GD 易于发生，称为产后 GD。⑤如果患者甲状腺功能亢进症未控制，建议不要怀孕；如果患者正在接受抗甲状腺药物（ATD）治疗，血清 TT_4、TT_3 达到正常范围，停 ATD 或者应用 ATD 的最小剂量，可以怀孕。如果患者于妊娠期间发现甲状腺功能亢进症，选择继续妊娠，则选择合适剂量的 ATD 治疗和妊娠中期甲状腺手术治疗，有效地控制甲状腺功能亢进症可以明显改善妊娠的不良结果。

（8）胫前黏液性水肿：属自身免疫性病变，可单独出现而无甲状腺功能亢症进表现。多见于双侧胫骨前下 1/3 部位，皮肤增厚变粗，下肢粗大似象皮腿。

（9）Graves 眼病：Graves 眼病（GO）也称为浸润性突眼。患者自诉眼内异物感、胀痛、畏光、流泪、复视、斜视、视力下降；检查见突眼（眼球突出度超过正常值上限 4mm）、眼睑肿胀、结膜充血水肿，眼球活动受限，严重者眼球固定、眼睑闭合不全、角膜外露而形成角膜溃疡、全眼炎，甚至失明。国际 4 个甲状腺学会联合提出了判断 GO 活动的评分方法（CAS），即以下 7 项表现各为 1 分：①自发性球后疼痛；②眼球运动时疼痛；③结膜充血；④结膜水肿；⑤肉阜肿胀；⑥眼睑水肿；⑦眼睑红斑。CAS 积分达到 3 分判断为疾病活动。积分越多，活动度越高。

【辅助检查】

主要包括三大类：甲状腺激素测定、甲状腺自身抗体测定和甲状腺的影像学检查。

1.血清总甲状腺素　T_4 全部由甲状腺产生，血清中 99.96% 的 T_4 以与蛋白结合的形式存在，其中 80%～90% 与 TBG 结合。妊娠、雌激素、急性病毒性肝炎等可引起 TBG 升高，导致 TT_4 增高；雄激素、糖皮质激素、低蛋白血症等可以引起 TBG 降低，导致 TT_4 降低。如果排除上述因素，TT_4 稳定、重复性好，仍然是诊断甲状腺功能亢进症的主要指标。

2.血清总三碘甲腺原氨酸　20% 的 T_3 由甲状腺产生，80% 的 T_3 在外周组织由 T_4 转换而来。血清中 99.6％的 T_3 以与蛋白结合的形式存在,所以本值同样受到 TBG 含量的影响。

3.血清游离甲状腺素(FT$_4$)、游离三碘甲腺原氨酸(FT$_3$)　诊断临床甲状腺功能亢进症的首选指标,但因血中 FT$_4$、FT$_3$ 含量甚微,测定方法学上许多问题尚待解决,测定的稳定性不如 TT$_4$、TT$_3$。此外,目前临床应用的检测方法都不能直接测定真正的游离激素水平。

4.促甲状腺激素　血清 TSH 浓度的变化是反映甲状腺功能最敏感的指标,也是诊断亚临床型甲状腺功能亢进症和甲状腺功能减退症的主要指标。

5.^{131}I 摄取率　^{131}I 摄取率是诊断甲状腺功能亢进症的传统方法,目前已经被激素测定技术所代替。本方法现在主要用于甲状腺毒症病因的鉴别:甲状腺功能亢进类型的甲状腺毒症^{131}I 摄取率增高;非甲状腺功能亢进类型的甲状腺毒症^{131}I 摄取率降低。

6.TSH 受体抗体　鉴别甲状腺功能亢进症病因、诊断 GD 的指标之一,需要注意的是 TRAb 中包括刺激抗体(TSAb)和抑制抗体(TSBAb),而检测到的 TRAb 仅能反映有针对 TSH 受体的自身抗体存在,不能反映这种抗体的功能,但是当临床表现符合 Graves 病时,一般都将 TRAb 视为 TSH 受体刺激抗体。

7.CT 和 MRI　眼部 CT 和 MRI 可以排除其他原因所致的突眼,评估眼外肌受累的情况。

8.甲状腺放射性核素扫描　对于诊断甲状腺自主高功能腺瘤有意义。肿瘤区浓聚大量核素,肿瘤区外甲状腺组织和对侧甲状腺无核素吸收。

【诊断与鉴别诊断】

1.诊断

(1)甲状腺功能亢进症的诊断:①高代谢症状和体征;②甲状腺肿伴或不伴血管杂音;③血清 TT$_4$、FT$_4$ 增高,TSH 减少。具备以上 3 项诊断成立,但要注意淡漠型甲状腺功能亢进症,老年患者症状不典型。

(2)Graves 病的诊断:①甲状腺功能亢进症诊断成立;②甲状腺增大呈弥漫性,伴或不伴血管杂音;③浸润性突眼;④TRAb 和 TSAb 阳性;⑤其他甲状腺自身抗体阳性;⑥可有胫前黏液性水肿。具备①、②项者诊断即可成立,其他 4 项进一步支持诊断确立。

2.鉴别诊断

(1)甲状腺毒症原因的鉴别:甲状腺功能亢进所致的甲状腺毒症与多种原因甲状腺炎导致甲状腺激素漏出所致的甲状腺毒症的鉴别,两者均有高代谢表现、甲状腺肿和血清甲状腺激素水平升高,而病史、甲状腺体征、^{131}I 摄取率和甲状腺扫描是主要的鉴别手段。

(2)与非甲状腺功能亢进症的鉴别:①单纯性甲状腺肿。无甲状腺功能亢进症症状和体征,^{131}I 摄取率可增高,但高峰不前移,T$_4$、T$_3$ 正常或偏低,TSH 正常或偏高。②神经官能症。可有心悸、出汗、失明等类似于甲状腺功能亢进症的表现,但神经官能症患者一般无食欲亢进,心率在静息状态下无增快。甲状腺功能均正常。③更年期综合征。更年期妇女有情绪不稳定、烦躁失眠、出汗等症状,但为阵发潮热、出汗。甲状腺不肿大,甲状腺功能检查正常。④单侧突眼需注意与眶内肿瘤、炎性假瘤等鉴别,眼球后超声或 CT 可明确诊断。⑤抑郁症。老年人甲状腺功能亢进症常表现为精神忧郁、表情淡漠、食欲缺乏,与抑郁症类似,测定甲状腺功能正常可资鉴别。⑥糖尿病。糖尿病的"三多一少"症状与甲状腺功能亢进症的多食善饥相似,但糖尿病患者无心悸、怕热等症状,甲状腺一般不肿大,功能检查正常有助于鉴别。⑦心血管系统疾病。老年人甲状腺功能亢进症症状不典型,常以心脏症状为主。甲状腺功能亢进症引起的心力衰竭、心房颤动对地高辛治疗不敏感。甲状腺功能检查可资鉴别。⑧消化系统疾病。甲状腺功能亢进症可致肠蠕动加快,消化吸收不良,大便次数增多,临床常被误诊为慢性结肠炎,但甲状腺功能亢进症极少有腹痛、里急后重等肠炎表现,镜检无红细胞和白细胞。

【治疗】

目前尚不能对 GD 进行病因治疗。针对甲状腺功能亢进症有 3 种疗法,即抗甲状腺药物(ATD)、^{131}I 和手术治疗。

1.抗甲状腺药物治疗(ATD) 药物分为硫脲类(如丙硫氧嘧啶,PTU)和咪唑类(如他巴唑,MMI)两类。作用机制是抑制甲状腺激素合成、抑制免疫球蛋白生成。

(1)适应证:①病情轻、中度患者;②甲状腺轻、中度增大者;③年龄<20 岁;④孕妇、高龄或由于其他严重疾病不适宜手术者;⑤手术或放射碘(RAI)治疗前的准备;⑥手术后复发不适宜放射碘治疗者。

(2)剂量和疗程:①初治期:PTU 300~450mg/d 或 MMI 20~45mg/d,持续 6~8 周;②减量期:PTU,每 2~4 周减 50~100mg/d,MMI 减 5~10mg/d;③维持期:PTU 50~100mg/d 或 MMI 5~10mg/d,维持 1.5~2 年或更长时间。

治疗中如症状缓解而甲状腺肿或突眼反而恶化时,抗甲状腺药物可酌情减量,并可加用甲状腺片 20~40mg/d 或 L-T$_4$ 25~50μg/d。

(3)不良反应:①粒细胞减少。ATD 可以引起白细胞减少,发生率约为 5%,严重者可发生粒细胞缺乏症,发生率为 0.37%,主要出现在治疗开始后的 2~3 个月,当 WBC<3.0×10^9/L 或中性粒细胞<1.5×10^9/L 时应当停药。②皮疹发生率为 2%~3%,可先试用抗组胺药,皮疹严重时应及时停药,以免发生剥脱性皮炎。③中毒性肝病发生率为 0.1%~0.2%,多在用药后 3 周发生,表现为变态反应性肝炎,转氨酶显著上升,所以在用药前需要检查基础的肝功能以区别是否是药物的不良反应。

(4)停药指标:主要依据临床症状和体征,目前认为 ATD 维持治疗 18~24 个月可以停药。下述指标预示甲状腺功能亢进症可能治愈:①甲状腺肿明显缩小;②TSAb(或 TRAb)转为阴性。

2.放射碘治疗 利用甲状腺高度摄取和浓集碘的能力,^{131}I 释放出 β 射线(2mm)对甲状腺的毁损效应,破坏滤泡上皮细胞而减少甲状腺激素分泌。

(1)适应证:①中度甲状腺功能亢进症;②患者年龄在 25 岁以上;③经 ATD 治疗无效或对 ATD 过敏者;④不宜手术或不愿接受手术者。

(2)禁忌证:①妊娠、哺乳期妇女;②患者年龄在 25 岁以下;③严重心、肝、肾衰竭或活动性肺结核者;④外周血白细胞<3×10^9/L 中性粒细胞<1.5×10^9/L;⑤重症浸润性突眼;⑥甲状腺功能亢进症危象。

(3)剂量:根据甲状腺组织重量及甲状腺摄取率计算。

(4)并发症:①甲状腺功能亢进症;②放射性甲状腺炎,一般发生在治疗后的 7~10d;③个别诱发甲状腺功能亢进症危象;④有时加重浸润性突眼。

3.手术治疗

(1)适应证:①中重度甲状腺功能亢进症、长期服药无效或复发,不能坚持服用者;②甲状腺增大显著,有压迫症状者;③胸骨后甲状腺肿;④结节性甲状腺肿伴甲状腺功能亢进症。

(2)禁忌证:①严重浸润性突眼者;②合并较重心、肝、肾疾病不能接受手术者;③妊娠前3个月和第6个月以后。

(3)手术方式:甲状腺次全切除术。

4.其他治疗

(1)碘剂:减少碘摄入量是甲状腺功能亢进症的基础治疗方法之一,作为碘剂的复方碘化钠溶液仅在手术前和甲状腺危象时使用。

(2)β受体阻滞药:①阻断甲状腺激素对心脏的兴奋作用;②阻断外周组织 T_4 向 T_3 的转化,主要在 ATD 初治期使用,可较快控制甲状腺功能亢症的临床症状。通常应用普萘洛尔,每次 10~40mg,每日 3~4 次。对于有支气管疾病者,可选用 β_1 受体阻滞药,如阿替洛尔、美托洛尔等。

5.甲状腺危象的治疗

(1)针对诱因治疗。

(2)抑制甲状腺激素合成:首选 PTU 600mg,口服或经胃管注入,以后给予 250mg 口服,每 6 小时 1 次,待症状缓解后减至一般治疗剂量。

(3)抑制甲状腺激素释放:服 PTU 1h 后再加用复方碘口服液 5 滴、每 8 小时 1 次;或碘化液 1.0g 加入 10% 葡萄糖盐水溶液中静滴 24h,以后视病情逐渐减量,一般使用 3~7d。

(4)普萘洛尔:20~40mg 每 6~8 小时口服 1 次,或 1mg 稀释后静脉缓慢注射。

(5)氢化可的松:50~100mg,加入 5%~10% 葡萄糖溶液中静脉滴注,每 6~8 小时 1 次。

(6)腹膜或血液透析:在上述常规治疗效果不满意时,可选用腹膜透析、血液透析或血浆置换等措施迅速降低血浆甲状腺激素浓度。

(7)降温:高热者给予物理降温,避免加用水杨酸类药物。

(8)其他支持治疗。

6.浸润性突眼的治疗

(1)一般治疗:①夜间高枕卧位,限制食盐,给予利尿药;②保护角膜,预防感染和损伤。

(2)药物治疗:①抑制甲状腺功能亢进症首选 ATD 治疗;②免疫抑制药:泼尼松 60~100mg/d,分 3 次口服,疗程 2~4 周,也可用环磷酰胺等;③可合用 L-T_4,50~100μg/d。

(3)眼眶减压手术或球后放射治疗。

7.妊娠期甲状腺功能亢进症的治疗

(1)ATD 治疗:首选 PTU,因该药不易通过胎盘;PTU 初始剂量为 300mg/d,维持剂量为 50~150mg/d,对胎儿是安全的。

(2)手术治疗:发生在妊娠初期的甲状腺功能亢进症,经 PTU 治疗控制甲状腺功能亢进症症状后,可选择在妊娠中期手术。

(3)妊娠期禁忌 RAI 治疗。

8.甲状腺功能亢进症性心脏病的治疗

（1）放射碘治疗：首选放射碘治疗，不适合者使用 ATD 治疗。

（2）β受体阻制药：普萘洛尔剂量相对增大，可每次 40～60mg/每 6～8 小时 1 次。

（3）抗心力衰竭治疗。

第二节　甲状腺功能减退症

甲状腺功能减退症，是由于甲状腺激素合成和分泌减少或组织利用不足导致的全身代谢降低综合征，其病理特征是黏多糖在组织和皮肤堆积，表现为黏液性水肿。临床甲状腺功能减退症的患病率为 1％，发病率为 3.5‰，女性较男性多见，且随年龄增长患病率上升。

【病因与发病机制】

1.原发性甲状腺功能减退症　　此类甲状腺功能减退症是由于甲状腺本身的疾病导致，目前原发性甲状腺功能减退症的原因中自身免疫、甲状腺手术和甲状腺功能亢进症[131]I 治疗三大原因占 90％以上，而缺碘导致的甲状腺功能减退症现已少见。碘过量可引起具有潜在性甲状腺疾病者发生甲状腺功能减退症，也可诱发和加重自身免疫性甲状腺炎。含碘药物胺碘酮诱发甲状腺功能减退症的发生率是 5％～22％。锂盐、硫脲类、咪唑类等抗甲状腺药物也可引起药物性甲状腺功能减退症。

2.继发性甲状腺功能减退症　　又称中枢性甲状腺功能减退症，是由于垂体或下丘脑疾病导致 TRH、TSH 产生和分泌减少所致，多见于垂体瘤、颅咽管瘤、手术、垂体外照射及产后大出血（席汉综合征）等，其中由于下丘脑病变引起的甲状腺功能减退症称为三发性甲状腺功能减退症。

3.TSH 或 TH 不敏感综合征　　又称甲状腺激素抵抗综合征，是由于 TH 受体减少或受体后缺陷导致甲状腺激素在外周组织生物效应下降引起的综合征。

【分类与分型】

1.分类　　根据病变发生的部位分为原发性甲状腺功能减退症、继发性甲状腺功能减退症及甲状腺激素抵抗综合征；根据病变的原因分为药物性甲状腺功能减退症、手术后甲状腺功能减退症、[131]I 治疗后甲状腺功能减退症、特发性甲状腺功能减退症、垂体或下丘脑肿瘤手术后甲状腺功能减退症等；根据甲状腺功能减退的程度分为临床甲状腺功能减退症和亚临床甲状腺功能减退症。

2.分型　　甲状腺功能减退症可分为 3 型，即呆小症、幼年型甲状腺功能减退症、成年型甲状腺功能减退症。呆小症只见于原发性甲状腺功能减退症，幼年型甲状腺功能减退症和成年型甲状腺功能减退症既可原发也可继发；病情严重时都可发生黏液性水肿。

【临床表现】

主要与年龄有关，成年型甲状腺功能减退症主要影响代谢和器官功能，是可逆性的；婴幼儿甲状腺功能减退症导致矮小和智低，为不可逆的；亚临床甲状腺功能减退症可无症状，T_3、T_4 正常，TSH 轻度升高，多见于桥本病或甲状腺功能亢进症治疗后。

1.成年型甲状腺功能减退症

(1)一般表现:易疲劳、怕冷、少汗、表情淡漠、面色苍白、颜面水肿、唇厚舌大、毛发稀疏、动作缓慢、体温低、体重增加。

(2)皮肤黏膜:苍白、发凉、干燥、脱屑、眉毛外1/3脱落;由于高胡萝卜素血症,手脚皮肤呈姜黄色。

(3)肌肉和关节:肌肉乏力,暂时性肌强直、痉挛、疼痛,嚼肌、胸锁乳突肌、股四头肌和手部肌肉可有进行性肌萎缩。腱反射的弛缓期特征性延长,超过 350ms(正常为 240~320ms),跟腱反射的半弛缓时间明显延长对诊断有特殊价值。

(4)心血管系统:心肌黏液性水肿导致心肌收缩力损伤、窦性心动过缓、心音减弱、心排血量下降。ECG 显示低电压。由于心肌间质水肿、非特异性心肌纤维肿胀、左心室扩张和心包积液导致心脏增大,冠心病可发生但无症状,补 TH 时应从小剂量开始,防止心绞痛发生。

(5)呼吸系统:可出现睡眠呼吸暂停。

(6)消化系统:食欲缺乏、腹胀、便秘,可能导致营养性贫血;严重者出现麻痹性肠梗阻或黏液水肿性巨结肠。

(7)神经系统:记忆力减退、智力低下、反应迟钝、嗜睡、抑郁。

(8)血液系统:由于甲状腺激素缺乏引起血红蛋白合成障碍以及肠道吸收铁和叶酸障碍引起铁、叶酸缺乏可导致贫血;自身免疫性甲状腺炎可伴发恶性贫血。

(9)内分泌系统:男性常有性欲降低、阳痿;女性常有月经过多或闭经。长期严重的病例可导致垂体增生、蝶鞍增大。部分患者血清催乳素水平增高,发生溢乳。

(10)黏液性水肿昏迷:见于病情严重的患者,多在冬季寒冷时发病。诱因为严重的全身性疾病、甲状腺激素替代治疗中断、寒冷、手术、麻醉和使用镇静药等。临床表现为嗜睡、低温(<35℃)、呼吸徐缓、心动过缓、血压下降、四肢肌肉松弛、反射减弱或消失;甚至昏迷、休克、肾功能不全危及生命。

2.呆小症　患儿表现为智力低下、表情迟钝、异常安静、不活泼、矮小、面部及手非凹陷性肿胀,常有聋哑症及锥体束征。

3.幼年型甲状腺功能减退症　介于成年型甲状腺功能减退症和呆小症的表现之间,倾向于哪一面取决于发病时的年龄。

【辅助检查】

1.甲状腺功检查　血清 TSH 和 TT$_4$ 和 FT$_4$ 是甲状腺功能减退症的第一线指标。原发性甲状腺功能减退症血清 TSH 增高,TT$_4$ 和 FT$_4$ 均降低,TSH 增高与 TT$_4$ 和 FT$_4$ 降低的水平与病情程度相关。由于 T$_3$ 活性比 T$_4$ 强,甲状腺功能减退症时更多 T$_4$ 在外周转换为 T$_3$,所以 T$_4$ 下降更早,血清 TT$_3$、FT$_3$ 早期正常,晚期 TT$_3$、FT$_3$ 才降低;rT$_3$ 明显减少;因为 T$_3$ 主要来源于外周组织 T$_4$ 的转换,所以不作为诊断原发性甲状腺功能减退症的必备指标。亚临床甲状腺功能减退症仅有 TSH 增高,TT$_4$ 和 FT$_4$ 正常,此外甲状腺功能减退症患者摄碘率降低。

2.病变部位的确定　原发性甲状腺功能减退症 TSH 升高,继发性甲状腺功能减退症TSH 降低;TRH 兴奋试验中 TSH 不升高(垂体性甲状腺功能减退症)、延迟升高(下丘脑性甲状腺功能减退症)、TSH本来就高刺激后更高(原发性甲状腺功能减退症);虽T_3、T_4高,TSH正常或高,但无甲状腺功能减退症表现或甲状腺功能减退症经大量TH治疗后无效,考虑为TH不敏感综合征。

3.相关抗体检查 甲状腺过氧化物酶抗体(TPOAb)、甲状腺球蛋白抗体是确定原发性甲状腺功能减退症病因和诊断自身免疫甲状腺炎(包括桥本甲状腺炎、萎缩性甲状腺炎)的主要指标,一般认为TPOAb的意义较为肯定。日本学者经甲状腺细针穿刺细胞学检查证实,TPOAb阳性者的甲状腺均有淋巴细胞浸润,如果TPOAb阳性伴血清TSH水平增高,说明甲状腺细胞已经发生损伤。我国学者经过对甲状腺抗体阳性而甲状腺功能正常的个体随访5年,发现当初随访时TPOAb>50U/mL和TgAb>40U/mL,临床甲状腺功能减退症和亚临床甲状腺功能减退症的发生率显著增加。

4.其他检查 轻、中度贫血,血清总胆固醇、心肌酶谱升高,部分病例血清催乳素升高、蝶鞍增大,需要与垂体催乳素瘤鉴别。

【诊断与鉴别诊断】

1.诊断 具有甲状腺功能减退症的症状和体征,血清TSH增高,FT_4降低,原发性甲状腺功能减退症即可以成立。进一步寻找甲状腺功能减退症的病因,如TPOAb阳性,可考虑自身免疫甲状腺炎;血清TSH降低或者正常,TT_4、FT_4降低,考虑继发性甲状腺功能减退症,可做TRH刺激试验证实进一步寻找垂体和下丘脑的病变。

2.鉴别诊断 贫血应与其他原因所致的贫血鉴别;蝶鞍增大应与垂体瘤鉴别,原发性甲状腺功能减退症时TRH分泌增加可以导致高PRL血症、溢乳及蝶鞍增大,酷似垂体催乳素瘤,MRI可鉴别;心包积液需与其他原因所致的心包积液鉴别;水肿主要与特发性水肿鉴别。

【治疗】

1.治疗目标 左甲状腺素($L-T_4$)是本病的主要替代治疗药物,一般需要终身替代,但是也有桥本甲状腺炎所致甲状腺功能减退症自发缓解的报道。治疗的目标是临床甲状腺功能减退症症状和体征消失,TSH、TT_4、FT_4值维持在正常范围内,近年来一些学者提出应当将血清TSH的上限控制在小于3.0mU/L。继发于下丘脑和垂体的甲状腺功能减退症,不能把TSH作为治疗指标,而是把血清TT_4、FT_4达到正常范围作为治疗的目标。

2.剂量 治疗的剂量取决于患者的病情、年龄、体重和个体差异,成年患者$L-T_4$替代剂量50～200μg/d,平均125μg/d,按照体重计算的剂量是1.6～1.8μg/(kg·d);儿童需要较高的剂量,约2.0μg/(kg·d);老年患者则需要较低的剂量,约1.0μg/(kg·d);妊娠时的替代剂量需要增加30%～50%;甲状腺癌术后的患者需要大剂量替代,约2.2μg/(kg·d),控制TSH在防止肿瘤复发需要的水平。T_4的半衰期是7天,所以可以每天早晨服药一次。甲状腺片是动物甲状腺的干制剂,因其甲状腺激素含量不稳定和T_3含量过高已很少使用。

3.服药方法 起始的剂量和达到完全替代剂量的需要时间要根据患者的年龄、体重和心脏状态确定。小于50岁、既往无心脏病史的患者可以尽快达到完全替代剂量。大于50岁的患者服用$L-T_4$前要常规检查心脏状态。一般从25～50μg/d开始,每1～2周增加25μg,直到达到治疗目标。患缺血性心脏病患者起始剂量宜小,调整剂量宜慢,防止诱发和加重心脏病。理想的$L-T_4$的服药方法是在饭前服用,与一些药物的服用间隔应当在4h以上,因为有些药

物和食物会影响到 $L-T_4$ 的吸收和代谢,如肠道吸收不良、氢氧化铝、碳酸钙、考来烯胺、硫糖铝、硫酸亚铁、食物纤维添加剂等均可影响小肠对 $L-T_4$ 的吸收;苯巴比妥、苯妥英钠、卡马西平、利福平、异烟肼、洛伐他汀、胺碘酮、舍曲林、氯喹等药物可以加速 $L-T_4$ 的清除。甲状腺功能减退症病人同时服用这些药物时,需要增加 $L-T_4$ 用量。

4.监测指标　补充甲状腺激素,重新建立下丘脑-垂体-甲状腺轴的平衡一般需要 4～6 周的时间,所以治疗初期每间隔 4～6 周测定激素指标,然后根据检查结果调整 $L-T_4$ 剂量,直到达到治疗的目标。治疗达标后需要每 6～12 个月复查一次激素指标。

【预防】

碘摄入量与甲状腺功能减退症的发生和发展显著相关,我国学者发现碘超足量(MUI 201～300μg/L)和碘过量(MUI ＞300μg/L)可以导致自身免疫甲状腺炎和甲状腺功能减退症的患病率和发病率显著增加,促进甲状腺自身抗体阳性人群发生甲状腺功能减退症;碘缺乏地区补碘至碘超足量可以促进亚临床甲状腺功能减退症发展为临床甲状腺功能减退症。所以,维持碘摄入量在 MUI 100～200μg/L 安全范围是防治甲状腺功能减退症的基础措施,特别是对于具有遗传背景、甲状腺自身抗体阳性和亚临床甲状腺功能减退症等易感人群尤其重要。

【甲状腺功能减退症的特殊问题】

1.亚临床甲状腺功能减退症　文献报道各国普通人群中的亚临床甲状腺功能减退症的患病率为 4%～10%,美国为 4%～8.5%,在我国为 0.91%～6.05%。患病率随年龄增长而增高,女性多见。超过 60 岁的妇女中患病率可以达到 20% 左右。本病一般不具有特异的临床症状和体征。因为本病主要依赖实验室诊断,所以首先要排除其他原因引起的血清 TSH 增高如①TSH 测定干扰:被检者存在抗 TSH 自身抗体,可以引起血清 TSH 测定值假性增高;②低 T_3 综合征的恢复期,血清 TSH 可以增高至 5～20mU/L,机制可能是机体对应激的一种调整;③中枢性甲状腺功能减退症的 25% 病例表现为轻度 TSH 增高(5～10mU/L);④肾功能不全:10.5% 的终末期肾病患者有 TSH 增高,可能与 TSH 清除减慢、过量碘摄入、结合于蛋白的甲状腺激素的丢失有关;⑤糖皮质激素缺乏可以导致轻度 TSH 增高;⑥生理适应:暴露于寒冷 9 个月,血清 TSH 升高 30%～50%。

本病的主要危害是:①血脂代谢异常及其导致的动脉粥样硬化。部分学者认为亚临床甲状腺功能减退症是缺血性心脏病发生的危险因素,本病可以引起脂类代谢紊乱和心脏功能异常。②发展为临床甲状腺功能减退症。单纯甲状腺自身抗体阳性、单纯亚临床甲状腺功能减退症、甲状腺自身抗体阳性合并亚临床甲状腺功能减退症每年发展为临床甲状腺功能减退症的发生率分别为 2%、3% 和 5%;我国学者随访 100 例未接受甲状腺激素治疗的亚临床甲状腺功能减退症患者 5 年,29% 的患者仍维持亚临床甲状腺功能减退症;5% 发展为临床甲减;其余66% 患者甲状腺功能恢复正常。③妊娠期亚临床甲状腺功能减退症对后代智力的影响。

对亚临床甲状腺功能减退症的治疗问题一直存在争论。目前共识为当 TSH＞10mU/L,主张给予左甲状腺素替代治疗,治疗的目标和方法与临床甲状腺功能减退症一致。替代治疗中要定期监测血清 TSH 的浓度,因为左甲状腺素过量可以导致心房颤动和骨质疏松;当 TSH 处于 4.0～10mU/L,不主张给予左甲状腺素治疗,定期监测 TSH 的变化。对 TSH 4～10mU/L 伴 TPOAb 阳性的患者,要密切观察 TSH 的变化,因为这些患者容易发展为临床甲状腺功能减退症。

2.妊娠与甲状腺功能减退症　临床甲状腺功能减退症患者生育能力降低,此外妊娠期母体甲状腺功能减退症与妊娠高血压综合征、胎盘剥离、自发性流产、胎儿窘迫、早产以及低出生体重儿的发生有关。近年来,妊娠早期母体亚临床甲状腺功能减退症对胎儿脑发育第一阶段的影响备受关注,在胎儿甲状腺功能完全建立之前(即妊娠 20 周以前),胎儿脑发育所需的甲状腺激素全部来源于母体,母体的甲状腺激素缺乏可以导致后代的神经智力发育障碍。

妊娠期间由于受多种因素的影响,TSH 和甲状腺激素的参考范围与普通人群不同。目前尚没有孕期特异性的 TSH 参考范围,一般认为在妊娠早期 TSH 参考范围应该低于非妊娠人群 30%～50%。目前国际上部分学者提出 2.5mU/L 作为妊娠早期.TSH 正常范围的上限,超过这个上限可以诊断为妊娠期亚临床甲状腺功能减退症。由于 FT_4 波动较大,国际上推荐应用 TT_4 评估孕妇的甲状腺功能。妊娠期间 TT_4 浓度增加,约为非妊娠时的 1.5 倍,如妊娠期间 TSH 正常($0.3～2.5mU/L$),仅 TT_4 低于 100nmol/L,可以诊断为低 T_4 血症。胎儿的初期脑发育直接依赖于母体循环的 T_4 水平,而不依赖 T_3 水平。

妊娠前已经确诊的甲状腺功能减退症需要调整左甲状腺素剂量,使血清 TSH 达到正常值范围内,再考虑怀孕。妊娠期间,左甲状腺素替代剂量通常较非妊娠状态时增加 30%～50%。既往无甲状腺功能减退症病史,妊娠期间诊断为甲状腺功能减退症,应立即进行 $L-T_4$ 治疗,目的是使血清 TSH 尽快达到妊娠时特异性正常值范围即 $0.3～2.5mU/L$,达标的时间越早越好(最好在妊娠 8 周之内),此后每 2～4 周测定一次 TSH、FT_4、TT_4,根据监测结果调整左甲状腺素剂量。TSH 达标以后,每 6～8 周监测一次 TSH、FT_4 和 TT_4。对于低 T_4 血症和 TPOAb 阳性孕妇的干预目前尚无一致的治疗意见。

3.黏液性水肿昏迷　黏液性水肿昏迷是一种罕见的危及生命的重症,多见于老年患者,通常由并发症所诱发。临床表现为嗜睡、精神异常、木僵,甚至昏迷,皮肤苍白、体温过低、心动过缓、呼吸衰竭和心力衰竭等。本病预后差,病死率达到 20%。治疗:①去除或治疗诱因,感染诱因占 35%。②补充甲状腺激素,左甲状腺素 300～400μg 立即静脉注射,继之左甲状腺素 50～100μg/d 静脉注射,直到患者可以口服后换用片剂。如果没有左甲状腺素注射剂,可将左甲状腺素片剂磨碎后由胃管鼻饲。如果症状没有改善,可用碘塞罗宁静脉注射,每次 10μg,每 4 小时 1 次;或者每次 25μg,每 8 小时 1 次。本病的甲状腺素代谢的特点是 T_4 向 T_3 转换受到严重抑制;口服制剂肠道吸收差;补充过急、过快可以诱发和加重心力衰竭。③保温,避免使用电热毯,否则可以导致血管扩张,血容量不足。④伴发呼吸衰竭者使用呼吸机辅助呼吸。⑤低血压和贫血严重者输注全血。⑥静脉滴注氢化可的松 200～400mg/d。⑦其他支持疗法。

4.中枢性甲状腺功能减退症　本病是由于垂体 TSH 或者下丘脑 TRH 合成和分泌不足而导致的甲状腺激素合成减少,典型病例表现为 TSH 降低,TT_4 降低,但是约 20% 的病例基础血清 TSH 浓度也可以正常或者轻度升高(10mU/L)。本病的患病率是 0.005%,高发年龄在儿童和 30～60 岁成年人。先天性原因多由于垂体、下丘脑发育不全等;儿童的病因多源于颅咽管瘤;成年人的病因大多是垂体的大腺瘤、垂体接受手术和照射、头部损伤、席汉综合征、淋巴细胞性垂体炎等。接受多巴胺治疗时,由于多巴胺抑制垂体产生 TSH,TSH 和 T_4 的产生量可以减少 60% 和 56%;在长期左甲状腺素替代治疗的患者,撤除左甲状腺素后垂体 TSH

抑制的状态可以持续 6 周。

5.甲状腺激素抵抗综合征(RTH)　本征有 3 个亚型:①全身型甲状腺激素抵抗综合征(GRTH);②垂体选择型甲状腺激素抵抗综合征(PRTH);③外周组织选择型甲状腺激素抵抗综合征(perRTH)。

GRTH 的临床表现有甲状腺肿、生长缓慢、发育延迟、注意力不集中、好动和静息时心动过速。本病缺乏甲状腺功能减退症的临床表现,主要是被增高的甲状腺激素所代偿。75% 的患者具有家族史,遗传方式为常染色体显性遗传。实验室检查血清 TT_4、TT_3、FT_4 增高(从轻度增高到 2~3 倍的增高),TSH 增高或者正常

本病依据以下 4 点与垂体 TSH 肿瘤鉴别。①TRH 刺激试验:前者 TSH 增高,后者无反应;②T_3 抑制试验:前者血清 TSH 浓度下降,后者不被抑制;③前者血清 α 亚单位与 TSH 的摩尔浓度比例<1;④垂体 MRI 检查:前者无异常,后者存在垂体腺瘤。

PRTH 临床表现有轻度甲状腺功能减退症症状,这是因为本病的外周 T_3 受体是正常的,仅有垂体的 T_3 受体选择性缺陷而导致 T_3 浓度升高不能抑制垂体的 TSH 分泌,垂体不适当地分泌 TSH 引起甲状腺功能减退症和甲状腺肿。实验室检查血清 T_3、T_4 增高,TSH 增高或者正常。本病主要与垂体 TSH 肿瘤鉴别,依靠 TRH 刺激试验和垂体 MRI 鉴别。

perRTH 实验室检查结果取决于垂体和外周组织对甲状腺激素不敏感的程度和代偿的程度,GRTH 和 PRTH 的实验室结果都可以出现。有的患者基础 TSH 水平正常,但是相对于升高的循环 T_3、T_4 水平而言 TSH 水平是不适当的。TRH 刺激试验反应正常、T_3 抑制试验可以抑制,临床有甲状腺功能减退症的表现。

6.甲状腺功能正常的病态综合征(ESS)　本征也称为低 T_3 综合征、非甲状腺疾病综合征。本征非甲状腺本身病变,它是由于严重疾病、饥饿状态导致的血液循环中甲状腺激素水平的减降,是机体的一种保护性反应,包括营养不良、饥饿,精神性厌食症、糖尿病、肝病等全身疾病。某些药物也可以引起本征,如胺碘酮、糖皮质激素、丙硫氧嘧啶、普萘洛尔、含碘造影剂等。本征 T_4 向 rT_3 转换增加,临床没有甲状腺功能减退症的表现。实验室检查的特征是血清 TT_3 降低,rT_3 增高,TT_4 正常或者轻度增高,FT_4 正常或者轻度增高,TSH 正常。疾病的严重程度一般与 TT_3 降低的程度相关。严重病例可以出现 TT_4 和 FT_4 降低,TSH 仍然正常,称为低 T_3-T_4 综合征。患者的基础疾病经治疗恢复以后,甲状腺激素水平可以逐渐恢复正常,但是在恢复期可以出现一过性 TSH 增高,也需要与原发性甲状腺功能减退症相鉴别。本征不需要给予甲状腺激素替代治疗。

7.新生儿甲状腺功能减退症　本病的发生率是 0.025%,原因有甲状腺发育不良(75%)、甲状腺激素合成异常(10%)、下丘脑-垂体性 TSH 缺乏(5%)、一过性甲状腺功能减退症(10%)。一过性甲状腺功能减退症发生的原因是由于药物性、高碘和母体甲状腺刺激阻断性抗体通过胎盘,抑制胎儿的甲状腺的功能,大多数的病例是散发的。发达国家和我国都实行对新生儿甲状腺功能减退症的常规筛查制度,目前认为测定足跟血 TSH(试纸法)是最可靠的筛查方法,可疑病例的标准是 TSH20~25mU/L,进一步测定血清 TSH 和 T_4。本病的诊断标准是:新生儿(1~4 周),TSH>7mU/L,TT_4<84nmol/L。采集标本时间应当在产后 3~5 天。采血过早,受到新生儿 TSH 脉冲分泌的影响,出现假阳性;筛查过晚则要延误启动治疗的时

间,影响治疗效果。

治疗原则是早期诊断,足量治疗。甲状腺激素治疗启动得越早越好,必须在产后 4～6 周开始。随访研究发现,如果在 45d 内启动治疗,患儿 5～7 岁时的智商(IQ)与正常儿童相同,延迟治疗将会影响患儿的神经智力发育。治疗药物选择左甲状腺素(L-T$_4$),起始剂量为 10～15μg/(kg·d)。治疗目标是使血清 TT$_4$ 水平尽快达到正常范围,并且维持在新生儿正常值的上 1/3 范围,即 10～16μg/dL。为保证治疗的确切性,达到目标后要再测定 FT$_4$,使 FT$_4$ 维持在正常值的上 1/3 范围,血清 TSH 值一般不作为治疗目标值,因为增高的 TSH 要持续很长时间,源于下丘脑-垂体-甲状腺轴的调整需要时间。一过性新生儿甲状腺功能减退症治疗一般要维持 2～3 年,根据甲状腺功能的情况停药,发育异常者则需要长期服药。

第三节 甲状腺危象

甲状腺危象,既往亦称甲亢危象,是甲状腺毒症急性加重的一个综合征,发作原因可能为循环内 FT3 水平增高,病因多种(表 6-3-1),其中以格雷夫斯病为多见,约占 90%,其余约占 10%,异位性及促激素性甲状腺功能亢进则少于 1%。临床表现主要以甲状腺激素过多所引起的代谢增高和神经兴奋两大症状群为特征。甲状腺危象较常见的诱发因素有感染、外伤、手术、^{131}I 治疗、创伤、严重药物反应、心肌梗死、精神刺激等。发病机制除甲状腺激素释放过多外,还牵涉到机体靶器官对激素反应的改变,甲状腺激素中间代谢受影响致灭活减弱,儿茶酚胺活性增强,增加甲状腺激素与儿茶酚胺的相互作用等亦为导致发病的原因。

【病因】

表 6-3-1 甲状腺毒症的病因分类

甲状腺功能亢进原因

　1.格雷夫斯病(Graves 病,毒性弥漫性甲状腺肿)

　2.多结节性毒性甲状腺肿

　3.甲状腺自主高功能腺瘤(Plummer 病)

　4.碘致甲状腺功能亢进症(碘甲亢,IIH)

　5.桥本甲状腺毒症

　6.新生儿甲状腺功能亢进症

　7.滤泡状甲状腺癌

　8.妊娠一过性甲状腺毒症(GTT)

　9.垂体 TSH 腺瘤非甲状腺功能亢进原因

　(1)亚急性甲状腺炎

　(2)无症状性甲状腺炎

　(3)桥本甲状腺炎(包括萎缩性甲状腺炎)

　(4)产后甲状腺炎(PPT)

　(5)外源甲状腺激素替代

　(6)异位甲状腺激素产生(卵巢甲状腺肿等)

【诱因】

1.感染、强烈的精神刺激、过度劳累分娩、创伤。

2.甲状腺手术前准备不足、手术中挤压甲状腺、出血过多、麻醉和休克。

3.放射性碘治疗、药物和输液反应。

4.合并其他疾患，如急性心肌梗死、肺梗死和严重的糖尿病等。

5.甲状腺功能亢进发病后未经治疗，或控制不良的甲状腺功能亢进患者自行停药。

【发病机制】

甲状腺危象是由于短时间内大量甲状腺激素释放入血，使症状急剧加重；在应激情况下，肾上腺髓质和交感神经还释放大量儿茶酚胺使交感神经兴奋性增强，同时由于肾上腺皮质功能相对不足，机体对甲状腺激素反应性增加，加之机体对甲状腺激素耐受性下降，使甲状腺功能亢进症状进一步恶化，出现高热、大汗、电解质紊乱、心动过速、胃肠功能障碍、焦虑、烦躁、谵妄，最后出现休克、昏迷甚至死亡。

【诊断】

(一)临床表现特点

甲状腺功能亢进患者原有的临床症状进一步加重，表现严重的高代谢状态。皮肤温暖，大汗淋漓，发热(>39℃)有的甚至体温可达 41℃，高热是甲状腺危象与重症甲状腺功能亢进的主要鉴别点。窦性心动过速，心率在 120 次/分以上，可出现心房颤动或其他心律失常，在已有心脏病基础的患者易发生肺水肿或充血性心力衰竭。血压升高以收缩压升高明显，脉压差增大；早期血压尚能维持，随后由于血容量缩减、循环衰竭，血压可突然下降至休克水平。胃肠道症状主要有恶心、呕吐、腹泻和腹痛，黄疸及肝细胞损害的其他表现。神经及肌肉敏感性增加，早期出现震颤、动作增多、烦躁、失眠，随着病情发展，进入淡漠、木僵以至昏迷。一些淡漠型甲状腺功能亢进患者，其发生甲状腺危象时仅表现为体重明显减轻、消瘦、恶病质、脉率正常、脉压差不增大、体温升高可不超过 38℃、表情淡漠、嗜睡，最后可昏迷以致死亡。血清 T_3、T_4 增高，但其增高水平不一定较无危象的甲状腺功能亢进明显。患者在发生甲状腺危象前多有甲状腺功能亢进病史。格雷夫斯病引起者可有突眼和/或弥漫性甲状腺肿，在甲状腺部位可触及震颤和听到血管杂音；结节性甲状腺肿伴甲状腺功能亢进引起者，可有甲状腺肿大和在甲状腺部位可触及结节。

(二)诊断要点和鉴别诊断

甲状腺危象的诊断目前尚无一致标准，有将其分为甲状腺危象前期和甲状腺危象。前者为体温在 39℃以下，心率在 120～159 次/分，烦躁、恶心、厌食、嗜睡；后者为病情进一步加重，体温在 39℃以上，大汗淋漓，心率在 160 次/分以上，恶心、呕吐、腹泻、谵妄、昏迷。有甲状腺功能亢进病史，在感染、外伤、手术、^{131}I 治疗、精神刺激等因素诱发下出现上述临床表现，或虽以往甲状腺功能亢进病史不明显，但在诱发因素下出现上述临床表现，体格检查发现甲状腺肿大和/或突眼，甲状腺有血管杂音和/或结节，均应考虑甲状腺危象。血清 T_3 和/或 T_4 增高有助诊断，特别是以往无明显甲状腺功能亢进病史的患者。

病史不明确，临床表现不典型者诊断较为困难，如遇下列情况应考虑甲状腺危象。

1.年轻伴不明原因的高热、心动过速和多汗。

2.找不到任何原因的反复窦性心动过速伴消瘦、多汗和明显乏力。

3.无任何感染情况的严重吐泻，且无腹痛，并伴焦虑、烦躁和肢体震颤。

4.老年人近期进行性体重下降，厌食、恶心、呕吐、明显乏力、大便次数增多，伴心动过速或心动过缓，或房性期前收缩、心房颤动。

在鉴别诊断上，甲状腺功能亢进伴发感染或其他一些原发性胃肠道疾病，临床表现如发热、恶心、呕吐和腹泻等为非特异性，不易与甲状腺危象鉴别。由于这些伴发病常为甲状腺危象的诱因，必须尽早诊断、恰当治疗，可避免危象的发生。详细的临床和实验室检查（如血白细胞计数和分类、X线胸部检查、细菌培养等）对诊断伴发病有帮助。鉴别有困难时，除积极治疗伴发病、加强甲状腺功能亢进的治疗外，应提高警惕，严密观察危象的发生。甲状腺功能亢进患者受应激后，其血压增高等临床表现可与嗜铬细胞瘤发作时相似。嗜铬细胞瘤的收缩压和舒张压均增高，24 小时尿香草扁桃酸（VMA）和儿茶酚胺含量增加，无甲状腺肿大，可资鉴别。但胸骨后甲状腺肿大不易为体格检查所发现，如患者收缩压升高明显，脉压差大，并有眼肌麻痹、突眼等眼征时，应高度考虑甲状腺危象的可能。值得注意的是，在同一患者甲状腺功能亢进与嗜铬细胞瘤可同时存在。甲状腺功能亢进的神经精神表现易与各种神经精神疾病相混淆，但当伴有甲状腺肿大和其他格雷夫斯病临床表现的患者，出现急性精神症状和其他异常行为时，应高度警惕甲状腺危象。

【治疗】

甲状腺危象病死率高，故防止本症的发生较治疗尤为重要。因其发生与病情严重程度有密切关系，大多数见于未经治疗和治疗不恰当的患者，其基础代谢率往往在＋50％以上，故凡甲状腺功能亢进患者一经诊断明确，即需治疗。服用硫脲类或咪唑类药物治疗者，不应随便停药。接受甲状腺手术治疗的患者，应做好术前准备。临床观察发现，危象的发生常与术前准备不够、甲状腺功能亢进症状控制不够及手术应激有关。术前使用碘剂不宜超过 2 周，平日亦不宜使用含碘的中药及食物（如昆布、海藻、海龙、海马、紫菜等），以免出现碘脱逸现象致病情加重。预防感染，避免精神刺激等诱发因素。手术前应该使患者的甲状腺功能亢进症状得到基本控制：患者情绪稳定，睡眠良好，体重增加，脉率＜90 次/分，基础代谢率＜＋20％。如症状减轻不明显，可在继续服用碘剂的基础上，加用或增加硫氧嘧啶类药物的用量，直至甲状腺功能亢进症状基本控制，停用硫氧嘧啶类药物后，继续单独服用碘剂 1～2 周，再进行手术。甲状腺危象治疗愈早，疗效愈好，故一旦考虑有甲状腺危象的可能时，即应尽早采取治疗措施，不需等待完整的实验室资料确诊后才进行，以免延误抢救时机。治疗需达到以下几点：①停止 T_3、T_4 的合成和分泌。②抑制甲状腺激素儿茶酚胺对靶器官的协同作用。③治疗诱发疾病，去除诱因。④支持机体防御功能。

1.硫脲类和咪唑类药物　通过抑制进入甲状腺内的无机碘氧化为有机碘和碘化酪氨酸的耦联，从而有效地抑制甲状腺激素的合成。但要使血 T_3、T_4 降至正常水平，则需待贮存于甲状腺内的甲状腺激素排出耗尽后始能达到。故需早期用药，并使用较大剂量。丙硫氧嘧啶，首剂 600mg，以后 200mg，每 4～6 小时 1 次；或甲巯咪唑（他巴唑），首剂 60mg，以后 20mg，每 4～6 小时 1 次，口服。不能口服的昏迷患者，可将药磨碎鼻饲给药。丙硫氧嘧啶疗效可能较好，能抑制周围组织的 T_4 向 T_3 转化，较咪唑类发挥作用迅速，控制症状快。

2.**碘剂**　能迅速阻止甲状腺释放甲状腺激素,在使用硫脲类或咪唑类药物1小时后给药,效果较好。常用制剂有复方碘溶液,首次剂量30~60滴,然后5~10滴,每6~8小时1次,口服;碘化钠,剂量0.5~1g,加入5%~10%葡萄糖液500mL中缓慢静脉滴注,每12小时1次。X线造影剂碘泊酸钠可代替碘使用,除能阻止甲状腺贮存的甲状腺激素释放外,并能阻止周围组织的T_4转变为T_3,有效剂量每天1g。急性症状控制后即行减量至停药,以免引起"碘脱逸",使病情难以控制。碘剂对已用碘做术前准备的甲状腺危象可能无效。

3.**碳酸锂**　通过降低甲状腺滤泡细胞膜腺苷酸环化酶活性,抑制细胞内环磷酸腺苷(cAMP)介导的生化反应和甲状腺激素的释放,从而降低T_3、T_4水平。根据临床经验,碳酸锂与硫脲类或咪唑类药物联合使用,能迅速控制病情,有效地使血T_3、T_4浓度在2~3天内降至正常水平。因锂盐有刺激骨髓增生作用,特别适用于血白细胞减少的患者,对已用碘做术前准备的危象患者尤为适用。剂量为每天750mg,分3次口服。在使用碳酸锂期间,需密切监测血锂浓度,使血锂浓度维持在0.3~0.5mmol/L有效范围。当血锂浓度达1mmol/L时,可出现毒性反应,需减量或停药。肾功能不良者,锂排泄减少,血锂浓度可迅速上升,需予密切注意,此时应减少锂的剂量,防止毒性反应的发生。

4.**β受体阻滞剂、胍乙啶和利血平**　均能阻抑甲状腺激素儿茶酚胺对靶器官的协同效应,对危象治疗起重要作用。普萘洛尔选择性阻断β受体,使心率减慢,阻断外周组织T_4向T_3的转化,有效地改善甲状腺功能亢进症状,适用于无心功能不全的患者。口服剂量为20~40mg,每6小时1次。必要时可在心电图连续监护下静脉给药,剂量1mg,2~5分钟内可重复1次,以后根据需要可每4~6小时注射1次,或以每小时5~10mg的速度静脉滴注。普萘洛尔所用剂量以能使无发热患者的心率维持在80~90次/分、发热的患者维持在110次/分左右为宜。使用时除监测心电图外,还需注意血压变化。胍乙啶和利舍平能使组织内贮存的儿茶酚胺耗竭,大剂量有阻断儿茶酚胺的作用,适用于血压升高或正常的患者,低血压者禁用。胍乙啶剂量为每天1~2mg/kg,分3次口服,24小时后显效,其不通过血脑屏障,故对有神智改变者较适用。利血平有抑制中枢神经、改善精神兴奋症状的作用,但不宜用于反应迟钝或昏迷的患者。剂量为1~2mg,每6~8小时1次,肌内注射;亦可以1mg,加入葡萄糖液内缓慢静脉推注,24小时最多不能超过4次。使用时需监测心率、血压变化。一般在用药12小时后,烦躁、心动过速等症状可获改善。(利舍平用药4~8小时后危象可有所减轻,胍乙啶在12小时后起效,目前利舍平、胍乙啶已很少应用)。

5.**去除诱因,治疗并发症甲状腺危象**　必须对诱发因素和并发症予以恰当治疗,以免病情发展。因此对患者必须做详细的病史询问、体格检查和实验室检查加以确定。感染可为危象的诱因,亦可为甲状腺功能亢进的伴发症,两者的因果关系在临床上有时难以区分,故对危象患者,不论有无感染病灶发现,均使用广谱抗生素以防治感染。心力衰竭常为危象患者的致死原因,对并发心功能不全的患者,需使用地高辛、呋塞米或依他尼酸等以增强心功能、减轻心脏负荷。

6.**降低和清除血浆甲状腺激素**　在上述常规治疗效果不满意时,可选用腹膜透析、血液透析或血浆置换等措施迅速降低血浆甲状腺激素浓度。

7.支持疗法

(1)糖皮质激素:甲状腺危象给予糖皮质激素治疗的理论基础是由于甲状腺功能亢进患者皮质醇代谢增强,下丘脑-垂体-肾上腺轴的负反馈作用受扰,皮质醇分泌增加,但由于11-去氢酶活性增加而迅即转变为可的松,同时由于皮质醇、可的松的 Du,3-酮结构还原增加,产生无生物活性的最终产物,其结果可使甲状腺危象时引致肾上腺皮质功能的耗竭和皮质醇分泌节律的改变。大剂量地塞米松能抑制甲状腺激素释放,阻碍周围组织的 T_4 转变为 T_3,对肾上腺皮质功能起支持作用。剂量为 2mg,每 6 小时 1 次。症状缓解后停药。地塞米松与丙硫氧嘧啶、碘合用,能使血清 T_3 浓度在 24～48 小时内降至正常水平。琥珀酸氢化可的松 200～300mg 静脉滴注,亦可使用。

(2)补充液体及能量:甲状腺危象患者的能量代谢增高,并由于发热、出汗、呕吐和腹泻等消耗大量水分,因此需予补充。每天补充水分 4000mL 左右,可定时测定尿比重和/或渗透压确定入水量是否足够。补充液体种类包括葡萄糖生理盐水和能量合剂等,注意电解质平衡和能量供应,尽量减少体内蛋白质的分解。

(3)补充维生素:甲状腺危象患者由于能量代谢增高致体内维生素消耗,因此需从胃肠道外补充大量维生素 B 族、维生素 C 等。

(4)降温、给氧:采用物理降温如乙醇擦浴,冷水灌肠,头、胸及腹股沟等处置冰袋或冷冻床垫等;如体温过高,必要时可采用人工冬眠,试用异丙嗪、哌替啶各 25～50mg,加入 5％葡萄糖液中静脉滴注。避免用乙酰水杨酸类降温药物,因其可与甲状腺激素竞争载体蛋白,使血中游离 T_3、T_4 增加,使病情加重。甲状腺危象时能量代谢增高,各脏器需氧量增加,应予充分供氧。

(5)镇静:常用苯巴比妥 100mg,或冬眠合剂Ⅱ号半量,肌内注射 6～8 小时 1 次。

甲状腺危象的病死率极高,近年来经上述治疗后已大为降低。如治疗成功,临床症状在1～2 天后改善,大约在 1 周后完全恢复。有报道用血液透析疗法以抢救危重的患者的成功案例。

第四节　原发性醛固酮增多症

【主要特点】

醛固酮是肾上腺皮质球状带分泌的盐皮质激素,是体内最主要的盐皮质激素,在维持机体钠、钾平衡中起着十分重要的作用,其作用于肾脏远曲小管和集合管,增加 Na^+ 的重吸收,并促进 K^+、H^+ 的排泄,酸化尿液。因肾上腺皮质腺瘤或增生,分泌过多的醛固酮,导致水、钠潴留,体液容量扩增性血压升高,反馈抑制血浆肾素活性,部分伴有低钾血症,称为原发性醛固酮增多症(简称原醛症)。原醛症属于不依赖肾素-血管紧张素的盐皮质激素过多症,与继发性醛固酮增多症不同。

【病因】

随着人们对原醛症认识的提高以及筛查的广泛实施,原醛症成为最常见的内分泌性高血压,占高血压患者的 2%～10%,在顽固性高血压中比率更高,达 7.3%～25%。

【病因与发病机制】

1.分泌醛固酮的肾上腺皮质腺瘤(APA)　又称 Conn 综合征,最多见,占原醛症的 60%～90%。多为单侧腺瘤,左侧较右侧多见,大多数为单个,直径多<2cm,包膜完整,切面呈金黄色,光镜下可见 4 种细胞:小和大的具有球状带和束状带细胞特征的杂交细胞,以及束状带、球状带细胞。在电镜下,瘤细胞具有如同球状带细胞特征的线粒体管状嵴,常同时伴球状带增生或伴结节性增生。仅 1%～10% 为双侧或一侧有 2 个以上腺瘤。这种类型的多数患者血浆醛固酮水平与 ACTH 昼夜节律呈平行关系,而受血浆肾素-血管紧张素的影响小。

2.特发性醛固酮增多症(IHA)　肾上腺球状带通常为弥漫性或局灶性增生,超微结构基本正常,若伴有结节则多为微小结节,直径不一,典型的细胞呈现来自束状带的透明样细胞。免疫组化显示对细胞色素 P450、11-β-羟化酶和醛固酮合成酶均呈阳性。病因可能为对血管紧张素Ⅱ敏感性增强所致,故而这类患者对血浆肾素-血管紧张素Ⅱ变化的反应明显。

3.分泌醛固酮的肾上腺癌　少见,约占 1%,在组织学上很难与腺瘤相区分,但通常癌较腺瘤大(直径>5cm),癌体内常显示出血、坏死,以及多形核细胞,CT 和 B 超常见钙化。癌肿除分泌醛固酮外,也可同时分泌其他皮质类固醇如醛固酮的前体物、糖皮质类固醇或性激素等,病情进展快。

4.血管紧张素Ⅱ反应性腺瘤　占 APA 的 10% 左右,可以认为是 APA 的特殊类型。该情况下,腺瘤的球状带分泌醛固酮的细胞对血管紧张素Ⅱ反应较强,而对 ACTH 的变化反应不明显。

5.原发性肾上腺皮质增生(PAH)　病因未明,一般为双侧增生,单侧增生罕见。增生也可伴有微小或大结节,其临床表现和生化改变与 APA 相仿,表现为对兴奋肾素-血管紧张素系统的刺激,如直立体位、利尿药使用无反应。

6.糖皮质激素可抑制性原醛症(GRA)　又称地塞米松可抑制性醛固酮增多症(DSH),或家族性高醛固酮血症Ⅰ型(FH-Ⅰ),对其分子致病机制了解最为明确。临床表现为高血压和不同程度的低钾血症,血浆醛固酮过多伴肾素活性被抑制,以及 18 羟可的松和 18 氧可的松过多。发病机制比较明确:在 GSH 患者中发现 11β 羟化酶的基因的 5′-端调节区(受 ACTH 调控)和编码醛固酮合成酶的序列交叉,复制为一融合基因,此基因产物具有醛固酮合成酶的活性,在束状带表达,受 ACTH 调控,因此外源地塞米松可抑制醛固酮分泌,使缓解高血压和低钾血症,达到满意的治疗效果。目前已发现 5 种交叉融合形式。多见于青少年男性,可为家族性或散发性,家族性者呈常染色体显性遗传。肾上腺常呈结节性增生,其血浆醛固酮水平与 ACTH 昼夜节律相一致。

7.家族性醛固酮增多症-Ⅱ型(FH-Ⅱ)　与 FH-Ⅰ 的根本区别在于它不是糖皮质激素可治疗性的。其肾上腺皮质病理改变包括腺瘤、增生或癌。

8.异位醛固酮分泌性腺瘤或腺癌　极罕见,可发生于肾内的肾上腺残余组织或卵巢、睾丸肿瘤。

【临床表现】

主要是高血压和低钾血症引起的表现,此外高水平的醛固酮对心脏、血管内皮、肾脏也有着不依赖于血压升高的不利影响,使得原醛症患者与同年龄同性别的高血压患者相比,有更严重的心脑血管和肾脏的并发症。

1.高血压　为最常见的表现,大多数原醛症表现 2～3 级的中重度的高血压,且呈现为进展性的血压升高,是难治性高血压的常见原因之一。持续、长期的高血压可致心、脑、肾损害。对常用的降压药疗效不佳为其特点之一。

2.肌无力或周期性瘫痪　原醛症由于醛固酮水平过高,促进肾脏排钾,使部分患者出现自发性低钾血症(2.0～3.5mmol/L),出现一系列因缺钾而引起的多器官包括神经、肌肉、心和肾的功能障碍。轻中度低钾血症,常表现为疲乏、肌无力、夜尿和头痛。一般地,血钾愈低,神经、肌肉症状愈重。劳累、进食甜食或服用排钾利尿药,可促发和加重症状。重者可出现口渴、多饮、多尿、麻痹,甚至周期性瘫痪。瘫痪多累及下肢,严重者可致呼吸和吞咽困难。补钾后,瘫痪等症状即缓解,但常复发,常需连续补钾。

3.感觉异常、肢端麻木或手足搐搦　若存在代谢性碱中毒者,Trousseau 征或 Chrostek 征阳性。

4.肾功能改变　醛固酮过高使肾脏排钾过多,肾小管上皮细胞呈空泡状变性,尿浓缩功能降低,出现多尿、夜尿增多、尿密度偏低,伴口渴、多饮,易并发尿路感染。此外,过量的醛固酮可直接引起肾脏损害,蛋白尿多见。

5.心脏功能改变

(1)低钾血症性心电图表现 Q-T 间期延长,T 波增宽,降低或倒置,U 波出现,TU 波相连呈驼峰状。

(2)心律失常常见期前收缩或阵发性室上性心动过速,严重者可致心室颤动。

6.其他　儿童可有生长发育迟缓,可能与长期缺钾等代谢紊乱有关。另外,通过低钾血症可抑制胰岛素分泌,以及过高的醛固酮可引起胰岛素抵抗等机制影响糖代谢,约半数患者可出现糖耐量减低,甚至出现糖尿病。

【辅助检查】

1.血或尿醛固酮测定　血或尿醛固酮增高是本病的特征性表现,是诊断的关键指标,但多种因素会影响其测定值,如低钾血症可抑制醛固酮分泌,常需补钾后重复测定。血浆醛固酮分泌呈昼夜节律:清晨醒后最高,夜晚睡后最低。而且体位也有影响。直立位可显著增高其水平,其他影响因素如限钠或利尿。采集标本时,必须考虑上述因素,力求规范化,必要时,需纠正条件后,重复多次测定。

(1)方法:在普食(含钠 160mmol/d,钾 60mmol/d)7 天后,上午 8:00 空腹卧位取血,然后立位 2h 后再取血,最好立即分离血浆。

(2)血浆醛固酮正常参考范围:卧位为(280.2±25)pmol/L[(10.1±0.9)ng/dL];立位为(438.3±72)pmol/L。尿醛固酮:普食下为 14～53nmol/24h。

2.血浆肾素活性测定和直接肾素浓度测定　血浆肾素活性测定:原醛症患者,醛固酮水平增高抑制了肾素活性,即使在低钠饮食,利尿药及站立等刺激因素下,也不能明显升高。而继醛症,则相反,肾素活性是增高的。血浆肾素活性(PRA)是评价肾素-血管紧张素系统(RAS)的常用的指标。但 PRA 受钠盐摄入量、直立位、某些药物如血管紧张素转换酶抑制药

(ACEI)、螺内酯等的影响,应注意鉴别。必要时,在排除影响因素后,重复测定。血浆肾素正常参考值,卧位为(0.55 ± 0.09)pg/(mL·h),立位为(3.48 ± 0.52)pg/(mL·h);血浆血管紧张素,正常值卧位为(26.0 ± 1.9)pg/mL,立位为(45.0 ± 6.2)pg/mL。原醛症者,基础值偏低,直立或利尿兴奋后无升高或轻微升高。

3.血清醛固酮/血浆肾素活性比值(ARR) 在未进行饮食准备,降压药仅包含 CCB 和 ACEI/ARB 者,未使用静脉降压药时,测定上午 10:00 之前、立位 2h 后立位血清醛固酮和血浆肾素活性水平,计算 ARR[ARR=PAC(ng/L)/PRAng/(mL·h)×10];如 ARR>25ng/(mL·h),两次以上结果异常应高度怀疑原醛症。

4.卧立位醛固酮试验

(1)方法:试验当天,清晨 6:00 排尿,6:00 去枕平卧,不得翻身、抬腿,上午 8:00 测血 ALD、PRA、血 K^+、ACTH、皮质醇;上午 8:00~12:00 取立位,保持安静,不得喧哗,中午 12:00 抽血测 ALD、PRA、AT-Ⅱ、ACTH、皮质醇。

(2)注意事项:①停用降压药 2 周;②Antisterone 和雌激素要停 6 周;③平衡盐饮食 7~14 天后进行;④试验日血 K^+ 必须在 3.5mmol/L 以上。

(3)意义:醛固酮主要受肾素-血管紧张素的影响,取直立位时,肾素-血管紧张素被激活,水平升高,可引起醛固酮水平升高;醛固酮也受 ACTH 昼夜节律的影响,从上午 8:00~12:00,随着 ACTH 的下降,醛固酮也会下降。特醛症患者由于对血管紧张素Ⅱ敏感性增强,立位后醛固酮升高,并超过正常人的反应;而醛固酮瘤患者在 8:00~12:00 取立位后,由于肾素-血管紧张素被明显抑制,直立位也不能兴奋肾素,且醛固酮瘤上存在 ACTH 受体,它对 ACTH 反应敏感,因此醛固酮水平不上升,反而下降。

5.卡托普利抑制试验

(1)方法:上午 7:30,在保持坐位 15min 后给予测量血压,并采血测定 PAC、PRA 和 K^+;随后给予进口卡托普利 25mg 口服,患者保持坐位 2h 后,再次采血测定 PAC 和 PRA。

(2)意义:如服药后,PAC 水平仍然>100ng/L,或下降不超过 30%,且 PRA 仍然维持较低水平,视为支持 PA 的诊断;可疑者或处于边界情况时,需加做另一个确诊试验。IHA 与正常人有部分重叠。

6.高钠饮食尿醛固酮试验

(1)禁忌证:①低钾血症(血 K^+<3.0mmol/L 不做此试验,K^+ 在 3.0~3.5mmol/L,在积极补钾和严密监测下进行);②血压 SBP≥180mmHg;③老年人(年龄≥70 岁);④心功能不全(如心功能Ⅲ级或Ⅲ级以上、心脏彩超提示 EF≤50%);⑤血肌酐≥133μmol/L。

(2)方法:①一般饮食基础上每天加服 6gNaCl(每天钠的摄入>200mmol/L)和口服补钾,连续 4 天;②第 3、4 天留取 24h 尿 K^+、Na^+、Cl^- 和醛固酮。第 5 天上午 8:00~9:00 立位 1h,9:00 抽血测定 PAC、PRA、血 K^+、Na^+、Cl^-;③试验期间,注意密切观察血压、血钾甚至心电图情况。血压较高者可予以 α 受体阻滞药或非吡啶 CCB 治疗。

(3)意义:如果尿钠≥250mmol/24h,尿 PAC≥10μg/24h(如果按 MayoClinic 标准,尿 PAC≥12μg/24h),可确诊原醛症。

7.静脉盐水负荷试验

(1)禁忌证:①低钾血症;②血压 SBP≥180mmHg;③老年人(年龄≥70 岁);④合并心功能不全、心律失常或存在器质性心脏病;⑤血肌酐≥133μmol/L。

(2)准备:①试验前螺内酯和利尿药需分别停用 6 周和 4 周以上,其他降压药停药 2 周以上。血压较高者试验期间可继续使用 α 受体阻滞药或非吡啶 CCB。②前 1 天检测血钾,多次测血压,评价有无禁忌证;向患者说明试验的细节和重要性,取得患者合作。③准备吸氧的装置,床边备抢救车(抢救药物应包括利尿、强心、扩血管药物)。④密切观察试验过程患者的血压、脉搏、呼吸、心肺情况,做好记录。如试验期间患者出现头晕、头痛、胸闷、气促、胸痛、呼吸困难、咳粉红色泡沫痰、意识状态改变等症状,应立即暂停试验(停止盐水的滴注),并予以相应的抢救治疗。

(3)方法:①滴注盐水前抽血(PAC、PRA、血 K^+、Na^+、Cl^- 和皮质醇),记录生命体征(血压,脉搏,心肺听诊,颈静脉情况);②上午 8:00 进行,患者卧位,静脉滴注 0.9％生理盐水 2000mL,按 500mL/h 速度维持静脉滴注 4h(建议使用输液泵),静脉滴注结束后抽血测定 PAC、PRA、血 K^+、Na^+、Cl^- 和皮质醇;③记录试验期间的生命体征和不良反应,试验结束后记录生命体征(最少包括血压、脉搏、心肺听诊、颈静脉怒张否)。

(4)意义:如果静脉滴注盐水后 PAC≥100ng/L,且下午 12:00 皮质醇较上午 8:00 低,可确诊原醛症。PAC<50ng/L,不支持 PA。

8.口服盐酸氟氢可的松高钠试验

(1)禁忌证:①低钾血症;②血压 SBP≥180mmHg;③老年人(年龄≥70 岁);④合并心功能不全、心律失常或存在器质性心脏病;⑤血肌酐≥133μmol/L。

(2)方法:①口服盐酸氟氢可的松 0.1mg/6h,同时口服氯化钠缓释药 30mmol,3 次/d,连续 4 天,同时口服补钾,维持血钾在正常范围;②试验前 1 天和第 4 天(上午 10:00 前、立位 1h 后)测定血 PRA、PAC 和血 K^+、Na^+、Cl^-;③第 4 天上午 7:00 和上午 10:00 加测血清皮质醇。

(3)注意观察试验期间血压、血钾情况。血压较高者予以 α 受体阻滞药或非吡啶 CCB。

(4)意义:试验后,PRA 进一步下降(<1μg/L·h),但 PAC≥60ng/L,且上午 10:00 皮质醇较上午7:00低,可确诊原醛症。

9.醛固酮-地塞米松抑制试验

(1)适应证:临床表现高度怀疑可的松可抑制性醛固酮增多症(GRA)的患者,如卧立位醛固酮试验发现 ALD 受 ACTH-皮质醇的调节,即上午 12:00 醛固酮水平较上午 8:00 低,但醛固酮分泌呈双侧分泌,未发现肾上腺腺瘤;或者出现以下情况:年轻起病≤20 岁、PA 家族史、早发的脑卒中、一般降压药效果不好,但对地塞米松、AMILORIDE、SPIRONOLACTONE 有效的患者。

(2)方法:受试者每 6h 口服地塞米松 0.5mg,连续 2~4 天,试验前 1 天和第 5 天上午 10:00 前立位 1~2h 取血测 PRA、PAC。

(3)意义:用来筛查 GRA,如服药后血醛固酮水平被抑制到 40ng/L 以下,则支持 CRA。

【诊断】

1.病因诊断　原醛症的诊断包括对高危人群进行筛查,此时可用 ARR,如 ARR＞25～50,可行确诊试验加以证实。确诊试验包括卡托普利抑制试验、静脉盐水负荷试验、口服盐酸氟氢可的松高钠试验、高钠饮食尿醛固酮试验;确诊原醛症后,还需进行分型诊断,可通过CT、卧立位醛固酮试验、醛固酮-地塞米松抑制试验、双侧肾静脉取血测定醛固酮(AVS)等方法予以分型。

2.影像学定位诊断

(1)双侧肾静脉取血测定醛固酮(AVS):肾上腺静脉捕管取血测定醛固酮和皮质醇。在单侧 APA,肿瘤侧静脉所取血样的醛固酮显著升高而对侧血却与周围血循环中醛固酮水平相仿。该方法是定位诊断中较为准确的方法。

(2)放射性碘化胆固醇肾上腺扫描和显像:应用 ^{131}I 或 ^{35}Se-6-硒-甲基胆固醇做肾上腺显像,对区分 APA 和 IHA 有一定帮助。用 DXM 预处理后,应用 β-^{131}I-甲基碘-19-异胆固醇(NP-59)可进一步提高诊断的准确性。如患者预先服用过螺内酯会影响显像,应停药 6 周以上。DXM 用量一般较大(1mg,每天 4 次)并应给予卢戈碘液或 KI 封闭甲状腺。

(3)肾上腺 CT 或 MRI 显像:已广泛应用,用高分辨率 CT 进行薄层扫描,能准确地诊断直径 7mm 以上的肿瘤,对一些小肿瘤很易漏诊。总体可靠性中等。

【治疗】

确定治疗方案取决于原醛症的病因和患者对药物的反应。APA 者,应首选手术治疗,而对 IHA 者,除原发性肾上腺增生者外,不应手术治疗。

1.APA 手术治疗　应做肿瘤侧肾上腺切除术,术前应常规口服螺内酯,降低血压,使血钾正常,恢复对侧被抑制的球状带的反应性。术前应至少给予 6 周的螺内酯,400mg/d。70％的患者在术后 1 年内,血压＜160/95mmHg(属反应者),有 25％的患者血压仍＞160/95mmHg(属无反应者)。若肿瘤定位明确,应采用后腹壁进入手术。

2.药物治疗　螺内酯对 APA 有效,常规剂量为 400mg/d。当高血压控制后,可降至维持量,50mg/d 甚至更少。血钾的纠正一般较快,而血压往往要几周以上才逐渐下降。常见不良反应为上腹部不适、阳痿、男性乳房发育和月经不调。如用螺内酯有显著的不良反应,可改用阿米洛利,但所需有效剂量较大(40mg/d)。IHA,应首选药物治疗,可用螺内酯或阿米洛利,虽能有效改善电解质紊乱,但降压常不理想,常需联合应用其他降压药,如钙通道阻断药(硝苯地平)和(或)血管紧张素转换酶抑制药(ACEI)。依那普利可降低血压、血醛固酮和纠正低钾血症。这可能与 ACEI 可阻断 IHA 的内源性 RAS 活性有关。阻断醛固酮合成的药物,如Trilostane(3β-羟类固醇脱氢酶抑制药),可降 IHA 和 APA 者的血压。肾上腺溶解剂(如OP'-DDD)也可应用于分泌醛固酮的肾上腺癌的治疗。在 GSH 的治疗中,给予足以抑制ACTH 分泌的外源性糖皮激素是必需的,通常用 DXM,2mg/d,睡前 1.5mg,起床时 0.5mg。应使患者在 2 周内血钾、醛固酮、PRA 和血压均恢复正常。此后,应持续给予维持疗效的最低维持量。同时,给予低钠饮食(＜80mmol/d)是药物治疗常规的辅助治疗措施。

【预后】

若为肾上腺分泌醛固酮腺瘤者早期手术,切除腺瘤,预后良好,可获痊愈。而其他类型者,其预后决定于患者对药物的反应性、病程的长短和病情程度，若病程较短，无严重的心、脑、肾功能损害者，药物治疗可长期控制病情，预后良好，但病程过长，有严重并发症者，仅部分原醛症状和体征可获得缓解。若由肾上腺癌等引起者，若早期未及时根治者，预后不良。

第五节 继发性醛固酮增多症

【主要特点】

继发性醛固酮增多症是一组常见的临床综合征，可见于正常血压或高血压患者中，是由于各种病理原因影响肾脏的血流灌注而引起有效血容量减少，刺激肾素-血管紧张素-醛固酮系统，使肾上腺皮质球状带分泌醛固酮明显增多。常见的继发性醛固酮增多症有肾血管性高血压、恶性高血压、肾素分泌瘤、妊娠、充血性心力衰竭、Bartter 综合征等。在临床上可表现为血压正常或血压增高并伴有盐皮质激素增多表现，如低钾血症、碱中毒等。本病占住院的高血压病例的 $1\%\sim2\%$，是一种可以治愈的继发性高血压。但若病程过长，长期高血压和严重低钾血症也可造成严重的危害。

【病因与发病机制】

1.肾血管性高血压（RVH） 是继发性高血压最常见的病因，占高血压患者的 $1\%\sim3\%$，占难治性高血压患者的 $5\%\sim15\%$。其进行性高血压的发生多在 30 岁以前或 55 岁以后，是由于一侧或双侧肾动脉主干或分支狭窄、阻塞，引起肾血流量减少或缺血，肾素血管紧张素醛固酮系统被激活所引起的血压增高，选择性的肾动脉造影可证实狭窄部位。引起 RVH 的常见原因是大动脉炎（TA）、动脉粥样硬化（AS）、纤维肌性营养不良（FMD）等。其典型的临床表现为血压呈进行性升高、一般降压药物治疗效果不明显、腹部可闻及血管杂音、低钾血症、肾功能不全等。一般来说，在肾血管性高血压患者中，低钾血症的发生率是 $10\%\sim20\%$，虽然肾素-血管紧张素-醛固酮系统因肾血流减少而被激活，使继发性醛固酮增多仅是中等程度。因此，高血压患者中如发现有低钾血症性碱中毒，则提示肾上腺来源的盐皮质激素过多及鉴别是肾实质还是肾血管的病变。原发性和继发性醛固酮增多症的基本鉴别是测定肾素和醛固酮的水平，但由于其生理变异，只测定其基础值是不够的，最好用血浆醛固酮浓度（PAC）与肾素活性（PRA）的比值进行筛选。继发性醛固酮增多症的患者则因血浆醛固酮水平和肾素活性均增高，PAC/PRA$<$25。在大多数高血压患者中，此试验可帮助提示是否存在继发性醛固酮增多症及有无肾动脉狭窄疾病的可能。

2.恶性高血压 是高血压的一种少见类型，表现为血压迅速上升（舒张压$>$130mmHg），引起肾小动脉痉挛而致 PRA 增加，继而导致明显的醛固酮分泌增加。临床研究表明高血压患者常伴有 RAS 激活和继发性高醛固酮血症，后者常与血压难以控制相关。尽管肾素和醛固酮水平增加，这些患者仍有肾钠丢失和血容量不足，并形成恶性循环，即肾缺血和血容量减少进一步刺激肾素释放、血管紧张素 II 生成和醛固酮分泌增多。此时由于增多的 Ang II 直接抑制肾素分泌的短负反馈环的作用失效，而低血钠、低血容量却成为很强的刺激肾素释放的因素，血容量与血压呈负相关。在这种严重高血压并伴有钠、水排泄增多的矛盾情况下，除了治疗因血管收缩所致高血压外,还应恢复和维持血容量正常。血管紧张素转换酶抑制药(ACEI)和血管紧张素Ⅱ型受体拮抗药(ARB)不仅用于治疗高血压也降低血浆醛固酮水平,但是长期应用,这种抑制不是持续的,把这种现象称为"醛固酮逃逸"。醛固酮拮抗药治疗高血压不仅抑制高血压患者体内的醛固酮逃逸现象,而且改变血管平滑肌的张力、对抗收缩血管信号的反应防止血管重构。

3.肾素分泌瘤　是一种非常少见的通过分泌肾素导致高血压和低钾血症的肾脏良性肿瘤,直径常在2～4cm,有完整的纤维包膜:肿瘤细胞可分泌大量肾素,瘤组织提取物肾素活性较其周围正常组织高3～31000倍,又称为原发性肾素增多症。该病发病年龄在7～38岁,以15～25岁青年女性多见,主要起源于肾脏的肾小球旁细胞的肿瘤,此外还有起源于血管外皮细胞瘤和肾细胞癌的内皮细胞可产生肾素、肾脏Wilms肿瘤、某些少见的肾外肿瘤。肾球旁细胞瘤是一种罕见的产生肾素的肾小球球旁肿瘤,于1967年首次由Robertson等报道,属少见病例。在临床上表现为严重的高血压、高肾素、高醛固酮及低钾血症的综合征群。由于肿瘤分泌大量肾素,因此在伴有高血压的疾病患者中,测定此类患者血浆肾素活性是最高的,肾素通常高于正常上限10倍以上。这些患者还可分泌肾素前体,因此前肾素明显增高,在肾素瘤中前肾素/肾素的比值增高,可与原发性高血压或肾血管性高血压相鉴别。此外,高水平的醛固酮通过储钠作用,使血容量增大,因此在肾素分泌瘤的患者中,血容量是正常甚至增加的,此与肾血管性高血压和恶性高血压的低血容量是不同的。

4.充血性心力衰竭　在心力衰竭时,肝脏清除醛固酮的能力减弱,血浆醛固酮增高,加之利尿药应用,使血容量不足,兴奋RAAS,高醛固酮血症较血浆PRA增强及AngⅡ增多更为明显。醛固酮是RAAS系统的主要效应物质,心力衰竭时醛固酮可高达400～500nmol/L,比正常人增加数百倍。醛固酮除通过水、钠潴留导致心力衰竭症状恶化外,更重要的是其参与心肌纤维化、心肌肥厚、血管重塑和诱发心律失常等促进心肌重构的不断进展。因此,阻断心力衰竭各阶段的RAAS系统过度激活,抑制心肌重构的发生和发展是延缓心力衰竭的关键点。RALES是一项随机双盲研究,旨在评价醛固酮受体阻断药螺内酯对严重心力衰竭患者(NYHA心功能分级Ⅲ～Ⅳ级)并发症发生率及病死率的影响。结果显示,螺内酯组死亡率降低30%,因心力衰竭恶化再入院者螺内酯组较安慰药组降低了35%,螺内酯组心力衰竭症状明显改善。螺内酯减少钠潴留,通过阻断胶原合成减少心肌纤维化,阻止心力衰竭发展,从而降低死亡率。2003年进行的EPHESUS研究表明,在心脏病发作后有左心室收缩功能障碍和心力衰竭的患者中,醛固酮拮抗药依普利酮治疗可使心血管病死亡率和心血管病并发症的风险降低13%。

5.慢性肾衰竭　具有某些醛固酮增多症的特征,如在唾液及大便中的Na^+/K^+比值降低,血浆醛固酮水平在晚期肾脏疾病时升高,但是,由于尿毒症的其他并发症的掩盖而常常使继发性醛固酮增多症的临床表现不明显。

在血液透析的患者,Hemo研究也显示,血透患者高血压的发生率>70%,75%服降压药且72%以上服药后血压未降至正常。血透患者高血压发病机制复杂,而肾素-血管紧张素-醛固酮系统(RAAS)是血透患者难治性高血压的主要原因,醛固酮是RAAS系统的最终产物,在肾性高血压发病机制中的作用已受到广泛重视。

　　尽管缺乏肾脏排钾的功能,但是仅有少数患者在透析期内发展为高血钾症,表明在尿毒症时,非肾性的钾调节机制在防止高钾血症中起重要作用。在慢性肾衰竭患者中,继发性醛固酮分泌增多不是肾素-血管紧张素系统的作用,而是钾离子的刺激作用所致;醛固酮的作用部位也不是在肾脏,而是使钾离子向其他靶器官转移,此时,醛固酮分泌增多并不是有害的因子,实际上它对慢性肾衰竭时钾在机体内的平衡却是非常有益并需要给予维持的。由于醛固酮和胰岛素一样,在慢性肾衰竭患者对防止高钾血症是必需的因素,因此在使用 ACEI 和 β 受体阻断药时需谨慎,以免干扰醛固酮的上述防止高钾血症的作用。

　　6.肝脏疾病　肝脏是醛固酮降解的主要场所,肝外仅占 15%,当肝脏对醛固酮的清除代谢能力下降,血浆醛固酮半衰期延长,血浆中主要由肝脏代谢产生的四氢醛固酮减少,而肾脏形成的 18-葡萄糖醛酸醛固酮增加。肝硬化时醛固酮增加的原因:①肝脏对醛固酮清除能力下降;②由于肝脏对肾素灭活减少,造成肾素活性增加,进而引起血管紧张素Ⅱ合成增加,刺激肾上腺皮质合成醛固酮;③肝硬化时,蛋白质合成障碍,血浆蛋白减少,渗透压下降,体液从血管外渗,血浆有效容量减少,刺激肾小球旁细胞释放肾素,进而增加了肾上腺皮质球状带醛固酮的分泌。

　　血浆醛固酮增高促进远曲小管和集合管对钠的重吸收,是肝硬化腹水形成的主要原因。因此,醛固酮拮抗药治疗肝硬化水肿常有效。

　　7.妊娠　在妊娠早期,虽然血容量增加,但随着外周血管阻力的下降,肾素-血管紧张素系统的活性却是增高。在妊娠过程中除了肾脏以外,卵巢和胎盘也会产生肾素,因此在孕早期就会出现血浆 PRA 活性上升的现象。妊娠时血浆醛固酮增多,并随着妊娠周数增长而增加。由于妊娠期钠潴留及结合水潴留的原因在血浆 PRA 活性提高的同时,Ang Ⅱ和醛固酮水平也出现不同程度的升高。有文献指出,血浆 PRA、Ang Ⅱ及醛固酮活性最强的时期是在妊娠晚期,而在分娩后这些指标会迅速降低到正常水平。上述证实在整个妊娠期间 RAAS 系统持续被刺激的作用,同时也发现了 PAC 与 PRA 呈明显正相关。有学者证实,妊娠时胎盘分泌孕激素增加,促使肾脏排钠,从而增加肾上腺球状带细胞的敏感性,促使醛固酮分泌增加。形态学上也证实,妊娠期间肾上腺皮质体积增大,细胞器增多,表明孕妇肾上腺皮质分泌激素增多。在正常妊娠期存在继发性醛固酮分泌过多,但盐皮质激素增多的作用并不明显。在妊娠期电解质观察到,尿钠、钾的排泄与 PRA 和 PAC 的变化无关,由于黄体酮有抗排尿钾的作用,因此有学者进行研究并证实了黄体酮的抗盐皮质激素的作用。

　　8.Bartter 综合征　Bartter 综合征又称异型继发性醛固酮增多症,是一种多基因位点突变所致的常染色体隐性遗传性肾小管疾病,多见于儿童,其临床特征是有严重的高醛固酮血症所致的低钾血症性碱中毒,中等程度或明显增加的 PRA,但是血压正常,无水肿。本病的具体机制仍未明了,Bartter 认为由于肾小球旁器增生,使肾素分泌增多,引起醛固酮增加,且全身小动脉对血管紧张素的反应有先天性缺陷,而不伴有高血压。多数人认为由于肾髓质间质细胞产生前列腺素过多而致肾小管排钠增加,全身体液量减少,肾素-血管紧张素-醛固酮活性增加,最后导致低钾性碱中毒。目前,肾穿刺活检不是诊断 Bartter 综合征的金标准,而是依靠临床表现特点、肾脏功能试验(尿氯化物排泄的测定、噻嗪类药物试验等)以及遗传学检查。

【临床症状】

肾血管性高血压、肝硬化、心力衰竭、Bartter 综合征等基础疾病的表现。主要临床症状有 3 类,均与醛固酮长期分泌过多有关。

1.高血压   患者均有高血压,且出现较早,常于低钾血症引起的症群出现之前 4 年左右即出现。一般为中度升高,舒张压升高较明显。呈慢性过程,与原发性高血压相似,但降压药物治疗效果较差。其发病原理与醛固酮分泌增多引起钠潴留和血管壁对去甲肾上腺素反应性增高有关。在晚期病例则更有肾小动脉硬化和慢性肾盂肾炎等因素加入,致使肿瘤摘除后血压仍不易完全恢复正常。高血压历时久者常引起心脏增大甚至心力衰竭。但 Bartter 综合征患者血压基本正常。

2.神经、肌肉功能障碍

(1)神经、肌肉软弱和麻痹:一般地说,血钾越低,肌病越重。劳累、受冷、紧张、腹泻、大汗、服用失钾性利尿药(如氢氯噻嗪、呋塞米)均可诱发。往往于清晨起床时发现下肢不能自主移动。发作轻重不一,重者可波及上肢,有时累及呼吸肌。脑神经支配肌肉一般不受影响。发作时呈双侧对称性弛缓性瘫痪:开始时常有感觉异常、麻木或隐痛。持续时间不一,可以数小时至数日,甚至数周,多数为 4~7 天。轻者神志清醒,可自行恢复。严重者可致昏迷,应尽早抢救。发作频率自每年几次到每周、每天多次不等。当累及心肌时有过期前收缩、心动过速等心律失常,甚至伴血压下降,偶见室颤。心电图示明显低钾血症图形。

(2)阵发性手足搐搦及肌肉痉挛见于约 1/3 的患者,伴有束臂加压征及面神经叩击征阳性。可持续数日至数周。可与阵发性麻痹交替出现。发作时各种反射亢进:低钾血症时神经、肌肉应激功能降低而肌肉麻痹。当补钾后应激功能恢复而抽搐痉挛。这种症状与失钾、失氯使细胞外液及血循环中氢离子减低(碱中毒)后钙离子浓度降低,镁负平衡有关。

3.失钾性肾病和肾盂肾炎   长期失钾,肾小管近段发生病变,水分再吸收的功能降低,尿液不能浓缩,密度多在 1.015 以下,因而出现烦渴、多尿、夜尿。钠潴留亦可刺激下丘脑司渴中枢而引起烦渴。由于细胞失钾变性,局部抵抗力减弱,常易诱发上升性尿路感染,并发肾盂肾炎。有慢性肾盂肾炎时尿中可见白细胞和脓球。

【辅助检查】

1.血生化检查

(1)血钾:确定有无低钾血症对本病诊断有重要意义。检查前应停用利尿药 3~4 周,以使测定结果较为可靠。有学者主张在检查期间,每天口服氯化钠 6g 甚至更多分次口服,共 5~7 天,并须连续多次测定才更可靠。血钾可降至 $2.0~3.0mmol/L$。但是,本病早期低钾血症的临床症状常不存在,甚至血钾也在正常范围内,此时仅可从醛固酮分泌率增快、血浆肾素活性偏低及高血压才疑及此病。数年后才发展成间歇性低钾血症症期,伴应激后发生阵发性肌无力及麻痹表现。至较晚期才发展为持续性低钾血症伴阵发性麻痹症状。尤其是肾小管病变更是长期低钾血症的后果,由于失钾抑制了胰岛素的分泌,口服葡萄糖耐量试验可呈耐量下降。

(2)血钠有轻度增高;二氧化碳结合率常上升,提示代谢性碱中毒;血浆 pH 常偏高,可达7.6;钙、磷大多正常,有搐搦者游离钙常偏低;血镁可轻度降低。

（3）静脉血浆中醛固酮测定正常人卧位为(144.0±55.4)pmol/L。本病患者明显升高。

2.尿生化检查

（1）尿量增多：尿常规呈密度降低，且趋向固定。呈碱性或中性，有时有尿路感染表现。

（2）尿钾：在普通饮食时虽有低钾血症，但尿钾仍较多，＞30mmol/24h，是本病之特征。

（3）尿醛固酮：常高于正常(10μg/24h)。但尿醛固酮排出量受许多因素影响，测定时应固定钠、钾的摄入量（钠160mmol/d，钾60mmol/d）。并反复多次测定才可靠。当血钾严重降低时，尿醛固酮排出增多则不明显。对尿醛固酮排出量正常者则必须补钾后再测尿醛固酮、醛固酮分泌率或静脉血浆醛固酮，若增高则有诊断价值。

3.特殊试验

（1）钾负荷试验在普通饮食条件下（每天钠160mmol、钾60mmol），观察1周，可发现钾代谢呈负平衡。继之补钾1周，每天增加钾100mmol，但仍不能纠正低钾血症。而其他原因所致的低钾血症者，血钾却有明显的升高。

（2）食物中钠含量改变对钾代谢的影响：低钠试验：正常人当食物中氯化钠摄入＜20～40mmol/d，1周后，尿醛固酮增高，尿钠降低，但尿钾不降低。但在原醛症者，由于继续潴钠排钾，则尿钠降低，原已增高的醛固酮不进一步升高，而尿钾也同时降低。尿钾降低的原因是由于尿钠降低，限制了与钾的交换。高钠试验：对病情轻、血钾降低不明显的疑似原醛症患者，可作高钠试验。每天摄钠240mmol，共1周。如为轻型原醛症则由于大量钠进入远曲小管并进行离子交换，使尿钾排出增加，血钾将更降低。对严重低钾血症的典型病例不应作高钠试验，以免加重病情。

（3）螺内酯（安体舒通）治疗试验：此药可拮抗醛固酮在肾小管中对电解质的作用而改善症状，但尿醛固酮排量仍显著增高。方法是每天分3～4次口服安体舒通300～400mg，连续1～2周以上。患者服药后血钾升高恢复正常，血压下降至正常。继发性醛固酮增多症的患者结果与原醛症相同。可作为醛固酮增多症的鉴别依据之一。

（4）血浆肾素活性测定：基础状态下受试者行普通饮食，采血前卧床过夜或卧位1.5～2h后再采血；激发状态（呋塞米＋立位）是在基础状态下采血后，给受试者注射呋塞米，按0.7mg/kg质量比例，最大剂量不超过50mg，保持立位，活动2h后采血。原醛症时无论在高钠还是低钠条件下，肾素活性均有明显降低；而继发性醛固酮增多症者则肾素活性明显增高。故可依此来进行鉴别原醛症和继发性醛固酮增多症。近年来亦有高血浆肾素活性的原醛症的报道。目前多采用血浆醛固酮/肾素活性比值(ARR)来筛查原醛症。

【治疗】

因原发病因的不同而采取不同的治疗方法。

1.基础疾病　根据不同基础疾病给予不同的病因和对症治疗。

2.手术治疗

（1）分泌肾素的肿瘤：应行手术切除治疗，手术方法包括肾切除术、肾部分切除术和肿瘤切除术。一般采用腹部切口，必要时应用术中超声定位。术前可用ACEI，必要时加用β受体阻滞药或钙拮抗药等控制血压。

（2）肾动脉狭窄：主要有手术修复、球囊扩张、支架置入3种。血管成形术是大多数伴有高血压的单侧肾动脉狭窄患者的治疗方法,但需全身麻醉,并发症发生率高、病死率高。动脉内膜切除术用于肾动脉开口处粥样硬化病变。经皮腔内肾动脉扩张成形术(PTRA)及经皮腔内网状支架置入术(PTRA+STENT)已成为治疗肾血管性高血压的主要手段,且皮腔内肾动脉扩张成形术治疗肾血管性高血压具有较外科手术创伤小、痛苦少和可重复治疗等优点。单纯的 PTRA 对于肌纤维发育不良所致的肾动脉狭窄显示较高的近期和远期再通率,再狭窄率为 10%。

3.药物治疗　手术无效或不能手术的病例,可服用安体舒通治疗。剂量根据血压升高程度而定,可从 60mg/d,分 3 次服用开始,当血压血钾正常,减为维持量。但长期服用时男性可出现双乳发育、阳痿,女性出现月经不调等不良反应。也可试用三氨蝶呤治疗,但药物治疗不能代替手术切除腺瘤。心、肺功能不全,不能耐受手术者用 ACEI 等控制高血压。ACEI 和 ARB 不能用于为治疗双肾肾动脉狭窄的患者。

第六节　嗜铬细胞瘤高血压危象

嗜铬细胞瘤是发生在肾上腺髓质、交感神经节和体内其他部位嗜铬组织的肿瘤,发病率占高血压的0.04%～0.6%。由于肿瘤间歇或持续分泌过量的儿茶酚胺,患者可出现阵发性高血压或持续性高血压阵发性加剧。当患者血压急剧升高时,如治疗不及时,常由此而导致脑溢血、肺水肿、心律失常、心肌梗死而死亡,故又称为嗜铬细胞瘤危象或儿茶酚胺危象。

【病因】

任何部位的良、恶性嗜铬细胞瘤和肾上腺髓质增生均可发生嗜铬细胞瘤危象。

【诱因】

1.剧烈体力活动、体位改变、饱食后、情绪波动、腹部触诊挤压肿瘤。

2.妊娠、分娩和先兆子痫。

3.腹膜后充气造影、气管插管、麻醉诱导和手术摘除肿瘤。

4.药物:三环类抗忧郁药丙米嗪、安定镇痛药依诺伐、阿片制剂、组胺、胰高糖素、美克洛嗪、甲氧氯普胺等均可促使肿瘤释放儿茶酚胺;胍乙啶、甲基多巴等交感神经阻断剂可促使贮存的儿茶酚胺释放入血,并增强神经末梢对去甲肾上腺的敏感性;异丙胺为拟交感神经剂也加重发作的程度;未用 α 受体阻滞剂就先用 β 受体阻滞剂,抑制 β 受体后,α 受体兴奋性增强,诱发或加重嗜铬细胞瘤危象。氯丙嗪可引起休克,故对休克型嗜铬细胞瘤患者应慎用。

【发病机制】

10%规律:10%双侧嗜铬细胞瘤,10%肾上腺外嗜铬细胞瘤,10%恶性嗜铬细胞瘤,10%家族性嗜铬细胞瘤,10%儿童嗜铬细胞瘤。

嗜铬细胞瘤危象的发生与肿瘤大小、部位、病程长短无关,而与肿瘤释放儿茶酚胺多少和机体的反应性有关。

儿茶酚胺的大量释放,引起血管平滑肌痉挛、血管收缩、血压突然升高,出现高血压危象;脑血管痉挛可引起脑缺血、梗死或血压突然升高可致脑血管、眼底动脉破裂出血;胃肠血管痉挛、缺血、坏死可引起急腹症;作用于心脏,引起急性心肌梗死、心律失常、严重的心衰和休克,甚至心室颤动或心搏骤停。

【诊断】

(一)临床表现特点

嗜铬细胞瘤可发生于任何年龄,但以青、中年为多见,男女发病率相等。血压呈阵发性增高或持续性增高伴阵发性加剧为本病主要临床表现。当发作性血压升高时,血压可达(200~230)/(100~130)mmHg 或更高,伴剧烈头痛、心悸、大汗淋漓、颜面四肢苍白或潮红、视力模糊、恶心、呕吐、胸腹疼痛、焦虑、恐惧(也有人称高血压伴头痛、心悸、多汗三联征)。部分患者可因血压急剧升高而引起肺水肿、心肌梗死、心力衰竭、消化道大出血和脑溢血;部分患者血压可呈急剧波动,甚至高血压与低血压交替出现,如不及时救治,常导致死亡。发作持续时间可数分钟至数天不等,长者可达 1 周,发作频度与间歇时间长短不一,大多数随病程延长而发作增加。发作间歇期,阵发性血压增高者,血压回复正常;持续性血压增高伴阵发性加剧者,则血压可回复至发作前水平。部分患者可出现体位性低血压。因肿瘤分泌的肾上腺素与去甲肾上腺素比例不同,临床表现可有差别。肾上腺素分泌较多者,怕热、多汗、消瘦、心动过速、低热等临床表现较去甲肾上腺素所致者明显,且血压升高以收缩压为主;去甲肾上腺素分泌所致者,收缩血压和舒张血压均明显升高,而怕热、多汗、心率增快、焦虑等症状则不如肾上腺素所致者显著。患者可有心脏扩大、心律失常。位于腹部嗜铬组织的肿瘤,如体积较大,可在腹部扪及肿瘤,其中 15% 在触摸肿瘤时可引起血压升高。肿瘤位于膀胱者,则常在排尿时出现血压升高和晕厥。眼底改变为Ⅲ级、Ⅳ级,常伴有视盘水肿,与高血压的病程不平衡。由于嗜铬组织源于外胚层,因此患者可合并多发性神经纤维瘤、神经多发性血管网状细胞瘤等神经外胚层综合征。

本病发作无明显诱因,部分患者可因扪压肿瘤、体位改变、大便、小便或情绪激动等引起发作,部分患者则可因进食过多含酪氨酸食物(如奶酪等),应用单胺氧化酶抑制剂、利血平、胍乙啶和 α-甲基多巴等药而诱发,应予注意。

临床上可分为以下七种类型。

1.**高血压危象型** 血压骤升至(200~300)/(120~180)mmHg,伴剧烈头痛、大汗、恶心呕吐、面色苍白、颤抖、视物不清。可出现短暂性脑缺血,一过性黑蒙。严重者可因眼底大片出血而失明。此外,患者还可出现视盘水肿、颅内高压和脑水肿。

2.**脑病型** 儿茶酚胺大量释放引起脑血管急剧痉挛,导致脑缺血、脑梗死;也可因血压急剧升高,小动静脉破裂导致脑出血和蛛网膜下腔出血。患者表现为偏瘫、失语、抽搐和意识丧失。个别病例还可呈癫痫大发作。

3.**心脏型** 可有儿茶酚胺心肌病,但可无任何症状和体征。在突然释放大量儿茶酚胺的作用下,出现严重的心电异常、冠状动脉痉挛、心肌梗死、心脏功能衰竭。患者可表现为各种严重心律失常,甚至室性心动过速、心室颤动;可出现急性心肌梗死、心源性休克、急性左心衰;也可因肺毛细血管通透性增加,引起细胞外液移动或继发于肺静脉张力增加而引起非心源性肺水肿。以肾上腺素分泌为主的嗜铬细胞瘤危象可以血压而表现缓慢性心律失常,如房室传导阻滞、房室分离、束支阻滞,甚至心搏骤停。

4.休克型　患者可表现为高血压后血压突然下降到休克状态,或高血压与低血压反复交替出现。血压可>200/120mmHg,然后下降又可<60/40mmHg,甚至测不到,严重者可因循环衰竭而死亡。

5.胃肠型　血中突然增高的儿茶酚胺可使胃肠道血管强烈收缩,可致黏膜缺血、坏死、穿孔,肠道平滑肌缺血,则影响肠道动力,致不完全肠梗阻;也可引起闭塞性动脉内膜炎。有急腹症表现,剧烈腹痛、恶心呕吐、胆绞痛、消化道出血、胃肠穿孔和腹膜炎等。少数患者可合并低血钾,表现为腹胀、腹痛、肠道积气扩张,出现不完全性肠梗阻。

6.发热型　少数患者可引起周围血管强烈收缩,散热受到障碍而出现高热,体温达40℃,并伴发绀、肢冷、大汗和心律失常。

7.糖尿病酮症酸中毒型　儿茶酚胺可刺激胰岛 α 受体,使胰岛素分泌减少,儿茶酚胺也可作用于肝和肌肉,使糖异生和分离增加并减少周围组织对糖的利用,使血糖升高。当儿茶酚胺短时间大量分泌时,血糖可显著增高,体内胰岛素相对缺乏,从而导致糖尿病酮症酸中毒。

（二）实验室检查及其他辅助检查特点

24 小时尿 VMA,儿茶酚胺和甲氧基（又称间甲）肾上腺素（MN）、甲氧基去甲肾上腺素（NMN）均增高。VMA 正常参考值:吲哚法为 2.4～6mg,重氮法为 1.8～12.5mg。如吲哚法>10mg,重氮法>14mg,对诊断嗜铬细胞瘤有意义。正常人儿茶酚胺含量用荧光法检,以肾上腺素为标准<50μg,以去甲肾上腺素为标准<100μg。MN 为肾上腺素的中间代谢产物,而 NMN 则为去甲肾上腺素的中间代谢产物,24 小时尿的正常参考值分别为 0.4mg 和 0.9mg。患者血细胞比容增加,血浆容量减少。部分患者可有糖耐量低下,空腹血糖升高。此外,有些患者还可有血钾降低。

定位检查:B 超和 CT 为首选,有条件可选择间碘苄胍（MIBG）闪烁扫描。

（三）诊断和鉴别诊断

临床上遇见患者有下列情况时:①阵发性血压升高或持续性血压升高伴阵发性加剧。②用常规方法治疗无效的高血压。③手术或创伤时出现不能较好解释的低血压或休克,应充分考虑嗜铬细胞瘤的可能性。当血压增高时,24 小时尿 VMA,儿茶酚胺和 MN、NMN 含量增高超过正常参考值,可确定诊断。但上述测定不能当天完成,需要时可做药理试验以助诊断。

1.酚妥拉明（苄胺唑啉）试验　酚妥拉明为 α 受体阻滞剂,能使血压升高的嗜铬细胞瘤患者血压下降,因此本试验兼有诊断和治疗作用。适用于疑为本病血压稳定而高于 170/110mmHg 的患者。患者平卧,经多次测量显示血压稳定后,先用酚妥拉明 1mg 静脉推注,如血压没有下降,再用 5mg。静脉推注后,在前 3 分钟每 30 秒至 1 分钟测量血压 1 次,以后每 1～2 分钟测量 1 次。如注射后血压较注射前下降 35/25mmHg,并持续 3～5 分钟以上为阳性,提示有嗜铬细胞瘤的可能。试验时需密切监测血压,以防血压过低,必要时可给予去甲肾上腺素静脉滴注,使血压恢复正常。

2.组胺试验　通过反射性兴奋交感神经,促使儿茶酚胺释放入血而使血压升高,仅适用于疑为本病但在发作间歇期血压正常的患者。试验前先做冷加压试验,待血压回复至冷加压前水平后,迅速静脉推注组胺 0.025～0.05mg（以基质计）。观察血压方法与酚妥拉明试验同。阳性结果为注射组胺后血压较注射前升高 60/40mmHg,或注射后血压较冷加压试验时的最高血压高 20/10mmHg。本试验有一定危险性,应做好应急准备。试验时应同时留 2 小时尿做 VMA 及肌酐测定。

3.胰高血糖素试验 胰高血糖素能兴奋肾上腺髓质释放儿茶酚胺,用之于嗜铬细胞瘤患者能使血压升高。剂量为 0.5~1mg 静脉推注。适应证、观察方法及注意事项与组胺试验同。阳性结果为注射后血压增高较冷加压试验最高血压高 20/10mmHg。本试验假阳性较少。

上述药理试验阳性结果仅可作为嗜铬细胞瘤诊断依据之一,由于有假阳性结果,特别是在试验前 3 天仍使用镇静药、降压药、拟交感神经药和单胺氧化酶抑制剂的患者,因此对嗜铬细胞瘤的诊断必须有儿茶酚胺和/或其代谢产物分泌(VMA、MN、NMN)增多的证据。嗜铬细胞瘤经临床及实验室检查确诊后,还需根据需要进行有关检查,如 B 超、CT、磁共振成像(MRI)、下腔静脉插管在不同部位分别取血做儿茶酚胺测定等进行定位诊断。近日报道,用[131]I 间碘苄胍(MIBG)进行肾上腺或整个腹部、盆腔,以及其他部位等进行扫描,能对产生儿茶酚胺的肿瘤准确定位,假阴性率约 10%,假阳性率极少,仅 1%~2%。

本病需与高血压、甲状腺功能亢进、原发性醛固酮增多症、肾性高血压、经绝期综合征、糖尿病等进行鉴别。以上各病均有其各自的临床特点,酚妥拉明试验或组胺试验、胰高血糖素试验均阴性,24 小时尿儿茶酚胺和 VMA、MN、NMN 含量不增高。

【治疗】

手术切除肿瘤是治疗嗜铬细胞瘤的最有效方法,但在高血压发作时必须进行紧急治疗,防止危象的发生才能有争取手术治疗的机会。做好术前准备和术中、术后监护,及时治疗高血压及其并发症是手术成功的关键。

1.高血压 发作时治疗采用半坐卧位,立即静脉推注酚妥拉明 1mg,如血压不下降,可增加剂量至 5mg。当血压下降达到或接近正常时,继续予 5% 葡萄糖液 500mL,加入酚妥拉明 5~10mg 静脉滴注,使血压维持正常或接近正常水平。酚妥拉明作用迅速,但维持时间仅数分钟,因此不可随意中断给药。少数患者对酚妥拉明疗效反应敏感,用量过大或滴注速度过快可致血压迅速大幅度下降,甚至休克,故开始宜用小剂量,如无反应时再用较大剂量。用药期间需密切观察血压和病情变化,如血压下降过低或发生休克时应立即减慢滴注速度甚至停止滴注,必要时使用升压药。如高血压与休克交替出现的发作,仍以使用酚妥拉明为主,积极补充血容量,必要时可给予血浆或全血,严重休克的患者在补充足够的血容量时亦可使用去甲肾上腺素等升压药。窦性心动过速、房性或室性心律失常在血压控制后而未能改善者,可在心电图监护下给予普萘洛尔 1mg 缓慢静脉推注(时间不<4 分钟)。血压控制后需同时给予酚苄明(苯苄胺)口服,剂量从 10mg 开始,每 8 小时 1 次,以后根据血压调整剂量,并逐渐减少酚妥拉明剂量以至停用。

2.术前准备 酚苄明为长效 α 受体阻滞剂,能使血管床开放,血压下降,高血压发作得以控制,且明显减轻术中触摸肿瘤或切除肿瘤时所引起的血压剧烈波动;同时该药有镇静作用,麻醉时可获得安静和肌肉松弛效果,因而是本病理想的术前用药。开始时剂量 10mg,每 12 小时 1 次,以后根据血压下降和高血压发作控制情况每 3~4 天调整剂量 1 次,直至取得满意效果。术前使用酚苄明不要求血压降至完全正常,应允许有轻度波动,以避免因 α 受体作用完全阻断而使摘除肿瘤后出现持续性血压下降。据观察,患者 90% 每天使用酚苄明剂量在 60mg

以下,于1～2周即可接受手术治疗。该药不良反应少,偶有鼻塞、胃肠刺激和体位性低血压。哌唑嗪亦为口服α受体阻滞剂,但其半衰期较短,每天给药次数较多,如无酚苄明时可以试用,剂量为1～2mg,每2～4小时1次。

应用α受体阻滞剂后,儿茶酚胺仍能对自受体起作用而引起心率加快,此时可用普萘洛尔控制,剂量为10mg,每天3次,以后可根据心率情况予以调整。但由于普萘洛尔能使嗜铬细胞瘤患者的血管强烈收缩而导致血压升高,故不能单独或在α受体阻滞剂治疗之前用于嗜铬细胞瘤患者。普萘洛尔应用至手术当天早上,不宜骤停,以免发生阵发性心动过速或心律失常,甚至心肌梗死。对有儿茶酚胺心肌炎、心功能不全者,α和自受体阻滞剂宜使用较长时间才接受手术。β与α受体阻滞作用强度比例是口服3∶1,静脉注射7∶1,降压作用快且强,为加强阻滞剂α受体作用该药可与酚妥拉明同时使用,抢救嗜铬细胞瘤危象效果好。本病对洋地黄十分敏感,宜慎用。

3.术中治疗

(1)高血压发作:血压骤然升高多发生于麻醉诱导期、气管插管、触摸或分离肿瘤期间。如使用酚苄明做好术前准备,一般不会出现血压剧烈升高。如出现血压升高较剧,可用酚妥拉明10mg,加入5%葡萄糖液500mL中静脉滴注。硝普钠是不依赖肾上腺受体的速效周围血管扩张剂,并能迅速在体内代谢为无活性的硫氰酸盐,作用时间较酚妥拉明更短,近年较常用以控制手术时血压的急剧升高。使用方法是硝普钠50mg,加入5%葡萄糖液500mL中,用铝合金膜包裹避光保存,当血压急剧升高时以4～6滴/分的速度静脉滴注,密切注意血压改变情况,调整滴注速度。如一旦血压下降过低,需立即减慢滴注速度或停止滴注,血压随即回升。硫氰酸盐过量会引起中毒,因此硝普钠不能过量使用。最好能做血硫氰酸盐监测,如>100mg/L(10mg/dL)则可产生毒性反应。

(2)心动过速和心律失常:常常由于血容量不足所致,因此术中应及时补足血容量。如非血容量不足所致的心动过速,可用普萘洛尔1～2mg,缓慢静脉推注。频发室性期前收缩时,应即使用利多卡因,以免发生更严重的室性心动过速,甚至心室颤动。

(3)摘除肿瘤后血压下降:多见于术前未使用酚苄明,而术中又未能及时补足血容量的患者,是由于摘除肿瘤后,血儿茶酚胺浓度突然下降,血管床开放,血容量不足引起。为手术死亡的重要原因之一。如术前应用合适剂量酚苄明做准备,术中及时补充血容量多能避免。一旦出现,如无血容量不足者,给予小量去甲肾上腺素静脉滴注,常可纠正,一般用药12～24小时后即可逐渐停药。

4.术后治疗 术后需密切观察心率、心律、血压、尿量和体温。如停用升压药物后血压仍偏低,尿量正常,一般情况好,可继续观察。如心率快,尿少,一般情况稍差者,排除手术部位内出血后,多为血容量不足,应积极予以纠正。嗜铬细胞瘤手术切除后多能治愈,VMA恢复正常。如术后VMA仍高,甚至有高血压发作,提示还有嗜铬细胞瘤存在,检查是否双侧,应再给予酚苄明治疗,并准备第二次手术。因种种原因不能手术、恶性嗜铬细胞瘤已经转移,或肾上腺髓质增生术后复发者,可长期应用酚苄明和普萘洛尔治疗。α甲基对位酪氨酸能抑制儿茶酚胺合成,可降低血压,控制发作,使尿VMA含量降低,剂量为每天500～1500mg,分次口服,与酚苄明联合使用可减少酚苄明用量,但长期使用疗效下降。

5.部分患者对上述治疗效果不满意时　可加用钙离子拮抗剂和血管紧张素转换酶抑制剂。有人认为儿茶酚胺的释放与钙离子进入嗜铬细胞瘤有关,而且诱发儿茶酚胺心肌病的部分原因也是由于心肌细胞钙负荷过重,引起心肌细胞坏死。少数患者反复发作高血压危象,用酚妥拉明和酚苄明疗效不佳而血浆肾素活性明显增高,是因嗜铬细胞瘤本身可分泌肾素和嗜铬细胞瘤所致的低血容量、压迫肾脏及肾小动脉引起肾缺血导致肾素增高,血压升高,并非完全由儿茶酚胺所致。这些患者加用血管紧张素转换酶抑制剂治疗后,降压效果更好。

6.对症治疗　①脑病型:加用甘露醇脱水和抗感染治疗。②高血压危象型:硝普钠静脉滴注。但注意给药剂量、速度和时间,必要时监测血硫氰化物含量。治疗中避免使用促进儿茶酚胺分泌或加强交感兴奋药,以免加重危象。③心脏型:室上性心动过速可给予维拉帕米,室性心律失常可与利多卡因,心绞痛、心衰、肺水肿可用硝酸甘油和强心利尿药治疗。④胃肠型:急性腹痛不宜用吗啡制剂和喷他佐辛(镇痛新)等药物,有胃出血加用止血药,但不宜用去甲肾上腺素口服或胃内注入。严重呕吐可加用维生素 B_6,慎用甲氧氯普胺。⑤高热型:物理降温,感染者抗感染治疗,持续高热者,慎用冬眠疗法,因氯丙嗪可阻断肾上腺素对血管的收缩作用,具有抑制交感神经中枢和阻断交感神经节作用,使周围血管扩张,血压下降,偶尔出现严重低血压休克。⑥休克型:补充血容量,对于血容量补足后血压仍不能恢复,术中可加用多巴胺。嗜铬细胞瘤切除后肾上腺素急剧下降也可引起低血压,这些患者 β 受体受到抑制而不能兴奋,对于术前用 β 阻滞剂的患者,应改为多巴酚丁胺 β 受体兴奋剂,可抢救成功。

嗜铬细胞瘤术后 1~2 年偶有复发,多为新的肿瘤形成,因此术后仍应随访。

第七节　糖尿病酮症酸中毒

糖尿病酮症酸中毒(简称 DKA)是由于体内胰岛素缺乏,胰岛素拮抗激素增加,引起糖和脂肪代谢紊乱,以高血糖、高酮血症和代谢性酸中毒为主要改变的临床综合征。是最常见的糖尿病急症,也是内科常见危象之一。DKA 分为几个阶段:①早期血酮升高称酮血症,尿酮排出增多称酮尿症,统称为酮症;②酮体(包括 β-羟丁酸、乙酰乙酸和丙酮)中 β-羟丁酸和乙酰乙酸为酸性代谢产物,消耗体内储备碱,初期血 pH 正常,属代偿性酮症酸中毒,晚期血 pH 下降,为失代偿性酮症酸中毒;③病情进一步发展,出现意识障碍、昏迷,称 DKA 昏迷。

【病因与发病机制】

DKA 的发生与糖尿病类型有关,与病程无关,约 20% 以上新诊断的 1 型糖尿病和部分 2 型糖尿病患者可出现 DKA。1 型糖尿病有发生 DKA 的倾向,2 型糖尿病在一定诱因下也可发生。在有的糖尿病患者,可以 DKA 为首发表现。DKA 的临床发病大多有诱发因素,这些诱因多与加重机体对胰岛素的需要有关。常见的诱因有:①感染:是 DKA 最常见的诱因。常见有急性上呼吸道感染、肺炎、化脓性皮肤感染,胃肠道感染,如急性胃肠炎、急性胰腺炎、胆囊炎、胆管炎、腹膜炎等,以及泌尿道感染。②降糖药物应用不规范:由于体重增加、低血糖、患者依从性差等因素致使注射胰岛素的糖尿病患者,突然减量或中止治疗;或在发生急性伴发疾病的状态下,没有及时增加胰岛素剂量。③外伤、手术、麻醉、急性心肌梗死、心力衰竭、精神紧张或严重刺激引起应激状态等。④饮食失调或胃肠疾患,尤其是伴严重呕吐、腹泻、厌食、高热等导致严重失水和进食不足时,若此时胰岛素用量不足或中断、减量时更易发生。⑤妊娠和分娩。⑥胰岛素抗药性:由于受体和信号传递异常引起的胰岛素不敏感或产生胰岛素抗体,均可导致胰岛素的疗效降低。⑦伴有拮抗胰岛素的激素分泌过多,如肢端肥大症、皮质醇增多症或大量应用糖皮质激素、胰高血糖素、拟交感神经活性药物等。⑧糖尿病未控制或病情加重等。另有 2%～10% 原因不明。

胰岛素活性的重度或绝对缺乏和升糖激素过多(如胰高血糖素、儿茶酚胺类、皮质醇和生长激素)是 DKA 发病的主要原因。胰岛素缺乏和胰高血糖素升高是 DKA 发展的基本因素。胰岛素和胰高血糖素比率下降促进糖异生、糖原分解和肝酮体生成,肝的酶作用底物(游离脂肪酸、氨基酸)产生增加,导致高血糖、酮症和酸中毒。

1.酮症和酸中毒　酮体包括 β-羟丁酸、乙酰乙酸和丙酮。糖尿病加重时,胰岛素绝对缺乏,三大代谢紊乱,不但血糖明显升高,而且脂肪分解增加,脂肪酸在肝脏经 β 氧化产生大量乙酰辅酶 A,由于糖代谢紊乱、草酰乙酸不足,乙酰辅酶 A 不能进入三羧酸循环氧化供能而缩合成酮体;同时由于蛋白合成减少,分解增加,血中成糖、成酮氨基酸均增加,使血糖、血酮进一步升高。β-羟丁酸、乙酰乙酸以及蛋白质分解产生的有机酸增加,循环衰竭、肾脏排出酸性代谢产物减少导致酸中毒。酸中毒可使胰岛素敏感性降低;组织分解增加,K^+ 从细胞内逸出;抑制组织氧利用和能量代谢。严重酸中毒使微循环功能恶化,降低心肌收缩力,导致低体温和低血压。当血 pH 降至 7.2 以下时,刺激呼吸中枢引起呼吸加深加快;低至 7.1～7.0 时,可抑制呼吸中枢和中枢神经功能、诱发心律失常。

2.严重失水　严重高血糖、高血酮和各种酸性代谢产物引起渗透压性利尿,大量酮体从肺排出又带走大量水分,厌食、恶心、呕吐使水分入量减少,从而引起细胞外失水;血浆渗透压增加,水从细胞内向细胞外转移引起细胞内失水。

3.电解质平衡紊乱　渗透性利尿同时使钠、钾、氯、磷酸根等大量丢失,厌食、恶心、呕吐使电解质摄入减少,引起电解质代谢紊乱。胰岛素作用不足,物质分解增加、合成减少,钾离子(K^+)从细胞内逸出导致细胞内失钾。由于血液浓缩、肾功能减退时 K^+ 滞留以及 K^+ 从细胞内转移到细胞外,因此血钾浓度可正常甚或增高,掩盖体内严重缺钾。随着治疗过程中补充血容量(稀释作用),尿量增加、K^+ 排出增加,以及纠正酸中毒及应用胰岛素使 K^+ 转入细胞内,可发生严重低钾血症,诱发心律失常,甚至心脏骤停。

4.携带氧系统失常　红细胞向组织供氧的能力与血红蛋白和氧的亲和力有关,可由血氧离解曲线来反映。DKA 时红细胞糖化血红蛋白(GHb)增加以及 2,3-二磷酸甘油酸(2,3-DPG)减少,使血红蛋白与氧亲和力增高,血氧离解曲线左移。酸中毒时,血氧离解曲线右移,释放氧增加(Bohr 效应),起代偿作用。若纠正酸中毒过快,失去这一代偿作用,而血 GHb 仍高,2,3-DPG 仍低,可使组织缺氧加重,引起脏器功能紊乱,尤以脑缺氧加重、导致脑水肿最为重要。

5.周围循环衰竭和肾功能障碍　严重失水,血容量减少和微循环障碍未能及时纠正,可导致低血容量性休克。肾灌注量减少引起少尿或无尿,严重者发生急性肾衰竭。

6.中枢神经功能障碍　严重酸中毒、失水、缺氧、体循环及微循环障碍可导致脑细胞失水或水肿、中枢神经功能障碍。此外,治疗不当如纠正酸中毒时给予碳酸氢钠不当导致反常性脑脊液酸中毒加重,血糖下降过快或输液过多过快、渗透压不平衡可引起继发性脑水肿并加重中枢神经功能障碍。

【诊断】

(一)病史与诱因

有糖尿病病史或家族史,以及上述发病诱因。

(二)临床表现特点

患者在出现明显 DKA 前,原有糖尿病症状加重如口渴、多饮、多尿、疲倦加重,并迅速出现食欲缺乏、恶心、呕吐、极度口渴、尿量剧增;常伴有头痛、嗜睡、烦躁、呼吸深快,呼气中含有烂苹果味。后期呈严重失水、尿量减少、皮肤干燥、弹性差、眼球下陷、脉细速、血压下降、四肢厥冷、反射迟钝或消失,终至昏迷。

由于 DKA 时心肌收缩力减弱、心排出量减少,加以周围血管扩张、严重脱水,血压下降,周围循环衰竭。年长而有冠心病者可并发心绞痛、心肌梗死、心律不齐或心力衰竭等。

少数病例表现为腹痛(呈弥漫性腹痛),有的相当剧烈,可伴腹肌紧张、肠鸣音减弱或消失,极易误诊为急腹症。腹痛可能由于胸下部和上腹部辅助呼吸肌痉挛或因缺钾导致胃扩张和麻痹性肠梗阻所致;也可因肝脏迅速增大、DKA 毒性产物刺激腹腔神经丛以及合并胰腺炎等所致;老年糖尿病患者出现腹痛和腹部体征时还应考虑与动脉硬化引起的缺血性肠病有关。

根据酸中毒的程度,可以将 DKA 分为轻度、中度和重度。轻度是指只有酮症,无酸中毒(糖尿病酮症);中度是指除酮症外,伴有轻至中度酸中毒(DKA);重度是指 DKA 伴意识障碍,或虽无意识障碍,但 $CO_2CP<10mmol/L$ 者。

(三)实验室检查

1.血糖与尿糖　血糖波动在 $11.2\sim112mmol/L(200\sim2000mg/dL)$,多数为 $16.7\sim33.3mmol/L(300\sim600mg/dL)$,有时可达 $55.5mmol/L(1000mg/dL)$ 以上。如超过 $33.3mmol/L$,应考虑同时伴有高血糖高渗状态或有肾功能障碍。尿糖强阳性,当肾糖阈升高时,尿糖减少甚至阴性。可有蛋白尿和管型。

2.血酮　血酮升高,$>1.0mmol/L$ 为高血酮,$>3.0mmol/L$ 提示可有酸中毒。DKA 时纠正酮症常比纠正高血糖缓慢。在 DKA 时,引起酸中毒作用最强、比例最高的是 β-羟丁酸,而常用的亚硝酸铁氰化钠法仅仅可以测定乙酰乙酸和丙酮,无法检测 β-羟丁酸。在治疗过程中,β-羟丁酸可以转化成乙酰乙酸,没有经验的医生可能误认为酮症恶化。因此监测 DKA 程度的最佳方法是直接测定 β-羟丁酸。

3.尿酮　当肾功能正常时,尿酮呈强阳性,但当尿中以 β-羟丁酸为主时易漏诊(因亚硝酸铁氰化钠仅能与乙酰乙酸起反应,与丙酮反应较弱,与 β-羟丁酸无反应)。肾功能严重损伤时,肾小球滤过率减少可表现为糖尿和酮尿减少甚至消失,因此诊断必须依靠血酮检查。若血 pH 明显降低而尿酮、血酮增加不明显者尚需注意有乳酸性酸中毒可能。

4.酸碱失调　动脉血 pH 下降与血酮体增高呈平行关系。DKA 时酸中毒严重程度判断:血 pH<7.3 或血碳酸氢根<15mmol/L 时为轻度酸中毒,血 pH<7.2 或血碳酸氢根<10mmol/L 时为中度酸中毒,血 pH<7.1 或血碳酸氢根<5mmol/L 时为重度酸中毒。

5.电解质失调　血钠一般＜135mmol/L,少数正常,偶可升高达 145mmol/L。血氯降低。血钾初期可正常或偏低,少尿而脱水和酸中毒严重期可升高至 5mmol/L 以上。血镁、血磷亦可降低。

6.血象　血白细胞增多,无感染时可达$(15\sim30)\times10^9$/L,尤以中性粒细胞增高较显著。血红蛋白、血细胞比容增高,反映脱水和血液浓缩情况。

(四)诊断注意事项

早期诊断是决定治疗成败的关键,临床上对于原因不明的恶心呕吐、酸中毒、失水、休克、昏迷的患者,尤其是呼吸有酮味(烂苹果味)、血压低而尿量多者,不论有无糖尿病病史,均应想到本病的可能性。立即查末梢血糖、血酮、尿糖、尿酮,同时抽血查血糖、血酮、β-羟丁酸、尿素氮、肌酐、电解质、血气分析等以肯定或排除本病。如血糖＞11mmol/L 伴酮尿和酮血症,血 pH＜7.3 和(或)血碳酸氢根＜15mmol/L 可诊断为 DKA。

临床上凡出现高血糖、酮症和酸中毒表现之一者均须排除 DKA。鉴别诊断主要有:①其他类型糖尿病昏迷:DKA 患者昏迷者只占少数,如发现有昏迷时尚应与糖尿病的另外几种危象情况相鉴别。②其他疾病所致昏迷:尿毒症、急性脑卒中等。

DKA 患者可出现类似急腹症的临床表现,如呕吐、腹痛、腹部压痛与肌紧张、血白细胞增高等,与急腹症不易区别;急腹症患者也可因感染、呕吐不能进食而致酮症酸中毒,易与本症相混淆;而某些急腹症如急性胰腺炎、胆囊炎等有时可与 DKA 并存,使病情更为复杂。因此必须详询病史、细致的体检和必要的实验室检查,全面地加以分析判断。伴严重腹痛的 DKA 与急腹症的鉴别需注意以下特点:①病史:在疑似病例有时病史比体征更重要,若烦渴、多尿与厌食在腹部症状出现前早已存在,很可能患者全部临床表现是由 DKA 所致;如腹部症状较烦渴、多尿等症状出现为早,则急腹症的可能性较大。②体征:DKA 时腹痛可急可缓,可伴有腹胀、腹部压痛,但反跳痛不明显,此种体征随酮症纠正很快改善;而急腹症时腹部压痛与反跳痛多明显,酮症纠正时,因病因未除去,临床症状不能好转。③腹痛特点:DKA 时腹痛多呈弥散性,疼痛不固定,局限性压痛不明显;急腹症时均有相应的局限性压痛。

【治疗】

DKA 的治疗原则是尽快补液以恢复血容量、纠正失水状态,降低血糖,纠正电解质及酸碱平衡失调,同时积极寻找和消除诱因,防治并发症,降低病死率。具体措施应根据病情轻重而定,如早期轻症,脱水不严重,酸中毒属轻度,无循环衰竭,神志清醒的患者,仅需给予足量正规胰岛素(RI),每 4～6 小时 1 次,每次皮下或肌内注射 10～20U,并鼓励多饮水,进半流汁或流汁饮食,必要时静脉补液,同时严密观察病情,随访尿糖,尿酮、血糖与血酮体及 CO_2CP、pH 等,随时调整胰岛素量及补液量,并治疗诱因,一般均能得到控制,恢复到酮症前情况。对于中度和重症病例应积极抢救,具体措施如下。

(一)一般处理

一般处理措施包括:①立即抽血验血糖、血酮体、钾、钠、氯、CO_2CP、BUN、血气分析等。②留尿标本,验尿糖与酮体、尿常规,计尿量;昏迷者应留置导尿管。③昏迷患者应保持呼吸道通畅,吸氧,注意保暖与口腔、皮肤清洁。④严密观察病情变化与细致护理:每 1～2 小时查血糖、电解质与 CO_2CP(或血气分析)1 次,直至血糖＜13.9mmol/L(250mg/dL),CO_2CP＞

15mmol/L(33vol％)，延长至每 4 小时测 1 次。由于静脉 pH 比动脉 pH 降低 0.03U，可以用静脉 pH 换算，从而减少反复动脉采血。

（二）补液

补液是治疗的关键环节。只有在有效组织灌注改善、恢复后，胰岛素的生物效应才能充分发挥。基本原则为"先快后慢，先盐后糖"。可建立两条静脉输液通道：一条用作补液，另一条用作补充胰岛素。由于静脉内应用胰岛素需要保持一定的浓度和滴速，因此，保证胰岛素单独静脉通路是十分必要的。胰岛素是蛋白质，输注液体的 pH、液体成分及输注物的分子量等因素均可能降低胰岛素的生物学效价，因此用于静脉滴注的胰岛素可以是生理盐水或葡萄糖溶液，尽量不与其他药物配伍。最初补液治疗的目的：①迅速扩张血管内外液容量；②恢复肾脏血流灌注；③纠正高渗状态；④通过肾脏排泄酮体。早期以充分补充生理盐水为主，避免输入低渗液而使血浆渗透压下降过速，诱发脑水肿。补液总量可按患者体重的 10％ 估算。可建立两条静脉输液通道：一条用于补液，另一条用作补充胰岛素。补液宜先快后慢，头 4 小时内补总量的 1/4～1/3；头 8～12 小时内补总量的 2/3；其余部分在 24～48 小时内补给。补液时：①对无心功能不全者，头 2 小时输注生理盐水 1000～2000mL；第 3、4 小时内各输入 300～500mL；以后每 4～6 小时输入 1000mL 或更多，争取 12 小时内输入 4000mL 左右。第一个 24小时输入总量约达 4000～5000mL，严重失水者可达 6000～8000mL。②已发生休克或低血压者，快速输液不能有效升高血压，应考虑输入胶体液如血浆、全血或血浆代用品等，并按需要给予其他抗休克治疗。对年老或伴有心脏病、心力衰竭者，应在中心静脉压监测下调节输液速度与输液量。③当血钠＞155mmol/L，又无心功能不全或休克时，可慎重考虑输入 0.45％低渗盐水 1000～2000mL。待血糖降至 13.9mmol/L(250mg/dL)时，改输 5％葡萄糖液，并按每2～4g 葡萄糖加入 1URI。同时减少输液量，防止低血糖反应。液体损失严重又持续呕吐者，可输入 5％葡萄糖盐水。

对无明显呕吐、胃肠胀气或上消化道出血者，可同时采取胃肠道补液。胃肠道补液的速度在头 2 小时内约 500～1000mL，以后依病情调整。胃肠道补液量可占总补液量的 1/3～1/2。考虑输液总量时，应包括静脉和胃肠道补液的总和。

（三）胰岛素治疗

目前均采用小剂量（短效）胰岛素疗法（每小时给予胰岛素 0.1U/kg）。该方法具有简便、有效、安全，较少引起脑水肿、低血糖、低血钾等优点。且血清胰岛素浓度可恒定达到 100～200μU/mL。这一血清胰岛素浓度已有抑制脂肪分解及酮体生成的最大效应，相当强的降低血糖的生物效应，而促进 K^+ 转运的作用则较弱。用药途径以持续静滴法最常用，以每小时0.1U/kg 静滴维持（可用 50URI 加入生理盐水 500mL 中，以 1mL/min 的速度持续静滴）。对伴有昏迷和（或）休克和（或）严重酸中毒的重症患者，可加用首次负荷量胰岛素 10～20U 静脉注射。血糖下降速度一般每小时约降低 3.9～6.1mmol/L(70～110mg/dL)为宜，每 1～2 小时复查血糖。若治疗 2 小时后血糖无肯定下降，提示患者对胰岛素敏感性降低，则将单位时间内的胰岛素剂量加倍，加大剂量后仍须继续定时检测血糖（1～2 小时一次）。当血糖降至13.9mmol/L(250mg/dL)时，可改用 5％葡萄糖液 500mL 加 RI 6～12U（即 1U 胰岛素∶2～4g

葡萄糖)持续静滴,胰岛素滴注率下调至 0.05U/(kg·h),此时仍需每 4～6 小时复查血糖。当血糖降至 11.1mmol/L 以下,血 $HCO_3^- \geqslant 18mmol/L$,血 pH＞7.3,尿酮体转阴后,可以开始皮下注射胰岛素方案。但应在停静滴胰岛素前 1 小时皮下注射一次 RI,一般注射量为 8U 以防血糖回跳。其他用药途径可采用间歇肌内注射或间歇静脉注射,每小时注射 1 次,剂量仍为 0.1U/kg。

DKA 临床纠正的标准为:血糖＜11.1mmol/L(200mg/dL),血 $HCO_3^- \geqslant 18mmol/L$,静脉血 pH＞7.3。

(四)纠正电解质和酸碱平衡失调

据估计一般较重病例可失钠 500mmol、钾 300～1000mmol、氯 350mmol、钙及磷各 50～100mmol、镁 25～50mmol、HCO_3^- 300～500mmol,失水约 5.6L,故补液中应注意补充此损失量。当开始补生理盐水后钠、氯较易补足。

1.纠正低血钾　落 DKA 患者体内总缺钾量通常达 300～1000mmol,但在治疗前,细胞内的 K^+ 大量转移到细胞外液,再加上失水、血液浓缩、肾功能减退等因素,血钾不仅不降低,有时反显增高,因此,治疗前血钾水平不能真实反映体内缺钾程度。治疗开始后因胰岛素发挥作用,大量钾转入细胞内,大量补液致血液浓缩改善,加上葡萄糖对肾脏渗透效应致钾与钠进一步丢失,治疗后 4 小时左右血钾常明显下降,有时达严重程度。因此,不论患者开始时血钾是否正常或略升高,在使用胰岛素 4 小时后,只要患者有尿排出(＞30mL/h),便应给予静脉补钾。如治疗前血钾水平已低于正常,开始治疗时即应补钾;如治疗前血钾正常,尿量≥40mL/h,可在输液和胰岛素治疗的同时即开始补钾;若尿量＜30mL/h,宜暂缓补钾,待尿量增加后即开始补钾。血钾＜3mmol/L 时,每小时补钾 26～39mmol(氯化钾 2～3g);血钾 3～4mmol/L 时,每小时补钾 20～26mmol(氯化钾 1.5～2.0g);血钾 4～5mmol/L 时缓慢静滴,每小时补钾 6.5～13mmol/L(氯化钾 0.5～1.0g);血钾＞5.5mmol/L 时应暂缓补钾。有条件时应在心电监护下,结合尿量与血钾水平,调整补钾量与速度。神志清醒者可同时口服钾盐。由于钾随糖、镁、磷等进入细胞较慢,补钾须继续 5～7 天方能纠正钾代谢。经充分补钾 2～3 天后低血钾难以纠正,或血镁＜0.72mmol/L(1.8mg/dL)时,应考虑补镁。用 10%～25% 硫酸镁 1～2g 肌内注射,或加入液体中静滴;亦可用门冬氨酸钾镁 20～60mL 加入液体中滴注。

2.纠正酸中毒　轻症患者经补液及胰岛素治疗后,钠丧失和酸中毒可逐渐得到纠正,不必补碱。重症酸中毒使外周血管扩张和降低心肌收缩力,导致低体温和低血压,并降低胰岛素敏感性,抑制呼吸中枢和中枢神经系统功能,故应给予相应治疗。但酮症酸中毒的基础是酮酸生成过多,非 HCO_3^- 损失过多;故必须采用胰岛素抑制酮体生成,促进酮体氧化,且酮体氧化后产生 HCO_3^- 而酸中毒自行纠正,故除非 pH≤7.1,否则不必采用碳酸氢钠液治疗。并且碳酸氢钠治疗常导致血钾过低,反常性脑脊液 pH 降低(因 CO_2 透过血脑屏障的弥散快于 HCO_3^-),钠负荷过多,反跳性碱中毒,血 pH 骤升使 Hb 氧亲和力上升,而红细胞 2,3-DPG 升高和糖化 Hb(GHb)含量下降则较缓慢,因而加重组织缺氧,有诱发或加重脑水肿的危险,尤其是大剂量而快速给碳酸氢钠时易于发生。当 pH＜7.1,或 HCO_3^-＜5.0mmol/L,或 CO_2CP＜4.5～6.7mmol/L(10～15vol%)时,给予碳酸氢钠 50mmol/L(相当于 5% 碳酸氢钠液约

84mL),用注射用水稀释至 300mL 配成 1.4％等渗溶液后静滴(先快后慢),一般仅给 1～2 次。若 pH>7.1,HCO$_3^-$>10mmol/L,CO$_2$CP≥11.2～13.5mmol/L(25Vol％～30Vol％),无明显酸中毒大呼吸者可不予补碱或停止补碱。

(五)消除诱因与防治并发症

1.抗感染　感染既可作为诱因,又是 DKA 的常见并发症,应积极抗感染治疗。

2.防治并发症　包括休克、心力衰竭、心律失常、肾功能不全、脑水肿等。

第七章 血液系统疾病

第一节 缺铁性贫血

缺铁性贫血是因体内储存铁缺乏,血红素合成障碍而导致的小细胞低色素性贫血。

【诊断标准】

（一）临床表现

1.贫血的表现 头晕、眼花、耳鸣、头痛、乏力、易倦、心悸、活动后气短等。

2.缺铁的特殊表现 皮肤干燥、角化、毛发无光泽、口角炎、舌炎、舌乳突萎缩、异食癖。严重缺铁者可有平甲、匙状指甲（反甲）、食欲减退、恶心及便秘等。

3.儿童可出现生长发育迟缓或行为异常。

（二）**存在铁缺乏的原因**

1.铁摄入不足 食物中铁含量不足,偏食或吸收不良等。

2.铁丢失过多 月经过多,胃肠道小量慢性失血,慢性咯血等。

3.铁需求增多 生长发育期,妊娠等。

（三）实验室检查

1.小细胞低色素性贫血 男性血红蛋白<120g/L,女性血红蛋白<110g/L;红细胞平均体积<80fl,红细胞平均血红蛋白量<26pg,红细胞平均血红蛋白浓度<310g/L;血涂片可见红细胞大小不一,染色浅淡,中心淡染区扩大。

2.体内铁储备缺乏 血清铁 $< 50\mu g/dl$（$8.95\mu mol/L$）,总铁结合力 $> 360\mu g/dl$（$64.44\mu mol/L$）,转铁蛋白饱和度<15%,血清铁蛋白低于 $14\mu g/L$;骨髓铁染色显示细胞外铁及铁粒幼细胞减少或缺如。

【治疗原则】

（一）病因治疗

去除或纠正导致缺铁的原因。

（二）补充铁剂

1.口服补铁 常用的口服铁剂有:①硫酸亚铁,300mg,每日3次。②琥珀酸亚铁,100mg,每日2次。③葡萄糖酸亚铁,325～650mg,每日3次。④富马酸亚铁,0.2mg,每日3次。血红蛋白大多于治疗2周后明显上升,1～2个月后达正常水平。血红蛋白恢复正常后仍需继续铁剂治疗,待血清铁蛋白恢复到$\geqslant 50\mu g/L$再停药。为减少胃肠道反应,铁剂可进餐时或餐后服用,但忌与茶、钙盐及镁盐同时服用。

2.肠外补铁　若口服铁剂不能耐受,或口服铁剂不能吸收,或失血速度快,需迅速补充,可选用右旋糖酐铁深部肌内注射,所需补充铁的量根据以下公式初步估算:[150－患者 Hb(g/L)×体重(kg)]×0.33。首次注射 50mg,如无不良反应,第 2 次可增加到 100mg,每周 2～3 次,直到铁蛋白达 $50\mu g/L$。注射铁剂后可发生局部肌肉疼痛、淋巴结炎、头痛、头晕、发热、荨麻疹及关节痛等,多为轻度及暂时的。偶尔可出现过敏性休克,故给药时应备有急救设备和药品。有右旋糖酐铁过敏史者禁用。

(三)输注红细胞

缺铁性贫血一般不需要输注红细胞,仅在严重贫血伴组织明显缺氧时应用。

第二节　再生障碍性贫血

再生障碍性贫血是多种病因引起的骨髓多能造血干细胞衰竭和免疫机制的异常及造血微环境的损伤,导致以全血细胞减少为特征的一种综合病症。临床上再生障碍性贫血一般分为急性再障(重型再障Ⅰ型)和慢性再障(轻型再障)两型,如慢性再障病程中出现病情恶化如急性再障的表现,则称为重型再障Ⅱ型。

【诊断步骤】

(一)病史采集

1.现病史　重点询问起病的过程及有无头昏乏力、心悸气短、活动后易倦等症状。了解有无发热,热型如何;有无口腔、上呼吸道及肛周等部位的感染。是否有皮肤、粘膜出血及内脏出血,如鼻出血、齿龈出血、血尿、消化道出血、眼底出血甚至颅内出血。如为女性,询问有无月经量多或淋漓不尽。临床上应注意,一般急性再障起病急,病情重,贫血呈进行性加剧,出血现象严重;慢性再障起病缓慢,大都以贫血为首发表现,出血较轻且多局限于皮肤粘膜部位。

2.过去史　详细询问有无使用可损害骨髓造血功能的药物如氯霉素、保泰松类解热镇痛药、抗甲状腺药物等,有无病毒感染尤其是各型肝炎病毒感染病史。

3.个人史　了解其职业史,如是否经常接触汽油、机油、含苯化合物、有机砷和重金属盐等。了解其婚姻与生育史。

4.家族史　了解其家族成员中是否有常染色体隐性遗传性疾病史,是否有恶性肿瘤尤其是白血病病史,是否有近亲婚配史。

(二)体格检查

1.常见口唇苍白,心率较快,脉压差大。

2.全身皮肤粘膜淤点淤斑,以四肢为主;眼底出血者可有视力下降;颅内出血者,神经系统有相应体征。

3.全身浅表淋巴结无肿大,胸骨无压痛,肝脾不肿大,但慢性再障病程长且经常输血者可有轻度脾肿大。

4.合并感染者,可有感染的相应体征。

(三)辅助检查

1.血常规 呈全血细胞减少,网织红细胞比率和绝对值减低,白细胞分类示中性粒细胞比例减低,淋巴细胞等非造血细胞比例增高。急性再障除血红蛋白下降较快外,须具备以下三项中之两项:①网织红细胞$<1\%$,绝对值$<15\times10^9/L$;②白细胞明显减少,中性粒细胞绝对值$<0.5\times10^9/L$;③血小板$<20\times10^9/L$。慢性再障血红蛋白下降速度较慢,网织红细胞、白细胞、中性粒细胞及血小板值常较急性再生障碍性贫血为高。

2.骨髓 急性再障有多部位穿刺增生减低或重度低下,涂片上可见较多油滴,三系造血细胞明显减少,骨髓小粒非造血细胞及脂肪细胞增多。巨核细胞大多缺如;慢性再障的骨髓增生程度根据穿刺部位可有不同,胸骨多示活跃,髂骨多示不良。可有三系或两系减少,至少一个部位增生不良;如增生良好,红系中常有晚幼红(炭核)比例增多;巨核细胞明显减少。骨髓小粒脂肪细胞及非造血细胞增多。

3.骨髓活检 正常人骨髓造血组织与脂肪组织之比为$1:1$,再障时造血组织比例下降,与脂肪组织的比例约为$2:3$,非造血细胞增多。

4.免疫功能 大多数再障患者均有一定程度的免疫功能异常,主要表现为CD_8细胞比例增加,CD_4细胞比例减低,CD_4/CD_8比值低于正常,CD_{25}、HLA-DR和$T\gamma\delta$也可增高。

5.造血干/祖细胞培养 表现为CFU-Mix、CFU-GM、CFU-Meg、BFU-E和CFU-E增殖受抑,集落数目明显减少。

(四)诊断要点

1.全血细胞减少,网织红细胞绝对值减少。

2.一般无脾肿大。

3.骨髓至少一个部位增生减低或重度减低(如增生活跃,需有巨核细胞明显减少、骨髓小粒非造血细胞增多。有条件者应做骨髓活检等检查)。

4.能除外引起全血细胞减少的其他疾病。

5.一般抗贫血药物治疗无效。

(五)鉴别诊断

1.阵发性睡眠性血红蛋白尿(PNH) 有慢性持续性血管内溶血的临床表现和铁缺乏的表现;蔗糖水试验、Ham's试验、尿含铁血黄素和蛇毒因子溶血试验阳性。CD_{55}和CD_{59}表达降低。

2.骨髓增生异常综合征的难治性贫血型(MDS-RA) 骨髓增生呈活跃或明显活跃,以红系增生为主,三系造血细胞均有病态造血特征,可见小巨核细胞,部分患者有克隆性染色体核型异常。

3.低增生性急性白血病 多见于老年人,虽表现全血细胞减少,外周血可能找不到原始细胞,且无肝、脾和淋巴结肿大,但骨髓涂片检查原始细胞百分比已达白血病诊断标准。

4.急性造血功能停滞 起病急、有明确诱因,病因去除后可自行缓解。

【治疗方案】

（一）一般治疗

病因明确者,应及时去除病因。应避免应用对骨髓有抑制或有毒性的药物,忌用抗血小板药物。注意卧床休息,预防感冒,增加营养。

（二）药物治疗

1.慢性再生障碍性贫血的治疗首选雄激素,可选用丙睾酮100mg,肌内注射,1次/天;或用康力隆2mg,3次/天,口服;或用安雄40～80mg,3次/天,口服;疗程不少于6个月。

2.急性再生障碍性贫血的治疗首选免疫抑制剂,可选用环胞菌素 A（CsA）每天 4～6mg/kg 口服,连用 2～3 个月;或选用抗胸腺细胞球蛋白（ATG）每天 15～20mg/kg,加入0.9％氯化钠注射液 500ml,缓慢静脉滴注,不少于 4～6 小时,连用 5～8 天。用药前给解热药及苯海拉明口服,同时用泼尼松每天 40mg/m² 口服,2 周后逐渐减量。短程应用大剂量甲泼尼龙,每天 20～30mg/kg 静脉滴注或泼尼松 15～30mg/天,口服,对青少年再障患者似有帮助,并可减少毛细血管出血。造血生长因子类如促红细胞生成素（Epo）、粒细胞集落刺激因子（G-CSF）和粒-巨噬细胞集落刺激因子（GM-CSF）对严重粒细胞缺乏时可应用,与免疫抑制剂联用有望提高疗效。

（三）其他治疗

1.骨髓移植　40 岁以下重型再障,有同胞供髓者可考虑。拟行骨髓移植者应避免输血。

2.防治感染　发热或有感染征象时应经验性使用广谱抗生素。首选半合成青霉素加氨基糖苷类,青霉素过敏者选用第三代头孢菌素加氨基糖苷类,如怀疑金黄色葡萄球菌感染者尚应加用抗革兰阳性菌抗生素。使用抗生素之前应做血、尿、咽或痰、大便、皮损等的细菌培养。

3.对症处理　慢性再生障碍性贫血患者如因反复输血出现血清铁蛋白水平显著增高,可考虑用去铁胺进行去铁治疗。

4.中医中药治疗　如复方皂矾丸、再障生血片等中成药配合上述药物联合治疗,可进一步提高疗效。

【病情观察】

（一）观察内容

1.慢性再障由于病程长、病情轻,一般门诊治疗即可。门诊治疗时,应定期观察临床症状如头昏乏力、皮肤紫斑、月经淋漓不尽等是否有所缓解,网织红细胞和全血细胞是否有所升高,白细胞分类中观察淋巴细胞百分比是否下降。如慢性再障病情加重或急性再障,应及时将患者收住入院治疗,重点观察症状体征与血常规是否改善,观察出血现象是否得到控制,观察对输血的依赖程度,是否存在继发感染。

2.诊断不明确者,门诊就诊时应告知病人或其亲属有关再生障碍性贫血常用的诊断方法,建议行骨穿复查、骨髓活检和染色体核型分析等相关检查以尽快明确诊断。

（二）动态诊疗

根据病人的症状、体征,结合骨髓检查结果,一般诊断不难。进而依据病人的起病急慢、血常规与骨髓象、病情发展严重程度,判定为重型再障或轻型再障。对于慢性再障,治疗需至少观察 3～6 个月才能判断有无疗效,血象正常后仍需继续治疗 1 年以减少或预防复发。应用康力隆等雄性激素治疗者应定期复查肝功能,肝功能受损者可考虑停用并加用保肝治疗;长期使用环胞菌素 A 治疗的患者,有条件应定期检测环胞菌素 A 血药浓度,根据血药浓度调整环胞菌素 A 用量。

【临床经验】

(一)诊断方面

对病程多年、疗效不佳的再障患者,应注意检查其溶血筛选、免疫全套和狼疮全套、染色体核型分析,必要时甚至应做骨髓活检,以排除再障是否为继发性,是否为再障-阵发性睡眠性血红蛋白尿综合征,是否为骨髓堵生异常综合征而误诊为本病。

(二)治疗方面

1.临床上,经治医师与病人及家属应清楚,再障的治疗以长疗程综合治疗为原则。

2.告知患者应做好个人的护理,以配合治疗,具体措施包括:

(1)清洁皮肤,避免感染;

(2)饭后刷牙,4％苏打水及 0.1％雷夫奴尔漱口;

(3)保持大便通畅,必要时应用缓泻剂;

(4)粒细胞$<0.5\times10^9$/L 者,应于空气层流室隔离护理。

3.应掌握好输血指征

(1)血红蛋白<60g/L 或有心功能代偿不全时输全血或红细胞;

(2)血小板$<20\times10^9$/L 或有出血者输血小板。

(三)医患沟通

如诊断明确,应告知患者或其亲属再生障碍性贫血的特点、发生原因、常规治疗药物与疗程及疗效,正确认识疾病,鼓励病人坚持长期治疗,不必恐慌,不要轻易放弃。同时,应嘱咐病人定期来院复诊。要规则服药,避免使用保泰松等解热镇痛药。如为重型再障,则可能出现因发生颅内出血等而危及病人生命的情况,治疗效果亦不理想,必须与病人家属讲明。需行骨髓移植治疗的,应由病人或其直系亲属签署知情同意书。嘱病人不要接触苯及含苯化合物,不要接触农药,注意劳动防护,避免接触放射线。

(四)病历记录

1.门急诊病历　记录病人就诊时间,详细记录病人就诊的主要症状,以往有无类似发作史,有无鼻出血、黑便及痔疮出血等慢性失血史,记录平素饮食和生活习惯,体检记录其阳性体征及必要的阴性体征,辅助检查记录其血常规和网织红细胞、骨髓检查等结果。

2.住院病历　详细记录病人入院治疗的主要症状,以往有无类似发作史,有无特殊服药史,有无输血史,病程记录应反映患者入院治疗后的病情变化、治疗疗效。如需调整治疗药物,或需行特殊检查或治疗,如骨髓移植等,应由病人或其直系亲属签署知情同意书。如病情有变化,尤其是病情恶化,可能危及患者生命的,必须记录与家属的谈话过程。

第三节　过敏性紫癜

过敏性紫癜是指一组非血小板减少性紫癜。它明显表现出过敏特征如皮疹和水肿;组织学特点为真皮血管无菌性血管炎。如果皮肤紫癜伴有关节疼痛和胃肠道症状,也称之为许兰-亨诺综合征。

【病因与发病机制】

病因尚未完全清楚,据认为与以下因素有关:①由免疫介导的机体对某些物质的过敏反应;如某些食物、药物、昆虫叮咬、接触某些化学物质,接种天花疫苗等。然而,当病人再次接触类似的高度可疑的致敏原,并不能诱发第 2 次过敏性紫癜发作。②细菌感染:一部分病例在过敏性紫癜发生以前,往往有上呼吸道感染病史,提示 β-溶血性链球菌感染可能与过敏性紫癜发病有关。③有人认为过敏性紫癜系机体对血管壁成分的一种自体免疫反应,但这一看法未被证实。④在许兰-亨诺综合征,IgG 或 IgA 免疫复合物参与了发病机制。上述致病因素使机体发生变态反应,引起毛细血管壁炎性改变,血管壁通透性增加,血液及淋巴液渗出到组织中,引起皮下组织、黏膜及内脏器官渗出性出血及水肿。

组织学检查显示急性皮肤损害——即无菌性血管炎,以真皮层血管为显著。血管周围有多形核白细胞及嗜酸性粒细胞浸润;亦可发生血管内纤维素样坏死及血小板血栓形成;可有肠道黏膜水肿,黏膜下出血甚至黏膜溃疡;肾脏病变类似于典型的亚急性肾小球肾炎,但病变比较局限。

【临床表现】

(一)前驱症状

起病前 1～3 周,50％～90％的病例可有上呼吸道感染病史,儿童患者更为常见。成人病例上呼吸道感染史通常不低于 30％。

(二)临床特点

1.皮肤表现　一般表现出紫癜。有的患者可有荨麻疹、血管神经性水肿、多形性红斑及溃疡,甚至皮肤坏死等表现。皮疹多见于四肢,以下肢膝、踝关节周围皮肤及臀、背部皮肤较多,而较少累及面部及躯干部皮肤。紫癜常大小不一,对称分布,分批出现。皮损可单发,也可成簇甚至融合;皮损初始为荨麻疹,开始消退时,逐渐变成粉红色,继而红色,最后呈棕红色的斑丘疹样疱疹;也可表现出瘀点样损害。皮损一般于数日内消退,历经 2～3 周后可出现一批新的皮疹。

2.关节表现　可有膝、腕、肘、踝等大关节的疼痛,可有关节周围的肿胀和压痛,可发生关节渗出液,受累关节缺乏典型的局部充斑或温度增高表现,关节病变并不引起畸形后遗症,紫癜合并有关节病变表现者通常称为"关节型过敏性紫癜"。

3.胃肠道表现　腹绞痛是最常见的胃肠道症状,常常合并有明显的黑便或大便隐血试验阳性。腹痛部位以脐周或下腹部为主,可伴有恶心、呕吐、便血及腹泻等症状。可有腹部的局限或弥散性压痛,但无肌紧张及反跳痛。腹部症状严重者可伴发肠套叠、肠段坏死或肠穿孔。紫癜合并胃肠道症状并较突出者称为"腹型过敏性紫癜"。

4.肾脏表现　肾脏受累者占过敏性紫癜的 25％～50％,通常出现在疾病的第 2～3 周。可表现有肉眼血尿或镜下血尿及程度不等的蛋白尿。严重者可发展为高血压,短暂性肾功能衰竭,如氮质血症和少尿。伴随的高血压容易被控制,肾功能损害可在数周内恢复,但可反复发作。

5.神经系统表现　过敏性紫癜最常见的神经系统症状是头痛和精神状态改变。可发生一过性轻瘫、惊厥,甚或脑神经瘫痪等,通常系由于神经系统血管炎病变所致。

【实验室检查】

1.血常规检查　一般而言,病人红细胞计数及血红蛋白浓度正常,胃肠道出血严重者可有贫血表现,白细胞计数正常或轻度增高,嗜酸性粒细胞通常增高。血小板计数正常,但在疾病急性期,血小板计数可有一过性轻度增高。血沉通常增快;1/3 的病例有抗"0"滴度增高。

2.尿检查　可有血尿或蛋白尿;当存在肾功能不全时,血尿素氮和肌酐浓度可增高。

3.出、凝血机制检查　30%～50%病例毛细血管脆性试验阳性;出血时间,凝血时间及血块退缩时间均正常;血小板粘附,聚集功能正常;血浆凝血因子活性正常。

【诊断与鉴别诊断】

根据紫癜的分布特点及可能伴随的关节或胃肠道、肾脏受累的症状,结合实验室检查,过敏性紫癜诊断不难作出。鉴别诊断方面需与药疹及血小板减少性紫癜进行鉴别;药疹具有用药史,停药后皮疹消退为其特点;血小板减少性紫癜应该有血小板计数减少,出血时间延长等实验室特点;腹型过敏性紫癜需与某些类型的急腹症鉴别;肾性紫癜需与急性肾小球肾炎、狼疮性肾炎作出鉴别。

【治疗】

(一)消除致病因素

防治感染,清除局部病灶(如扁桃体炎等),驱除肠道寄生虫,避免可能致敏的食物及药物等。

(二)一般治疗

1.抗组胺药盐酸异丙嗪、氯苯那敏(扑尔敏)、阿司咪唑(息斯敏)、去氯羟嗪(克敏嗪)、西米地丁及静脉注射钙剂等。

2.改善血管通透性药物维生素 C、曲克芦丁、卡巴克络等。维生素 C 以大剂量(5～10g/d)静脉注射疗效较好,持续用药 5～7 日。

(三)糖皮质激素

糖皮质激素有抑制抗原抗体反应、减轻炎症渗出、改善血管通透性等作用。一般用泼尼松30mg/d,顿服或分次口服。重症者可用氢化可的松 100～200mg/d,或地塞米松 5～15mg/d,静脉滴注,症状减轻后改口服。糖皮质激素疗程一般不超过 30 天,肾型者可酌情延长。

(四)对症治疗

腹痛较重者可予阿托品或山莨菪碱(654-2)口服或皮下注射;关节痛可酌情用止痛药;呕吐严重者可用止吐药;伴发呕血、血便者,可用奥美拉唑等治疗。

(五)其他

如上述治疗效果不佳或近期内反复发作者,可酌情使用:①免疫抑制剂:如硫唑嘌呤、环孢素、环磷酰胺等;②抗凝疗法:适用于肾型患者,初以肝素钠 100～200U/(kg·d)静脉滴注或低分子肝素皮下注射,4 周后改用华法林 4～15mg/d,2 周后改用维持量 2～5mg/d,2～3 个月;③中医中药:以凉血、解毒、活血化瘀为主,适用于慢性反复发作或肾型患者。

第四节　多发性骨髓瘤

　　多发性骨髓瘤(MM)为恶性浆细胞增生性疾病中最常见的一种,多见于中老年人,恶性浆细胞主要侵犯骨髓,也可侵及髓外组织,产生 M 蛋白或多肽片段。临床根据分泌 M 蛋白成分不同,可分为 IgG、IgA、轻链型、IgD、IgE 和不分泌型等。

【诊断步骤】

(一)病史采集

1.现病史　仔细询问患者有无骨痛,如有,应注意询问疼痛的部位、程度、持续时间,有无影响肢体活动,有无截瘫的症状,有无贫血,有无尿量减少、夜尿增多,有无感染和出血,有无肌肉无力、肢体麻木等周围神经炎的症状,有无头昏、头痛、感觉迟钝、乏力、视物模糊等高粘滞综合征的症状。

2.过去史　是否有特殊用药史,有无病毒感染病史,有无恶性肿瘤及结缔组织病史。

3.个人史　是否从事过特殊职业,如油漆工、橡胶工,是否长期接触染发剂和放射线,是否有长期吸烟史。

4.家族史　了解其家族成员中是否有类似病史。

(二)体格检查

1.面色苍白。可见有皮肤淤点、淤斑。

2.少见浅表淋巴结肿大。

3.20%有脾脏肿大。

4.骨痛部位(以腰骶部、下背部或肋骨最多见)有压痛或叩击痛,局部可有肿块,可有脊柱压缩性病理性骨折表现。

5.可有肺部闻及湿性啰音等肺部感染的征象,或有肾区压痛等泌尿道感染的体征。

6.可有截瘫及神经根受损的体征。

(三)辅助检查

1.实验室检查

(1)血常规:血红蛋白和红细胞数减低,白细胞和血小板数及网织红细胞一般正常,血涂片见红细胞有缗钱状排列,红细胞沉降率显著增快。

(2)骨髓:增生活跃,浆细胞数高达 10%～95%,当浆细胞数少于 10% 时,细胞的畸形对诊断相当重要。可见异常的浆细胞,表现为形态大小不一,成熟程度不一,核偏位并畸形,核浆比例增大,有 1～2 个核仁,胞浆丰富呈深蓝色,不透明而有空泡及嗜苯胺蓝颗粒。

(3)血清蛋白电泳:多数患者出现 M 蛋白,即在 γ 区带前或在 α_2 与 β 之间出现的单株峰。血/尿免疫固定电泳检测对疾病确诊更为敏感与可靠。

(4)生化检查:可见总蛋白及球蛋白增高,尿酸和乳酸脱氢酶增高,血钙增高。肾功能损害的,可有尿素氮升高。

(5)血清 β_2 微球蛋白测定:属肿瘤负荷指标,一般可见明显增高,其增高的程度和疾病预后及肿瘤活动度呈正比,如<3mg/dl,则预后较好。

(6)尿本周蛋白:约 50％病例>1.0g/24 小时,尿蛋白阳性。

(7)免疫功能检测:有相应 M 蛋白含量升高,根据 M 蛋白的不同,可把 MM 分为 IgG 型(IgG>35g/L)、IgA 型(IgA>20g/L)、IgD 型(IgD>2g/L)、IgE 型(IgE>2g/L)、IgM 型(IgM>15g/L)或轻链型。

2.特殊检查

(1)X 线摄片:X 线检查骨骼表现可有以下特征性改变:①广泛骨质疏松;②溶骨性改变,似虫蚀状的大小不等的圆形骨质缺损;③病理性骨折(常位于肋骨或脊椎,以脊柱压缩性骨折最为典型)。

(2)骨显像:可应用^{99m}Tc-亚甲基二磷酸盐行 γ 骨显像,可早期发现骨病变,比 X 线提前3～6 个月。

(四)诊断要点

1.有上述临床症状和体征。

2.骨髓中浆细胞>15％或组织活检证实为浆细胞瘤。

3.血清中出现大量 M 蛋白,尿本周蛋白阳性。

4.见有溶骨性病变或广泛的骨质疏松。

5.仅见上述 2.4 两项者属非分泌型,仅见 2.3 两项者须除外反应性浆细胞增多(浆细胞<12％且无形态异常)和意义未明单克隆免疫球蛋白血症(无骨骼病变,M 蛋白一般少于 10g/L且历经数年而无变化)。

(五)鉴别诊断

1.转移癌　腺癌易转移至骨,发生溶骨改变,但血清中无 M 蛋白,血清碱性磷酸酶常增高,骨髓中可找到转移癌细胞,有原发癌的存在证据。

2.甲状旁腺功能亢进　本病可有骨及肾功能障碍,但血中无 M 成分,血清碱性磷酸酶增高,骨髓中无异常浆细胞,尿本周蛋白阴性。本病尚有高血钙及低血磷,甲状旁腺激素(PTH)水平增高。

3.华氏巨球蛋白血症　本病 M 成分为 IgM,IgM 多>10～30g/L,骨髓中淋巴样浆细胞增多,常伴肥大细胞增多,无骨损害。

4.反应性浆细胞增多症　有原发病的临床表现,骨髓中浆细胞多<10％,且为成熟型,无骨损害。

【治疗方案】

(一)一般治疗

一般处理有:①避免剧烈活动;②液体摄入须充足;③避免使用对肾功能有损害的药物;④如有感染应及时入院治疗;⑤根据病人的具体症状予以对症处理。高钙血症者应补足水分,使尿量每日在 1500ml 以上;泼尼松 60mg,口服,2 次/天,或地塞米松 10mg,静脉注射,2 次/天。有肾功能不全者,主要应用化疗控制本病,可予以碱性药物使尿液碱化,同时以别嘌醇100mg,口服,3 次/天,预防尿酸性肾病。有骨痛者,主要应用全身化疗,如不能奏效则采用局部放射治疗,可迅速减轻局部疼痛。有感染的,可应用广谱抗生素,选取病变部位分泌物培养后对致病菌有效的药物,因本病可致肾损害,对氨基苷类抗生素要慎用。

(二)化学治疗

可用 MP 方案:马法兰 6mg,2 次/天,口服,应用 4 天;泼尼松 30mg,2 次/天,口服,应用 4 天。每 4~6 周重复 1 次,应坚持用药 1 年以上,反应率为 50%。或用 m² 方案:CTX 400~600mg,静脉注射,第 1 天;卡氮芥(BCNU)0.5~1mg/kg,静脉注射,第 1 天;马法兰 6~8mg/天,口服,5~7 天;泼尼松 1mg/kg,口服,7 天后渐减量至 21 天停服;长春新碱(VCR)2mg,静脉注射,第 21 天。休息 2 周后再开始下一疗程。有经济条件者可单用干扰素 α,也可与化疗联用,可用干扰素 α 300 万 U,皮下注射,每周 3 次(至少 3 个月),初治有效率仅在 10%~20%,国内多用于维持治疗。

(三)耐药、难治复发性骨髓瘤的化疗

可用 VAD 方案:长春新碱 0.5mg 加入 5% 葡萄糖注射液 500ml 中,1 次/天,静脉滴注(化疗维持 24 小时,共 4 天);多柔比星 10mg 加入 5% 葡萄糖注射液 500ml 中,1 次/天,静脉滴注(化疗维持 24 小时,共 4 天);地塞米松 20mg,2 次/天,口服(共 12 天,第 1~4 天,第 9~12 天,第 17~20 天)。该方案有效率可达 70%。每 4 周重复 1 次,一般应用 4 个疗程。本方案易致感染,治疗前或治疗中应预防感染。亦可用 DCEP 方案:CTX750mg/天,静脉注射,第 1~4 天;VP16 75mg/天,静脉滴注,第 1~4 天;顺铂 25mg/天,静脉滴注,第 1~4 天;地塞米松 40mg/天,静脉滴注,第 1~4 天;G-CSF300μg,皮下注射,1 次/天,直至粒细胞恢复正常(停药 24 小时后开始)。

(四)其他治疗

如患者年龄<50 岁,一般情况好,可考虑应用大剂量马法兰 140mg/m² 预处理,收集外周血干细胞,行自体外周血干细胞移植治疗。

【病情观察】

(一)观察内容

诊断不明确者,可根据病人的临床表现行血常规、骨髓、血蛋白电泳、免疫功能检查及 X 线检查、尿本周蛋白测定等,以尽快明确诊断。明确诊断者,应予以化学治疗。治疗中,主要观察病情有无变化,症状是否改善,尿本周蛋白是否减少,以评估治疗疗效。同时,应注意观察有无化疗的不良反应,如有无骨髓抑制、胃肠道副反应等,以便及时调整治疗用药。

(二)动态诊疗

诊断确立后,临床上就应根据病人的具体情况,予以化学治疗,并根据病人的症状,予以相应的对症处理。多发性骨髓瘤治疗期间,应每周至少检查血常规 2 次以上、白细胞分类 1 次,每 2 周复查生化全套 1 次,每月应复查骨穿、蛋白电泳、免疫全套各 1 次,以判断所用化疗方案是否有效,观察患者的症状体征是否好转、各项生化指标是否恢复,浆细胞比例有无下降,从而调整病人的化疗方案。

【临床经验】

(一)诊断方面

1.骨痛常为早期的主要症状,多随病情发展而加重。疼痛部位多位于骶部,其次是胸骨和肢体。活动或扭伤后骤然剧痛者,有自发性骨折的可能。因此,老年患者,有反复骨痛、有时合

并贫血时,应警惕本病的存在,即应进行相应的检查,以免漏诊。以尿常规改变为主的患者,应多方面检查,以免误诊。

2.凡骨髓检查异常浆细胞＞10％,伴血清或尿出现单克隆免疫球蛋白或其碎片,正常免疫球蛋白降低,可见骨骼有溶骨改变,具有上述表现者即可确诊。

3.血乳酸脱氢酶和 β_2 微球蛋白测定可反映肿瘤负荷,可用于提示预后和预测治疗效果。

(二)治疗方面

1.VAD方案是多发性骨髓瘤住院治疗的最佳方案,但其中地塞米松的剂量达到40mg/天,临床上经常碰到患者提出此药剂量过大,要求减量使用,然而,事实上,随着激素剂量的减少,疗效也相应降低。对经济条件较好的患者,给予 PAD 方案(硼替佐米、阿霉素及地塞米松)可望获得更高的缓解率;其中年轻的缓解患者进一步进行自身造血干细胞移植,效果更佳。多发性骨髓瘤患者门诊化疗时,以采用 MP 方案较好,因其不仅疗效好,而且使用方便。

2.对于有腰椎骨质破坏的 MM 患者,医生应劝告其睡木板床,以预防腰椎压缩性骨折。

3.多发性骨髓瘤患者,加用抗肿瘤新生血管形成抑制剂沙利度胺作为诱导缓解治疗或维持治疗,效果较好,近年,应用沙利度胺新一代产品来诺度胺治疗多发性骨髓瘤的报道较多。

4.抗骨髓瘤的化学治疗疗效标准以 M 蛋白减少＞75％以上(浓度降至 25g/L 以下),或尿本周蛋白排出量减少 90％以上(24 小时尿本周蛋白排出量减少到小于 0.2g)为治疗显著有效。

5.现有的经验表明,先用化疗诱导缓解,然后行骨髓移植效果较好。预处理多用大剂量的 $(140\sim200mg/m^2)$ 马法兰和分次全身放射治疗。如无合适供者,可行自身外周血造血干细胞移植。

(三)医患应沟通

诊断一旦确立,应即刻告知患者或其亲属 MM 的性质、特点、常见诱因、国内外治疗现状、化疗的组成、疗程与疗效及利弊,如实告知病人病情可迅速恶化、骨髓衰竭、发展为急性髓性白血病等预后特点。为了尽可能延长病人的无病存活时间,应告知病人与亲属须定期门诊,化疗必须定期进行。需特殊检查或治疗的,均需病人家属签字同意。

(四)病历记录

1.门急诊病历 记录骨痛出现的时间、部位、程度。有无骨折及活动受限表现,注意记录有无伴随的贫血、感染或出血症状,有无少尿、水肿等肾损害的表现,有无头晕、手足麻木等高粘滞综合征表现。体检记录骨痛部位、范围,有无骨折、局部肿块或串珠样结节、胸骨压痛、肝脾淋巴结肿大情况,贫血、感染、出血体征及神经系统的定位体征。辅助检查记录骨髓、血清蛋白电泳、免疫全套、尿本周蛋白及 X 线骨骼摄片检查等结果。

2.住院病历 记录病人门急诊或外院的诊疗经过,记录所有曾检查的项目和结果。病程记录应列举本病的诊断依据、鉴别诊断要点、上级医师的查房意见。记录反映治疗后的病人症状变化、治疗疗效等,如需行化疗或其他治疗,均需由患者亲属签署的知情同意书。

第五节 淋巴瘤

淋巴瘤是发生于免疫系统的实体肿瘤,有淋巴细胞和组织细胞大量增生,恶性程度不一。临床上常以无痛性、进行性淋巴结肿大为主要症状,并有发热、肝脾肿大,晚期尚可见恶病质和贫血等。本病可分为霍奇金病与非霍奇金病两大类,其诊断主要依据病理检查。

【诊断步骤】

(一)病史采集

1.现病史　询问患者是否有无痛性、进行性淋巴结肿大,有无周期性发热、盗汗、消瘦及皮肤瘙痒等症状,有无腹部肿块、上腹痛,有无呕血和(或)黑便,有无腹泻或肠梗阻的症状,有无吞咽困难等表现。

2.过去史　因非霍奇金病出现白血病的频度较高,应详细了解是否曾患有白血病或恶性肿瘤,是否有电离辐射或长期使用抗癌药的病史,是否有慢性、反复发作性病毒感染病史等。

3.个人史　有无长期接触含苯化合物的职业史。

4.家族史　了解患者家族成员中有无恶性肿瘤及白血病的病史。

(二)体格检查

1.多在颈前、颈后、腋窝和腹股沟等体表部位触及无痛性、质地中等、不对称、大小不均的淋巴结,可活动,不粘连。晚期可粘连融合。

2.非霍奇金病原发于淋巴结外的病变较霍奇金病为多,咽淋巴环、滑车上淋巴结及深部淋巴结受累多见。

3.可有肝脾肿大及结外器官受侵犯表现,如韦氏咽环淋巴结肿大、鼻窦新生物、胸腔积液、腹腔包块、甲状腺肿大、睾丸肿大、皮疹、皮下结节、背髓压迫症等体征。

(三)辅助检查

1.实验室检查

(1)血象:HD 可有轻至中度贫血,少数病人白细胞轻度或明显增加,伴中性粒细胞增多,如骨髓被广泛浸润,可见有全血细胞减少。

(2)骨髓:骨髓涂片找到里-斯(R-S)细胞对诊断 HD 骨髓浸润有帮助。

(3)血液生化:疾病活动期有血沉增快,血清乳酸脱氢酶增高,如血清碱性磷酸酶或血钙升高,则提示有骨骼累及。部分病人伴有抗人球蛋白试验阳性或阴性的溶血性贫血。

2.特殊检查

(1)影像学检查:X 线全胸正侧位片、B 超、胸腹 CT/MRI 以及内窥镜等检查可证实有肝、脾、胸腔、盆腔等部位受累的征象,有助于确定病变范围和临床分期。

(2)病理学检查:淋巴结或组织肿块病理切片可明确病理类型。一般选择颈后、锁骨上肿大的淋巴结,要注意切取一个或数个完整的淋巴结。对仅有深部淋巴结肿大者,剖胸、腹探查可摘取病变淋巴结进行病理学诊断。

(3)病理学结合免疫组化检查:通过淋巴结活检进行病理学结合免疫组化检查,是恶性淋巴瘤的确诊方法。

（四）诊断要点

1.有进行性无痛性淋巴结肿大,伴有相应的器官压迫症状,以及有发热、消瘦等全身表现。

2.相关的影像学检查证实有肝、脾、腹腔、胸腔、皮肤等浸润受累的表现。

3.血象、骨髓检查提示有本病的可能,骨髓中找到 R-S 细胞对诊断 HD 有帮助。

4.组织病理学检查发现 R-S 细胞,则可确定为霍奇金病;发现其淋巴结正常结构破坏,淋巴滤泡和淋巴窦消失;恶性增生的淋巴细胞形成呈异形性,淋巴包膜被侵犯,则确诊为非霍奇金病。

5.HD 组织学可分为四型

(1)淋巴细胞为主型(LP):病变局限,预后较好。

(2)结节硬化型(NS):年轻发病,诊断时多为Ⅰ、Ⅱ期,预后相对好。

(3)混合细胞型(MC):有播散倾向,预后相对较差。

(4)淋巴细胞消减型(LD):多为老年,诊断时已Ⅲ、Ⅳ期,预后极差。

6.NHL 按 IWF 国际工作分类,临床应用广泛

(1)低度恶性	A	小淋巴细胞型
	B	滤泡性小裂细胞型
	C	滤泡性小裂细胞与大细细混合型中
(2)度恶性	D	滤泡性大裂细胞型
	E	弥漫性小裂细胞型
	F	弥漫性小细胞与大细胞混合型
	G	弥漫性大细胞型高
(3)度恶性	H	免疫母细胞型
	I	淋巴母细胞型
	J	小无裂细胞型(Burkitt 或非 Burkitt 淋巴瘤)

(4)其他:复合型、蕈样肉芽肿病、组织细胞型、髓外浆细胞瘤,不能分型及其他

2001 年 WHO 依据应用单克隆抗体、细胞遗传学和基因分析发现,结合形态学特点,提出了 WHO 分型方案,该方案将淋巴瘤分为边缘区淋巴瘤、滤泡性淋巴瘤、套细胞淋巴瘤、弥漫大 B 细胞淋巴瘤、Burkitt 淋巴瘤、血管原始免疫细胞性 T 细胞淋巴瘤、间变性大细胞淋巴瘤、周围性 T 细胞淋巴瘤和蕈样肉芽肿/赛塞里综合征等 9 种亚型。

7.根据病变累及区域进行临床分期,一般采用 AnnArbor 分期方案,主要用于 HD,NHL 也参照使用。

Ⅰ期:病变仅限于一个淋巴结区(I)或单个结外器官局限受累(ⅠE)。

Ⅱ期:病变累及横膈同侧两个或更多的淋巴结区(Ⅱ),或病变侵犯淋巴结以外器官及横膈同侧一个以上淋巴结区(ⅡE)。

Ⅲ期:横膈上下均有淋巴结病变(Ⅲ),可伴脾累及(ⅢS),结外器官局限受累(ⅢE),或脾与局限性结外器官受累(ⅢSE)。

Ⅳ期:一个或多个结外器官受到广泛性或播散侵性犯,伴或不伴淋巴结肿大。如果肝或骨

髓受累,即使局限性也属Ⅳ期。

各期按全身症状的有无分为 A、B 两组,无症状者为 A 组,有症状者为 B 组。全身症状包括:①发热 38℃ 以上,连续 3 天以上,可无感染原因;②6 个月内体重减轻 10％ 以上;③盗汗。

（五）鉴别诊断

1.与肿大淋巴结相鉴别

（1）淋巴结炎:急性炎症多有原发感染病灶,局部有红、热、痛等表现;慢性时多无进行性肿大,淋巴结体积较小。

（2）结核性淋巴结炎:常合并肺结核,OT 或 PPD 试验阳性,局部淋巴结可粘连成团并可破溃,抗结核治疗有效。

（3）慢性淋巴细胞白血病:浅表淋巴结常可增大,白细胞常增高,淋巴细胞百分比增高,骨髓检查淋巴细胞＞40％。

（4）Castleman 病:淋巴结病理示淋巴结内血管增生伴管壁组织玻璃样变,生发中心消失,呈透明血管型;或淋巴滤泡间组织有浆细胞浸润,呈浆细胞型,也可呈混合型。

（5）结节病:Kviem 皮肤试验 60％～90％ 阳性;淋巴结活检呈上皮样细胞肉芽肿,无 R-S 细胞。

2.与发热为主疾病的鉴别

（1）系统性红斑狼疮:有多器官、系统受损,抗核抗体、抗 DNA、ENA 抗体阳性,淋巴结活检示反应性增多,无 R-S 细胞。

（2）类风湿性关节炎:类风湿因子阳性伴关节肿痛、畸形,淋巴结活检示反应性增生,无 R-S 细胞。

（3）亚急性细菌性心内膜炎:多发于先天性心脏病或风湿性心脏病,常伴杵状指,心脏有器质性杂音伴动态变化,皮肤粘膜有出血点或有血尿,血培养阳性。

（4）恶性组织细胞增生症:临床呈进行性贫血、衰竭、发热等症状;全血细胞减少;骨髓涂片或淋巴结活检可见异质性恶性组织细胞和多核巨细胞;无 R-S 细胞。

【治疗方案】

（一）一般治疗

注意休息,加强营养,预防感冒。

（二）化学治疗

适应证为:①不适于放疗者;②需紧急解除压迫症状者,如气管受压致呼吸困难、上腔静脉阻塞及心包积液等。

1.HD 应用的化疗方案

MOPP 方案:

M（氮芥）　　　　4mg/m²,静脉注射,第 1、8 天;

O（VCR）　　　　1～2mg,静脉注射,第 1、8 天;

P（甲基苄肼）　　50mg,口服,2 次/天,第 1～14 天;

P（泼尼松）　　　40mg,口服,1 次/天;第 1～14 天。或用 COPP 方案:

C（环磷磷胺）　　600mg/m²,静脉注射,第 1、8 天;

O（VCR）	1～2mg，静脉注射，第 1、8 天；
P（甲基苄肼）	50mg，口服，2 次/天，第 1～14 天；
P（泼尼松）	40mg，口服，1 次/天，第 1～14 天。两疗程间可间隔 2～3 周，至少用 6

个疗程。

对 MOPP 方案耐药者，可用 ABVD 方案：

A（多柔比星）	25mg/m²，静脉注射，第 1、15 天；
B（博莱霉素）	10mg/m²，静脉注射，第 1、15 天；
V（长春花碱）	6mg/m²，静脉注射，第 1、15 天；
D（甲氮咪胺）	375mg/m²，静脉注射，第 1、15 天。第 4 周重复 1 次，至少 6 个疗程。

注意，对部分恶性程度较高的患者，可应用 MOPP、ABVD 交替疗法，即第 1 周用 MOPP 方案，第 2 周换用 ABVD，间隔两周后再予第二疗程。临床获得完全缓解后，至少再用两个疗程，可获良好疗效。

2.NHL 应用的化疗方案

（1）低、中度恶性可选用 COP 方案或 CHOP 方案。

COP 方案：

CTX	400～800mg/m²，静脉注射，第 1 天；
长春新碱	1～2mg，静脉注射，第 1 天；
泼尼松	40～100mg/天，分次口服，第 1～5 天。间歇7～14 天继续下一疗程，共

6 疗程。

CHOP 方案：

CTX	400～800mg/m²，静脉注射，第 1 天；
多柔比星（ADM）	30～50mg/m²，静脉注射，第 1 天；
长春新碱	1～2mg，静脉注射，第 1 天；
强的松	100mg/天，分次口服，第 1～5 天。间歇 14～21 天开始下一疗程。有

条件者化疗前一天加用利妥昔单抗，即 R-CHOP 方案，可获得更好的疗效。

（2）高度恶性选用 B-CHOP 方案或 ProMACE 方案/MOPP 方案。

B-CHOP 方案：

BLM（博莱霉素）	10mg，静脉滴注，第 1 天；
CTX	750mg/m²，静脉注射，第 1 天；
ADM	30～50mg/m²，静脉注射，第 1 天；
VCR	1～2mg，静脉注射，第 1 天；
泼尼松	100mg/天，分次口服，第 1～5 天。间歇 21 天再予下 1 疗程。

ProMACE/MOPP 方案：

| MTX（甲氨蝶呤） | 1g，静脉滴注，第 14 天； |
| 四氢叶酸 | 12mg/m²，静脉滴注，每 6 小时 1 次，共 5 次，于 MTX 静脉滴注完后 12 |

小时开始；

| ADM | 25mg/m²，静脉注射，第 1、8 天； |

CTX　　　　　　　400mg/m²,静脉注射,第1、8天;

VP16　　　　　　100mg,静脉滴注,第1、8天;

强的松　　　　　60mg/m²,口服,第1～14天。间歇14天后可再给下一疗程。数个疗程出现治疗反应后可换用 MOPP 方案,疗程数与 ProMACE 方案数相同。

（3）高度恶性 NHL 或复发病例可试用 ProMACE/cytaBOM 方案:

CTX　　　　　　650mg/m²,静脉注射,第1天;

ADM　　　　　　25mg/m²,静脉注射,第1天;

VP-16　　　　　120mg/m²,静脉滴注,第1天;

Pred　　　　　　60mg/m²,口服,第1～14天;

Ara-C　　　　　300mg/m²,静脉注射,第8天;

BIM　　　　　　5mg/m²,静脉滴注,第8天;

MTX　　　　　　120mg/m²,静脉滴注,第8天;

CP　　　　　　　12mg/m²,静脉滴注,每6小时1次,共6次,MTX 注射后12～18小时起用。

（4）难治性 NHL 可用 ESHAP 方案:

VP-16　　　　　60mg/m²,静脉滴注,第1～4天;

甲泼尼龙　　　　500mg/天,静脉滴注,第1～4天;

顺铂　　　　　　25mg/m²,静脉滴注,第1～4天;

Ara-C　　　　　2g/m²,静脉注射,第5天。间隔25天可重复下一疗程,共用3～6个疗程。

（三）放射治疗

放疗常用⁶⁰Co 治疗机或直线加速器,剂量为30～40Gy,3～4周为1疗程。HD Ⅰ_A、Ⅰ_B、Ⅱ_A、Ⅱ_B 及部分Ⅲ_A 可首先使用放疗,单纯 Ⅰ_A 病变只用"斗篷"野照射,或为倒 Y 野照射即可,而 Ⅰ_B、Ⅱ_B、Ⅱ_A 及Ⅲ_A 期最好用全淋巴结照射,可明显延长存活期。Ⅲ_B、Ⅵ期病例对明显的原发肿瘤部位也应予以局部照射,可加强化学治疗的效果。低度恶性 NHL Ⅰ、Ⅱ期病例仍用放射治疗,但Ⅱ期弥漫性大细胞(组织细胞)放疗效果不佳,此外扁桃体、骨以及消化道肿瘤等,可先化疗后放疗,或先手术、后化疗,后加用放疗治疗。

（四）骨髓或造血干细胞移植

55岁以下,重要脏器功能正常的患者,如属中、高度恶性或缓解期短的淋巴瘤、难治易复发的淋巴瘤,4个疗程的 CHOP 能使淋巴结缩小大于3/4者,可考虑全淋巴结放疗及大剂量联合化疗后进行异基因或自身骨髓(或外周造血干细胞)移植,以最大限度地杀灭肿瘤细胞,取得较长期缓解和无病存活。

【病情观察】

（一）观察内容

治疗过程中,应密切观察治疗后病人的病情变化,如病人的临床症状是否改善,肿大淋巴结是否缩小,如有压迫症状的,则治疗后是否减轻,复查血象、骨髓象、影像学等,以评估治疗疗效。同时,应观察治疗本身的毒副作用,必要时,调整治疗所用的药物及剂量。

（二）动态诊疗

诊断明确者，应进一步行影像学检查，以明确病人分期，并制定合适的治疗方案，如化疗或放射治疗等；治疗过程中，应注意观察病人的症状、体征变化，注意复查骨髓象、CT等检查；效果不明显的，换用其他化疗方案；有化疗药物的不良反应，予以对症处理；有条件，则可予骨髓移植和外周造血干细胞移植，可望取得较长期缓解和无病存活。

【临床经验】

（一）诊断方面

1.无痛性的颈部或锁骨上淋巴结肿大常常是首发症状，部分病人则以原因不明的持续性或周期性发热为首发症状，部分病人伴有盗汗、消瘦、乏力等全身表现，另有部分病人则以实质脏器压迫或侵犯引起的症状和体征为主要表现，如肺实质浸润、肝肿大、腹痛、腹泻、腹块等。临床上有时诊断非常困难，因此，需十分重视本病的诊断及鉴别诊断。

2.本病的诊断必须有病理学的证据，以避免误诊或漏诊。除非有骨髓侵犯，否则骨髓检查多为正常，而淋巴结病理结合免疫组化检查，有助于本病的诊断，须注意的是，取淋巴结时，应取整个淋巴结，以最大限度地获得病理学的证据。

3.诊断本病者，临床上必须进一步进行病期、分组诊断，以评估病情程度，判断预后，为合理治疗提供依据。

4.近年来，通过免疫组化可将淋巴瘤的淋巴细胞分成T细胞和B细胞，在上述的病理分型中如果能分出T、B两类，则同一病理分型中T细胞的恶性度大于B细胞型；用低倍镜观察淋巴结结构则弥漫性的恶性度大于滤泡性。

（二）治疗方面

1.HD治疗策略是以化疗为主的放化疗综合治疗，可根据临床分期，选择治疗方法，I_A、II_A期可用扩大照射治疗，膈上用斗篷式，膈下用倒"Y"式；I_B、II_B期可用全淋巴结照射＋联合化疗；$I \sim II$期伴纵隔巨大肿瘤者，可用联合化疗＋受累区域局部放疗；III_A、III_B期可用全淋巴结照射＋联合化疗；IV期则用联合化疗＋受累区域局部放疗（25Gy）。

2.HD首选ABVD方案，缓解率可达80％，且对生育功能影响小，不引起继发肿瘤。缓解后复发，有条件时可入院行自体造血干细胞移植。

3.NHL的治疗选择主要取决于病理组织类型，其次为临床分期、疾病部位、肿瘤大小、全身状况以及治疗目的等，低度恶性NHL无临床症状，肿瘤负荷小的患者，主张"观望和等待"，无需治疗。I或II期患者若≤ 2个淋巴结区域受累，可局部放疗；若> 2个淋巴结区域受累，局部放疗＋COP或CHOP联合化疗4个周期。III/IV期及I/II期巨块型，CHOP联合化疗＋干扰素＋局部放疗综合治疗。CHOP方案仍为中、高度恶性NHI的标准治疗方案，缓解率可达70％，毒性小，费用低。

4.对化疗效果欠佳的患者，可考虑给予EPOCH方案或Hyper-CVAD方案，后一方案尤其对套细胞淋巴瘤疗效较好；对于滤泡性淋巴瘤患者，可给予以核苷类似物氟达拉滨为基础的化疗方案；对于胃粘膜相关的淋巴瘤，加用抗幽门螺旋杆菌治疗后，部分病例症状可改善，淋巴瘤消失。

（三）医患沟通

诊断一旦确立，应即刻告知患者或其亲属有关淋巴瘤的性质、特点、病理分型、常用的治疗方法、国内外治疗现状、化疗的组成、疗程与疗效及利弊，应如实告知病人病情的预后特点与组织类型及临床分期紧密相关，有淋巴结外侵犯或血源性播散时预后较差。如诊断困难，需剖胸腹探查取组织才能明确诊断的，则需患者亲属在知情同意书上签字。治疗过程中，经治医师应注意与家属沟通，使病人及家属能对病情发展有清楚的认识和理解。

（四）病历记录

1.门急诊病历　　记录病人淋巴结肿大和（或）结外器官受累的症状和时间，并详细描述其部位、程度及进展速度。记录有无发热、消瘦、乏力、盗汗等全身症状。既往史中有无使用免疫抑制剂或抗肿瘤药物史，有无结核或 HIV 病毒感染史。体检记录淋巴结大小、质地、活动度、压痛及分布情况，描述有无胸骨压痛，记录肝脾大小、腹块情况。有无甲状腺及睾丸肿大，有无扁桃体及咽淋巴结肿大，有无皮疹及皮下结节，有无神经系统体征。辅助检查记录血象、骨髓检查、淋巴结病理活检、血生化及影像学等检查结果。

2.住院病历　　详尽记录病人门急诊及外院的诊疗经过、辅助检查结果。病程记录列出本病的诊断依据、鉴别诊断要点、上级医师的查房意见等，记录所有辅助检查尤其是病理学检查结果。记录病人治疗后的病情变化、治疗疗效等。如需行淋巴结活检或其他病理检查，需由家属签署知情同意书。需行骨髓移植或外周干细胞移植的，应记录与病人亲属的谈话过程，讲明有关费用、利弊等，并由患者亲属签署知情同意书。

第八章　风湿免疫系统疾病

第一节　类风湿关节炎

类风湿关节炎（RA）是一种以侵蚀性关节炎为主要表现的全身性自身免疫病。本病表现为以双手、腕、膝、距小腿和足关节等小关节受累为主的对称性、持续性多关节炎。此外，患者尚可有发热、贫血、皮下结节及淋巴结肿大等关节外表现。血清中可出现类风湿因子（RF）及抗环瓜氨酸多肽（CCP）抗体等多种自身抗体。病理表现为关节滑膜的慢性炎症、血管翳形成。未经正确治疗的 RA 可迁延不愈，出现关节的软骨和骨破坏，最终可导致关节畸形和功能丧失。

【流行病学】

RA 可发生于任何年龄，以 30-50 岁为发病的高峰。本病以女性多发，男女患病比例约 1：3。我国大陆地区的 RA 发病率为（22～60）/10 万，患病率为 0.2％～0.4％。

【病因与发病机制】

1.病因　一般认为，类风湿关节炎的发病，是具有遗传倾向的个体通过接触到特定的环境危险因素后产生。这些遗传因素和环境危险因素相互作用导致内在的免疫系统的紊乱，从而在大部分病例中产生了自身抗体，例如类风湿因子和抗瓜氨酸抗体，进而产生了前炎症因子，最终导致一系列的炎症性关节炎改变。

在过去的几十年中，流行病学研究鉴定了大量的类风湿关节炎的潜在环境危险因子，如 EB 病毒（EBV）、细小病毒 B_{19} 及结核分枝杆菌、人乳头瘤病毒（HPV）等。而近年来在欧洲白种人后裔的遗传学研究的突破，使得我们对该病发病的遗传学结构有了更深入的理解。

这些不断对类风湿关节炎的认识，使得我们意识到该病并非一种单纯的疾病，而是一系列不同表型混合的综合征。对于不同的亚型，最好的区分方式是将对瓜氨酸肽反应的不同分为抗体阳性和抗体阴性两组。这两组疾病不仅在临床上表现、治疗反应、而且在易患危险因素和遗传背景上均有不同。

2.发病机制　类风湿关节炎的发病机制尚不完全清楚，多数人认为类风湿关节炎实际上是由多个不同的疾病亚型组成。这些疾病的亚型可能是激发不同的炎症因子反应的结果，炎症反应导致了持续的滑膜炎症和关节软骨以及邻近骨骼的破坏。

（1）炎症：炎症反应的一个核心内容就是肿瘤坏死因子的过表达，该细胞因子参与的炎症反应通路可以造成滑膜的炎症和关节的损毁。肿瘤坏死因子的过表达通常是由 T 淋巴细胞、B 淋巴细胞、滑膜成纤维样细胞和巨噬细胞的共同作用引起。这一炎症过程会导致许多相关细胞因子的过度表达,如白介素-6 等,而后者又可以促成持续的炎症和关节破坏。

(2)滑膜细胞和软骨细胞:在类风湿关节炎受累的关节中,主要受累的细胞类型为滑膜和软骨细胞。滑膜细胞可以分为成纤维细胞样滑膜细胞和巨噬细胞样滑膜细胞。而前炎症性细胞因子的过表达被认为是巨噬细胞样滑膜细胞作用的结果。在类风湿关节炎中,成纤维细胞样滑膜细胞的表现与健康人的有所不同。在实验动物模型中,将成纤维样滑膜细胞与软骨培养,可以导致该细胞侵蚀软骨,这被认为是与关节破坏相关的行为。对关节破坏的诸多研究表明,破骨细胞的激活是骨骼侵蚀的一个重要原因。这个研究发现也可以一个研究来证明,即通过特异的阻断破骨细胞活性可以减轻关节的损毁然后并不能影响关节的验证情况。仍不清楚的是关节炎症的起因,究竟是骨骼为首要原因,然后累及关节,或者是相反的情形。一种观点认为,类风湿关节炎是在关节中起病,原因就是病理条件下成纤维样滑膜细胞具有异常表现,并且可以扩散至整个关节,提示可能为多关节炎的原因。免疫炎症反应的调节取决于不同类型细胞的数量和活性。研究者对于特定抗原诱导的关节炎小鼠模型进行了一些关节炎免疫炎症反应的研究,发现在小鼠模型中,通过注射特定低剂量的 T 细胞可以缓解关节炎症,证明 T 细胞可以起到保护作用。后继实验继续将这些实验发现应用于临床研究。

(3)自身抗体:类风湿因子是一个经典的自身抗体,类风湿因子的 IgM 和 IgA 型都是重要的病原学标记,可以直接作用用于 IgG 的 Fc 段。另一类自身抗体,或者说更加重要的是一些针对瓜氨酸肽(ACPA)的抗体。就绝大部分患者而言,抗瓜氨酸肽抗体阳性的患者同样会类风湿因子检测阳性。抗瓜氨酸抗体似乎对于诊断更加特异和敏感,而且对于一些难于判断预后的特征如进展性关节破坏等,更加有效。进一步研究发现,这些抗体与不同的患者亚群和疾病的不同阶段相关。类风湿关节炎患者中有 50%~80% 是类风湿因子或者抗瓜氨酸肽阳性,或者都阳性。抗体反应的成分随着时间不同而变化,在早期类风湿关节炎中缺乏特异性,而在疾病的后期,更加完整的抗体反应会逐渐形成,会出现更多的表位和异构体。从动物模型和体外研究的数据证明,抗瓜氨酸特异性抗体是导致动物模型关节炎的基础。临床研究也证明,类风湿因子和抗瓜氨酸抗体阳性的患者与所谓自身抗体阴性患者有所不同。例如,从组织学上看,抗瓜氨酸阳性的病患在滑膜组织的淋巴细胞数目更多,而抗瓜氨酸抗体阴性的类风湿关节炎拥有更多的纤维化组织和更加增厚的关节伪膜。抗瓜氨酸抗体阳性的患者相对来说关节损害更加严重,而且治疗的缓解率更低。

(4)遗传学:类风湿关节炎的危险因素 50% 归咎于遗传因素。在这方面的研究进展主要在于鉴定疾病相关的遗传结构变异(单核核苷酸多态性);现已鉴定了超过 30 多个遗传区域与该病相关。然而,目前除了 PTPN22 和 HLA 区域,近年来许多鉴定的易患基因在人群整体中都是相当普遍。因此,对于个体来说,它们导致发病的风险是相当低的。同时,研究表明,很多易患位点实际上还和其他一些自身免疫性疾病密切相关,并且一些基因分别属于相互不同的导致炎症反应的生物学通路中。在遗传研究中发现抗瓜氨酸肽抗体阳性患者的遗传易患基因具有一定特点,并且具有特定的 HLA-DRB1 等位基因。这些 HLA 等位基因具有一个共同的序列,被称之为"共享表位"。目前认为,一些抗原被一种瓜氨酸化的过程修饰,在这种过程中,翻译后的蛋白质被进一步修饰,精氨酸变为瓜氨酸。据信在这种变化后,抗原可以被具有共享表位序列的 HLA 复合体所结合。同时,一系列具有类似结构的 RA 抗原也可以与特定的 HLA 分结合,通过"分子模拟"机制在免疫反应上游触发免疫反应。这种过程的结果就是自身耐受被破坏,从而产生了针对这些抗原的自身抗体。一般认为,类风湿关节炎的遗传学风险因子或者与抗瓜氨酸抗体阳性疾病相关或者与抗瓜氨酸抗体阴性相关。而对于类风湿关节炎的环境危险因素来说,研究最为充分的是吸烟,这种危险因素是与抗瓜氨酸抗体阳性疾病,特别是 HLA-DRB1 共享表位阳性的相关。遗传学研究认为,类风湿关节炎是一种多种病因混合叠加的综合征。

【病理】

类风湿关节为病变的组织变化虽可因部位而略有变异,但基本变化相同。其特点有:①弥漫或局限性组织中的淋巴或浆细胞浸润,甚至淋巴滤泡形成;②血管炎,伴随内膜增生管腔狭小、阻塞,或管壁的纤维蛋白样坏死;③类风湿肉芽肿形成。

1.关节腔早期变化　滑膜炎,滑膜充血、水肿及大量单核细胞、浆细胞、淋巴细胞浸润,有时有淋巴滤泡形成,常有小区浅表性滑膜细胞坏死而形成的糜烂,并覆有纤维素样沉积物。后者由含有少量 γ 球蛋白的补体复合物组成,关节腔内有包含中性粒细胞的渗出物积聚。滑膜炎的进一步变化是血管翳形成,其中除增生的成纤维细胞和毛细血管使滑膜绒毛变粗大外,并有淋巴滤泡形成,浆细胞和粒细胞浸润及不同程度的血管炎,滑膜细胞也随之增生。在这种增生滑膜的细胞或淋巴、浆细胞中含有可用荧光素结合的抗原来检测出类风湿因子、γ 球蛋白或抗原抗体原合物。

血管翳可以自关节软骨边缘处的滑膜逐渐向软骨面伸延,被覆于关节软骨面上,一方面阻断软骨和滑液的接触,影响其营养。另外也由于血管翳中释放某些水解酶对关节软骨、软骨下骨、韧带和肌腱中的胶原基质的侵蚀作用,使关节腔破坏,上下面融合,发生纤维化性强硬、错位,甚至骨化,功能完全丧失,相近的骨组织也产生失用性的稀疏。

2.关节外病变　有类风湿小结,见于 $10\%\sim20\%$ 病例。在受压或摩擦部位的皮下或骨膜上出现类风湿肉芽肿结节,中央是一团由坏死组织、纤维素和含有 IgG 的免疫复合物沉积形成的无结构物质,边缘为栅状排列的成纤维细胞。再外则为浸润着单核细胞的纤维肉芽组织。少数病员肉芽肿结节出现在内脏器官中。

3.动脉病变　类风湿关节炎时脉管常受侵犯,动脉各层有较广泛炎性细胞浸润。急性期用免疫荧光法可见免疫球蛋白及补体沉积于病变的血管壁。其表现形式有 3 种:①严重而广泛的大血管坏死性动脉炎,类似于结节性多动脉炎。②亚急性小动脉炎,常见于心肌、骨骼肌和神经鞘内小动脉,并引起相应症状。③末端动脉内膜增生和纤维化,常引起指(趾)动脉充盈不足,可致缺血性和血栓性病变;前者表现为雷诺现象、肺动脉高压和内脏缺血,后者可致指(趾)坏疽,如发生于内脏器官则可致死。

4.肺部损害　可以有:①慢性胸膜渗出,胸腔积液中所见"RA"细胞是含有 IgG 和 IgM 免疫复合物的上皮细胞。②Caplan 综合征是一种肺尘病,与类风湿关节炎肺内肉芽肿相互共存的疾病。已发现该肉芽肿有免疫球蛋白和补体的沉积,并在其邻近的浆细胞中可检出 RF。③间质性肺纤维化,其病变周围可见淋巴样细胞的集聚,个别有抗体的形成。

淋巴结肿大可见于30％的病例,有淋巴滤泡增生,脾大尤其是在Felty综合征。

【临床表现】

关节病变是RA最常见和最主要的临床症状表现。亦可表现为血管炎,侵犯周身各脏器组织,形成系统性疾病。

RA的起病方式有不同的分类方法。按起病的急缓分为隐匿型(约占50％)、亚急型(占35％～40％)、突发型(占10％～25％)三类。按发病部位分为:多关节型、少关节型、单关节型及关节外型。最常以缓慢而隐匿方式起病,在出现明显关节症状前有数周的低热、乏力、全身不适、体重下降等症状,以后逐渐出现典型关节症状。少数则有较急剧的起病,在数天内出现多个关节症状。

RA的病程一般分为以下3种类型。①进展型:占患者总数的65％～70％,急性或慢性起病,没有明显的自发缓解期,适当治疗后病情可暂时好转,但停药后或遇有外界诱发因素时可导致复发。②间歇性病程:占患者总数的15％～20％。起病较缓和,通常少数关节受累,可自行缓解,整个病程中病情缓解期往往长于活动期。③长期临床缓解:占患者总数10％左右,较少见,多呈急性起病,并伴有显著关节痛及炎症。

1.关节表现

(1)疼痛与压痛:关节疼痛(pain)和压痛往往是最早的关节症状。最常出现的部位为双手近端指间关节(PIP)、掌指关节(MCP)、腕关节,其次是足趾、膝、距小腿、肘、肩等关节,胸锁关节、颈椎、颞颌关节等也可受累。多呈对称性、持续性。

(2)关节肿胀:多因关节腔积液、滑膜增生及关节周围组织水肿所致。以双手近端指间关节、掌指关节、腕关节最常受累,尤其手指近端指间关节多呈梭形肿胀膨大。膝关节肿胀,有浮髌现象。其他关节也可发生。

(3)晨僵:是指病变关节在静止不动后出现关节发紧、僵硬、活动不灵或受限,尤以清晨起来时最明显。其持续时间长短可作为衡量本病活动程度的指标之一。95％以上的RA患者有晨僵。其他病因的关节炎也可出现晨僵,但不如本病明显。

(4)关节畸形:多见于较晚期患者。因滑膜炎的血管翳破坏了软骨和软骨下的骨质,造成关节纤维强直或骨性强直。又因关节周围的肌腱、韧带受损使关节不能保持在正常位置,出现关节的半脱位,如手指可出现尺侧偏斜、天鹅颈样畸形等。关节周围肌肉的萎缩、痉挛则使畸形更为严重。

(5)关节功能障碍:关节肿痛和畸形造成了关节的活动障碍。美国风湿病学会将因本病而影响生活能力的程度分为4级,即关节功能分级。

Ⅰ级:能照常进行日常生活和各项工作。

Ⅱ级:可进行一般的日常生活和某些职业工作,但其他项目的活动受限。

Ⅲ级:可进行一般的日常生活,但对参与某种职业工作或其他项目活动受限。

Ⅳ级:日常生活的自理和参加工作的能力均受限。

2.关节外表现　　关节外表现是类风湿关节炎临床表现的重要组成部分,反应出RA是一个系统性疾病,而不仅局限于关节。

(1)类风湿结节:是本病较特异的皮肤表现。确诊RA的患者15％～25％有类风湿结节,这些患者的 RF 常为阳性。多位于关节伸面、关节隆突及受压部位的皮下,如前臂伸面、肘鹰嘴突附近、枕部、跟腱等处,可单发或多发,质地较硬,通常无压痛。类风湿皮下结节的出现多见于 RA 高度活动期,并常提示有全身表现。

(2)类风湿血管炎:发生率约为 25%,可累及大、中、小血管,导致多种临床表现。皮肤是小血管炎最常累及的部位,查体能观察到的有指甲下或指端出现的小血管炎,少数引起局部组织的缺血性坏死,严重者可见单发或多发的指端坏疽。在眼部造成巩膜炎,严重者因巩膜软化而影响视力。

(3)胸膜和肺:10%~30%的类风湿关节炎患者可出现这些损害,常见的胸膜和肺损害包括胸膜炎、间质性肺炎、肺间质纤维化、肺类风湿结节、肺血管炎和肺动脉高压。其中,肺间质纤维化和胸膜炎最为常见。

(4)心脏:心包炎是最常见心脏受累的表现。通过超声心动图检查约 30%出现少量心包积液,多见于关节炎活动和 RF 阳性的患者,一般不引起临床症状。其他可见心瓣膜受累、心肌损害等。20%的患者有不同程度的冠状动脉受累。

(5)胃肠道:患者可有上腹不适、胃痛、恶心、纳差、甚至黑粪,但均与服用抗风湿药物,尤其是非甾体抗炎药有关。很少由 RA 本身引起。

(6)肾:本病的血管炎很少累及肾。若出现尿的异常则要考虑因抗风湿药物引起的肾损害。也可因长期的类风湿关节炎而并发淀粉样变。

(7)神经系统:患者可伴发感觉型周围神经病、混合型周围神经病、多发性单神经炎、颈脊髓神经病、嵌压性周围神经病及硬膜外结节引起的脊髓受压等。脊髓受压多由 RA 累及颈椎导致,表现为渐起的双手感觉异常和力量减弱,腱反射多亢进,病理反射阳性。周围神经多因滑膜炎受压导致,如正中神经在腕关节处受压而出现腕管综合征。多发性单神经炎则因小血管炎的缺血性病变造成。

(8)血液系统:本病可出现小细胞低色素性贫血,贫血因病变本身所致或因服用非甾体抗炎药而造成胃肠道长期少量出血所致。血小板增多常见,程度与关节炎和关节外表现相关。淋巴结肿大常见于活动性 RA,在腋窝、滑车上均可触及肿大淋巴结。Felty 综合征是指类风湿关节炎者伴有脾大、中性粒细胞减少,有的甚至有贫血和血小板减少。

(9)干燥综合征:30%~40%本病患者出现此综合征。口干、眼干的症状多不明显,必须通过各项检验方证实有干燥性角结膜炎和口干燥征。

【辅助检查】

1.血象　有轻至中度贫血。活动期患者血小板增高。白细胞及分类多正常。

2.细胞沉降率　是 RA 中最常用于监测炎症或病情活动的指标。本身无特异性,且受多种因素的影响,在临床上应综合分析。

3.C 反应蛋白　是炎症过程中在细胞因子刺激下由肝产生的急性期蛋白,它的增高说明本病的活动性,是目前评价 RA 活动性最有效的实验室指标之一。

4.自身抗体

(1)类风湿因子(RF):是抗人或动物 IgGFc 片段上抗原决定簇的特异性抗体,可分为 IgM,IgG,IgA 等型。在常规临床工作中测得的为 IgM 型 RF,它见于约 70%的患者血清。通常,RF 阳性的患者病情较重,高滴度 RF 是预后不良指标之一。但 RF 也出现在系统性红斑狼疮、原发性干燥综合征、系统性硬化、亚急性细菌性心内膜炎、慢性肺结核、高球蛋白血症等其他疾病,甚至在 5% 的正常人也可以出现低滴度 RF。因此,RF 阳性者必须结合临床表现,才能诊断本病。

(2)抗环瓜氨酸多肽抗体:瓜氨酸是 RA 血清抗聚角蛋白微丝蛋白相关抗体识别的主要组成型抗原决定簇成分,抗 CCP 抗体为人工合成抗体。最初研究显示,RA 中 CCP 抗体的特异性高达 90% 以上,至少 60%～70% 的 RA 患者存在该抗体。与 RF 联合检测可提高 RA 诊断的特异性。抗 CCP 抗体阳性患者放射学破坏的程度较抗体阴性者严重,是预后不良因素之一。其他 ACPA 抗体还包括:抗角蛋白抗体(AKA)、抗核周因子(APF),近几年的研究发现,抗突变型瓜氨酸在波形蛋白(MCV)、PAD_4 抗体等也与 RA 相关。

5.免疫复合物和补体　70% 患者血清中出现各种类型的免疫复合物,尤其是活动期和 RF 阳性患者。在急性期和活动期,患者血清补体均有升高,只有在少数有血管炎患者出现低补体血症。

6.关节滑液　正常人的关节腔内的滑液不超过 3.5ml。在关节有炎症时滑液就增多,滑液中的白细胞计数明显增多,达 2000～75000/L,且中性粒细胞占优势。其黏度差,含糖量低于血糖。

7.影像学检查　目前常用的方法包括 X 线平片、CT,MRI,B 型超声和核素扫描。

X 线平片是最普及的方法,对本病的诊断、关节病变的分期、监测病变的演变均很重要,其中以手指及腕关节的 X 线片最有价值,但对早期病变不能明确显示。X 线片中可以见到关节周围软组织的肿胀阴影,关节端的骨质疏松(Ⅰ期);关节间隙因软骨破坏而变得狭窄(Ⅱ期);关节面出现虫凿样破坏性改变(Ⅲ期);晚期则出现关节半脱位和关节破坏后的纤维性和骨性强直(Ⅳ期)。

CT 检查目前也比较普及,优点是相对廉价、图像清晰,主要用于发现骨质病变,对软组织及滑膜效果不佳。MRI 是目前最有效的影像学方法,对早期病变敏感,尤其是观察关节腔内的变化非常有效,但其费用较高、耗时较长、扫描关节数目有限等因素阻碍了其广泛应用。B超检查相对廉价,经适当培训后的风湿病医师进行操作,可用于常规临床工作,在确定和量化滑膜炎方面价值明确,但超声检测的滑膜炎程度对将来出现骨侵袭的预测价值有待进一步研究。

【诊断】

1.诊断标准　RA 的诊断主要依靠病史及临床表现,结合实验室检查及影像学检查。

典型病例按 1987 年美国风湿病学会(ACR)的分类标准断并不困难,但对于不典型及早期 RA 易出现误诊或漏诊。对这些患者,除 RF 和抗 CCP 抗体等检查外,还可考虑 MRI 及超声检查,以利于早期诊断。对可疑 RA 的患者要定期复查和随访。

2009 年 ACR 和欧洲抗风湿病联盟(EULAR)提出了新的 RA 分类标准和评分系统,即:至少 1 个关节肿痛,并有滑膜炎的证据(临床或超声或 MRI);同时排除了其他疾病引起的关节炎,并有典型的常规放射学 RA 骨破坏的改变,可诊断为 RA。另外,该标准对关节受累情况、血清学指标、滑膜炎持续时间和急性时相反应物 4 个部分进行评分,总得分 6 分以上也可诊断 RA。

2.病情的判断　判断 RA 活动性的指标包括疲劳的程度、晨僵持续的时间、关节疼痛和肿胀的数目和程度以及炎性指标(如 ESR,CRP)等。临床上可采用 DAS28 等标准判断病情活动程度。此外,RA 患者就诊时应对影响其预后的因素进行分析,这些因素包括病程、躯体功能障碍(如 HAQ 评分)、关节外表现、血清中自身抗体和 HLA-DR$_1$/DR$_4$ 是否阳性,以及早期出现 X 线提示的骨破坏等。

3.缓解标准　RA 临床缓解标准:①晨僵时间低于 15min;②无疲劳感;③无关节痛;④活动时无关节痛或关节无压痛;⑤无关节或腱鞘肿胀;⑥血细胞沉降率(魏氏法):女性<30mm/h,男性<20mm/h。

符合 5 条或 5 条以上并至少连续 2 个月者考虑为临床缓解;有活动性血管炎、心包炎、胸膜炎、肌炎和近期无原因的体重下降或发热,则不能认为缓解。

【鉴别诊断】

在 RA 的诊断中,应注意与骨关节炎、痛风性关节炎、血清阴性脊柱关节病(uSpA)、系统性红斑狼疮(SLE)、干燥综合征(SS)及硬皮病等其他结缔组织病所致的关节炎鉴别。

1.骨关节炎　该病在中老年人多发,主要累及膝、髋等负重关节。活动时关节痛加重,可有关节肿胀和积液。部分患者的远端指间关节出现特征性赫伯登结节,而在近端指关节可出现布夏得结节。骨关节炎患者很少出现对称性近端指间关节、腕关节受累,无类风湿结节,晨僵时间短或无晨僵。此外,骨关节炎患者的 ESR 多为轻度增快,而 RF 阴性。X 线显示关节边缘增生或骨赘形成,晚期可由于软骨破坏出现关节间隙狭窄。

2.痛风性关节炎　该病多见于中年男性,常表现为关节炎反复急性发作。好发部位为第一跖趾关节或跗关节,也可侵犯膝、距小腿、肘、腕及手关节。本病患者血清自身抗体阴性,而血尿酸水平大多增高。慢性重症者可在关节周围和耳郭等部位出现痛风石。

3.银屑病关节炎　该病以手指或足趾远端关节受累更为常见,发病前或病程中出现银屑病的皮肤或指甲病变,可有关节畸形,但对称性指间关节炎较少,RF 阴性。

4.强直性脊柱炎　本病以青年男性多发,主要侵犯骶髂关节及脊柱,部分患者可出现以膝、距小腿、髋关节为主的非对称性下肢大关节肿痛。该病常伴有肌腱端炎,HLA-B$_{27}$ 阳性而 RF 阴性。骶髂关节炎及脊柱的 X 线改变对诊断有重要意义。

5.其他疾病所致的关节炎　SS 及 SLE 等其他风湿病均可有关节受累。但是这些疾病多有相应的临床表现和特征性自身抗体,一般无骨侵蚀。不典型的 RA 还需要与感染性关节炎、反应性关节炎和风湿热等鉴别。

【治疗】

1.治疗原则　RA 的治疗目的包括:①缓解疼痛;②减轻炎症;③保护关节结构;④维持功能;⑤控制系统受累。

2.一般治疗　强调患者教育及整体和规范治疗的理念。适当的休息、理疗、体疗、外用药、正确的关节活动和肌肉锻炼等对于缓解症状、改善关节功能具有重要的作用。

3.药物治疗　治疗 RA 的常用药物包括非甾类抗炎药(NSAIDs)、改善病情的抗风湿药(DMARDs)、生物制剂、糖皮质激素和植物药。

（1）非甾体抗炎药：非甾体抗炎药（NSAIDs）是在类风湿关节炎中最常使用并且可能最为有效的辅助治疗，可以起到止痛和抗炎的双重作用。这类药物主要通过抑制环氧化酶活性，减少前列腺素、前列环素、血栓素的产生而具有抗炎、止痛、退热及减轻关节肿胀的作用，是临床最常用的 RA 治疗药物。近年来的研究发现，环氧化酶有两种同功异构体，即环氧化酶-1（COX-1）和环氧化酶-2（COX-2）。选择性 COX-2 抑制药（如昔布类）与非选择性的传统 NSAIDs 相比，能明显减少严重胃肠道不良反应。

目前常用的非甾体类抗炎药很多，大致可分为以下几种。

1）水杨酸类：最常用的是乙酰水杨酸，即阿司匹林，它的疗效肯定，但不良反应也十分明显。阿司匹林的制剂目前多为肠溶片，用于治疗时要密切注意其不良反应。

2）芳基烷酸类：是一大类药物，通常分为芳基乙酸和芳基丙酸两类，已上市的常见品种有：布洛芬、芬必得、萘普生等。芬必得是布洛芬的缓释剂，该类药物不良反应较少，患者易于接受。

3）吲哚乙酸类：有吲哚美辛、舒林酸等。此类药物抗炎效果突出，解热镇痛作用与阿司匹林相类似。本类药中，以吲哚美辛抗炎作用最强，舒林酸的肾毒性最小，老年人及肾功能不良者应列为首选。

4）灭酸类：有甲灭酸、氯灭酸、双氯灭酸和氟灭酸等。临床上多用氟灭酸。

5）苯乙酸类：主要是双氯芬酸钠，抗炎、镇痛和解热作用都很强。它不仅有口服制剂，还有可以在局部应用的乳胶剂以及缓释剂，可以减轻胃肠道不良反应。

6）昔康类：有炎痛昔康等，因其不良反应很大，近来已很少使用。

7）吡唑酮类：有保泰松、羟布宗等。本药因毒性大已不用。

8）昔布类：有塞来昔布、帕瑞昔布等。此类药物为选择性 COX-2 抑制药，可以明显降低胃肠道的不良反应。

NSAIDs 对缓解患者的关节肿痛，改善全身症状有重要作用。2008 年 ACR 发表了关于 NSAIDs 使用的白皮书，明确指出选择性和非选择性 NSAIDs 在风湿病领域仍然是最有用的药物，但是临床医生须重视其存在的胃肠道、心血管、肾等不良反应。实际上，英国国立临床规范研究所（NICE）、欧盟药品评审委员会（EMEA）以及《中国骨关节炎诊治指南》都强调 NSAIDs 用药的风险评估的重要性。其主要不良反应包括胃肠道症状、肝肾功能损害以及可能增加的心血管不良事件。根据现有的循证医学证据和专家共识，NSAIDs 应用原则如下。

第一，药物选择个体化，即如果患者没有胃肠道和心血管风险，则临床医生可以处方任何种类的 NSAIDs 药物。研究显示，NSAIDs 之间镇痛疗效相当。对有消化性溃疡病史者，宜用选择性 COX-2 抑制药或其他 NSAIDs 加质子泵抑制药；老年人可选用半衰期短或较小剂量的 NSAIDs；心血管高危人群应谨慎选用 NSAIDs，如需使用建议选用对乙酰氨基酚或萘普生；肾功能不全者应慎用 NSAIDs；用药期间注意血常规和肝肾功能的定期监测。

第二，剂量应用个体化。当患者在接受小剂量 NSAIDs 治疗效果明显时，就尽可能用最低的有效量、短疗程；若治疗效果不明显时，其治疗策略不是换药，而是增加治疗剂量。如布洛芬（每次 300mg，2/d）第 1 周效果不佳，第 2 周应增加剂量（如 800mg/d），如果剂量加大到 1200～2400mg/d，疗效仍无改善，可换用其他药物。

第三,避免联合用药。如患者应用布洛芬疗效不佳,若临床医生再处方 NSAIDs 药物不但不会增强疗效,反而会加重肾和胃肠道反应的风险。

第四,强调 NSAIDs 风险评估。2004 年亚太地区抗风湿病联盟(APLAR)会议上公布的在中韩进行的关于疼痛及其治疗对亚洲人生活影响的独立调研报告提醒临床医生,疼痛治疗对提高患者生活质量非常重要,但患者对止痛药物的不良反应缺乏认识,且不愿与医生主动沟通。

NSAIDs 的外用制剂(如双氯酚酸二乙胺乳胶剂、辣椒碱膏、酮洛芬凝胶、吡罗昔康贴剂等)以及植物药膏剂等对缓解关节肿痛有一定作用,不良反应较少,应提倡在临床上使用。

(2)改善病情的抗风湿药物:改善病情的抗风湿药(DMARDs)。该类药物较 NSAIDs 发挥作用慢,临床症状的明显改善大约需 1～6 个月,故又称慢作用抗风湿药(SAARDs)。这些药物不具备明显的止痛和抗炎作用,但可延缓或控制病情的进展。对于 RA 患者应强调早期应用 DMARDs。病情较重、有多关节受累、伴有关节外表现或早期出现关节破坏等预后不良因素者应考虑 DMARDs 的联合应用。

尽管针对 RA 的最佳治疗方案仍在探讨和争论中,但经典的治疗 RA 的方案很多,如下台阶治疗、上台阶治疗。对于早期 RA 患者,临床医生更倾向于上台阶治疗方案,因为使用下台阶治疗容易产生过度医疗的现象。但也有研究显示,对于早期 RA 患者应用下台阶方案可以更快更好的控制病情。所以在临床应用中必须在仔细评估患者病情活动度以及坚持个体化用药方案的原则才能选择最适合的治疗方案。

常用的 DMARDs 药物有以下几种。

1)甲氨蝶呤(MTX):甲氨蝶呤是目前最常使用的 DMARD 药物,多数风湿科医生建议将其作为起始 DMARD 治疗,尤其是对有侵蚀性证据的 RA 患者。口服、肌内注射、关节腔内注射或静脉注射均有效,每周 1 次给药。必要时可与其他 DMARDs 联用。常用剂量为每周 7.5～20mg。常见的不良反应有恶心、口炎、腹泻、脱发、皮疹及肝损害,少数出现骨髓抑制,偶见肺间质病变。是否引起流产、畸胎和影响生育能力尚无定论。服药期间应适当补充叶酸,定期查血常规和肝功能。

2)柳氮磺吡啶(SSZ):可单用于病程较短及轻症 RA,或与其他 DMARDs 合用治疗病程较长和中度及重症患者。一般服用 4～8 周后起效。从小剂量逐渐加量有助于减少不良反应。可每次口服 250～500mg,2/d 开始,之后渐增至每次 750mg,2/d 及每次 1g,2/d。如疗效不明显可增至 3g/d。主要不良反应有恶心、呕吐、腹痛、腹泻、皮疹、转氨酶增高和精子减少,偶有白细胞、血小板减少,对磺胺过敏者慎用。服药期间应定期查血常规和肝肾功能。

3)来氟米特(LEF):来氟米特在 RA 治疗中的地位日渐提高。它作为单药治疗或是 MTX 的替代药物治疗均非常有效,与 MTX 联合应用时也安全有效。该药通过抑制二氢乳清酸脱氢酶从而抑制了嘧啶核苷酸的从头合成。T 细胞和 B 细胞都有少量的二氢乳清酸脱氢酶,没有合成嘧啶核苷酸的补救途径。因此,LEF 对淋巴细胞的作用是有相对特异性的。其剂量为 10～20mg/d,口服。主要用于病程较长、病情重及有预后不良因素的患者。主要不良反应有腹泻、瘙痒、高血压、肝酶增高、皮疹、脱发和白细胞下降等。因有致畸作用,故孕妇禁服。服药期间应定期查血常规和肝功能。

4)抗疟药:包括羟氯喹和氯喹两种。可单用于病程较短、病情较轻的患者。对于重症或有预后不良因素者应与其他 DMARDs 合用。该类药起效缓慢,服用后 2～3 个月见效。用法为羟氯喹每次 200mg,2/d,氯喹每次 250mg,1/d。前者的不良反应较少,但用药前和治疗期间应每年检查一次眼底,以监测该药可能导致的视网膜损害。氯喹的价格便宜,但眼损害和心脏相关的不良反应(如传导阻滞)较前者常见,应予注意。

5)青霉胺(D-pen):青霉胺用药剂量为 250～500mg/d,见效后可逐渐减至维持量 250mg/d。一般用于病情较轻的患者,或与其他 DMARDs 联合应用于重症 RA。不良反应有恶心、厌食、皮疹、口腔溃疡、嗅觉减退和肝肾损害等。治疗期间应定期查血、尿常规和肝肾功能。但由于本药长期应用的一些不良反应,目前临床使用较少。

6)金制剂:金制剂包括肌内注射和口服金制剂。肌内注射的金制剂有硫代苹果酸金钠和硫代葡萄糖金钠,目前使用较少,因为它们有严重的毒性(如血细胞减少、蛋白尿),需要仔细监测,治疗和监测费用较高。口服的金制剂是一种三乙膦金化合物,叫金诺芬,于 20 世纪 80 年代中期开始使用。金诺芬比肌内注射制剂有着不同且较轻的毒性,但在很多病例中,会出现轻微的小肠结肠炎,产生腹泻而导致治疗失败。其疗效不如 MTX 及肌内注射金制剂、SSZ。初始剂量为 3mg/d,2 周后增至 6mg/d 维持治疗。可用于不同病情程度的 RA,对于重症患者应与其他 DMARDs 联合使用。常见的不良反应有腹泻、瘙痒、口炎、肝肾损伤、白细胞减少,偶见外周神经炎和脑病。应定期查血、尿常规及肝肾功能。

7)硫唑嘌呤(AZA):可以单用或者与其他药物联用治疗 RA,常用剂量 1～2mg/(kg·d),一般 100～150mg/d。主要用于病情较重的 RA 患者。不良反应中因骨髓抑制导致中性粒细胞减少是其最常见的并发症,其他还有恶心、呕吐、脱发、皮疹、肝损害,可能对生殖系统有一定损伤,偶有致畸。服药期间应定期查血常规和肝功能。

8)环孢素(CysA):与其他免疫抑制药相比,CysA 的主要优点为很少有骨髓抑制,可用于病情较重或病程长及有预后不良因素的 RA 患者。常用剂量 1～3mg/(kg·d)。主要不良反应有高血压、肝肾毒性、胃肠道反应、齿龈增生及多毛等。不良反应的严重程度、持续时间均与剂量和血药浓度有关。服药期间应查血常规、血肌酐和血压等。

9)环磷酰胺(CYC):较少用于 RA。对于重症患者,在多种药物治疗难以缓解时可酌情试用。主要的不良反应有胃肠道反应、脱发、骨髓抑制、肝损害、出血性膀胱炎、性腺抑制等。

10)雷公藤:对缓解关节肿痛有效,是否减缓关节破坏尚缺乏相关研究。一般予雷公藤总苷 30～60mg/d,分 3 次饭后服用。主要不良反应是性腺抑制,导致男性不育和女性闭经。其他不良反应包括皮疹、色素沉着、指甲变软、脱发、头痛、纳差、恶心、呕吐、腹痛、腹泻、骨髓抑制、肝酶升高和血肌酐升高等。

11)白芍总苷(TGP):常用剂量为每次 600mg,2～3/d。对减轻关节肿痛有效。其不良反应较少,主要有腹痛、腹泻、纳差等。

12)青藤碱:每次 20～60mg,饭前口服,3/d,可减轻关节肿痛。主要不良反应有皮肤瘙痒、皮疹和白细胞减少等。

(3)糖皮质激素:全身使用糖皮质激素(简称激素)的治疗可有效控制 RA 患者的症状,提倡小剂量(<7.5m/d)泼尼松作为控制症状的辅助治疗。而且,近期证据提示小剂量激素治疗

可延缓骨质侵蚀的进展。某些患者可能需要每月予大剂量激素冲击治疗,当与一种 DMARD 联合应用时将增加其疗效。

激素可用于以下几种情况:伴有血管炎等关节外表现的重症 RA;不能耐受 NSAIDs 的 RA 患者作为"桥梁"治疗;其他治疗方法效果不佳的 RA 患者;伴局部激素治疗指征(如关节腔内注射)。

激素治疗 RA 的原则是小剂量、短疗程。使用激素必须同时应用 DMARDs。在激素治疗过程中,应补充钙剂和维生素 D 以防止骨质疏松。关节腔注射激素有利于减轻关节炎症状,但过频的关节腔穿刺可能增加感染风险,并可发生类固醇晶体性关节炎。

(4)生物制剂:可治疗 RA 的生物制剂主要包括肿瘤坏死因子(TNF)-a 拮抗药、白介素 1(IL-1)和白介素 6(IL-6)拮抗药、抗 CD_{20} 单抗以及 T 细胞共刺激信号抑制药等。

①TNF-a 拮抗药:生物制剂可结合和中和 TNF,已成为 RA 治疗的重要部分。其中一种是融合了 IgGl 的 TNF Ⅱ 型受体依那西普;另一种是对 TNF 的人/鼠嵌合的单克隆抗体英夫利昔单抗;第 3 种是全人源化的 TNF 抗体阿达木单抗,国产的还有益赛普和强克,属于可溶性的 TNF 受体融合蛋白。与传统 DMARDs 相比,TNF-a 拮抗药的主要特点是起效快、抑制骨破坏的作用明显、患者总体耐受性好。临床试验显示对于 DMARD 治疗失败的 RA 患者,给予任何一种 TNF 中和剂均可非常有效的控制症状和体征,对未经过 DMARD 治疗的患者也可取得相同的效果。无论是否同时合用甲氨蝶呤,重复给予这些药物治疗都是有效的。依那西普的推荐剂量和用法是:每次 25mg,皮下注射,每周 2 次;或每次 50mg,每周 1 次。英夫利昔单抗治疗 RA 的推荐剂量为每次 3mg/kg,第 0,2,6 周各 1 次,之后每 4~8 周 1 次。阿达木单抗治疗 RA 的剂量是每次 40mg,皮下注射,每 2 周 1 次。这类制剂可有注射部位反应或输液反应,可能增加感染和肿瘤的风险,偶有药物诱导的狼疮样综合征以及脱髓鞘病变等。用药前应进行结核筛查,除外活动性感染和肿瘤。

②IL-1 拮抗药:阿那白滞素是一种重组的 IL-1 受体拮抗药,目前唯一被批准用于治疗 RA 的 IL-1 拮抗药。阿那白滞素可改善 RA 的症状和体征,减少致残,减缓影像学相关的关节破坏,可单独用药,或与甲氨蝶呤联用。推荐剂量为 100mg/d,皮下注射。其主要不良反应是与剂量相关的注射部位反应及可能增加感染概率等。

③IL-6 拮抗药:主要用于中重度 RA,对 TNF-a 拮抗药反应欠佳的患者可能有效。推荐的用法是 4~10mg/kg,静脉输注,每 4 周给药 1 次。常见的不良反应是感染、胃肠道症状、皮疹和头痛等。

④抗 CD_{20} 单抗:利妥昔单抗是一种与正常和恶性 B 淋巴细胞表面的 CD_{20} 抗原相结合的单克隆抗体,其推荐剂量和用法是:第一疗程可先予静脉输注 500~1000mg,2 周后重复 1 次。根据病情可在 6~12 个月后接受第 2 个疗程。每次注射利妥昔单抗之前的 30min 内先静脉给予适量甲泼尼龙。利妥昔单抗主要用于 TNF-α 拮抗药疗效欠佳的活动性 RA。最常见的不良反应是输液反应,静脉给予糖皮质激素可将输液反应的发生率和严重度降低。其他不良反应包括高血压、皮疹,瘙痒、发热、恶心、关节痛等,可能增加感染概率。

⑤CTLA4-Ig:阿巴西普与抗原递呈细胞的 CD_{80} 和 CD_{86} 结合,阻断了 T 细胞 CD28 与抗原递呈细胞的衔接,继而阻断了 T 细胞活性。主要用于治疗病情较重或 TNF-α 拮抗药反应欠

佳的患者。根据患者体重不同,推荐剂量分别是:500mg($<$60kg),750mg(60kg~100kg),1000mg($>$100kg),分别在第 0,2,4 周经静脉给药,之后每 4 周注射 1 次。主要的不良反应是头痛、恶心,可能增加感染和肿瘤的发生率。

4.血浆置换或免疫吸附及其他治疗 除前述的治疗方法外,对于少数经规范用药疗效欠佳,血清中有高滴度自身抗体、免疫球蛋白明显增高者可考虑血浆置换或免疫吸附治疗。但临床上应强调严格掌握适应证以及联用 DMARDs 等治疗原则。当 RA 患者病情严重,但又传统 DMARDs 和新型抗细胞因子药物治疗无效时,可以使用此方法。

此外,自体干细胞移植、T 细胞疫苗以及间充质干细胞治疗对 RA 的缓解可能有效,但仅适用于少数难治性患者,须严格掌握适应证,仍需进一步的临床研究。

5.外科治疗 RA 患者经过积极内科正规治疗,病情仍不能控制,为缓解疼痛,纠正畸形,改善生活质量可考虑手术治疗。手术在处理关节严重破坏的患者中有一定的作用。尽管很多关节可以采用关节成形和全关节置换,但手术最成功的关节是髋、膝和肩。这些手术的目的就是缓解疼痛和减少残疾,但手术并不能根治 RA,故术后仍需药物治疗。常用的手术主要有滑膜切除术、人工关节置换术、关节融合术以及软组织修复术等。

【预后】

RA 患者的预后与病程长短、病情活动度及治疗有关。对有多关节受累、关节外表现较重、血清中有高滴度自身抗体和 HLA-DR$_1$/DR$_4$ 阳性,以及早期就有关节侵蚀表现的患者应给予积极治疗。大多数 RA 患者经过规范内科治疗后可达到临床缓解。

第二节 系统性硬化症

系统性硬化症(SSc)是一种慢性结缔组织疾病,是硬皮病的一个亚类,它不仅侵犯皮肤、关节肌肉,还侵犯包括肺、肾、心脏、胃肠道等在内的内脏器官。系统性硬化症皮肤早期的病理特点是血管周围炎症细胞浸润和诸如毛细血管扩张及其后毛细血管分叉的微血管改变,晚期细胞外基质过度积聚造成组织纤维化。组织纤维化破坏正常生理组织的结构,从而导致受累器官的功能障碍。

系统性硬化症又分为局限性皮肤型系统性硬化症、弥漫性皮肤型系统性硬化症、无皮肤硬化的系统性硬化症、重叠综合征。CREST 综合征包括在局限性皮肤型系统性硬化症中,它表现为钙质沉着(C)、雷诺现象(R)、食管功能障碍(E)、指端硬化(S)和毛细血管扩张(T)。重叠综合征指患者能诊断系统性硬化症,同时还能诊断其他结缔组织疾病,即具备两种结缔组织疾病的特点。无皮肤硬化的系统性硬化症无皮肤增厚的表现,但可有雷诺现象、系统性硬化症特征性的内脏表现和血清学异常,此型在临床中较罕见,是系统性硬化症的特殊类型。局限性皮肤型系统性硬化症和弥漫性皮肤型系统性硬化症的鉴别主要为患者病程中皮肤的受累是否超过肘(膝)关节及躯干是否受累;弥漫性皮肤型系统性硬化症的皮肤病变超过肘(膝)关节,并可有躯干的受累。

系统性硬化症发病机制尚不清楚,可能是在遗传、环境因素、雌激素、细胞及体液免疫异常等因素作用下,成纤维细胞合成胶原增加、局部胶原分解减少,胶原、糖蛋白、纤维蛋白等沉着在皮肤间质和血管壁,导致皮肤和内脏纤维化,血管内皮细胞肿胀、增生、管腔变狭和组织缺血。发病高峰年龄为 30～50 岁,男女比例为 1：(3～5)。

【诊断标准】

(一)临床表现

1.雷诺现象　80％的患者以雷诺现象(RP)为首发症状,可伴有双手麻木,对称性手指肿胀或僵硬,指腹变薄或凹陷,甚至引起溃疡。雷诺现象可在其他症状出现之前几月甚至几年发生。典型的雷诺现象是因寒冷或情绪波动等诱因诱发手指、脚趾甚至如唇、耳等身体部位皮肤出现可恢复的皮肤颜色变化:白-紫-红,它是由于微血管的舒缩功能障碍引起,可见于其他疾病(其他的结缔组织疾病、雷诺病等)。

2.皮肤表现　系统性硬化症典型的皮肤病变一般要经过 3 个阶段:水肿期、硬化期和萎缩期。水肿期皮肤多为无痛性非凹陷性水肿,有绷紧感,手指常呈腊肠样,伴晨僵,可有关节痛,并可出现腕管综合征。从临床角度,患者停留在此期愈长,长久的预后更好。硬化期为皮肤增厚变硬如皮革,紧贴于皮下组织,不能提起,呈蜡样光泽。萎缩期为皮肤光滑而细薄,紧贴于皮下骨面,皮纹消失,毛发脱落,硬化部位常有色素沉着,间以脱色白斑,有毛细血管扩张及皮下组织钙化。面颈部皮肤受累时,可形成面具脸,其特征为鼻尖似鹰嘴、口唇变薄并收缩呈放射状伴有张口困难,晚期皮肤可以逐渐变软如正常皮肤。弥漫性 SSc 的患者在发病 2～3 年内疾病的程度和严重性都会加重,但以后可能自发性好转;CREST 综合征征的特点就是缓慢持续性加重。

3.胃肠道表现　胃肠道表现为从口到肛门的任何胃肠系统均可受累,因此,SSc 患者的症状和体征可包括:吞咽困难、呛咳、烧心、腹胀、便秘和腹泻交替、假性肠梗阻、小肠细菌过度生长、吸收不良、大便失禁等。舌肌萎缩变薄,舌活动可因系带硬化牵缩而受限,使舌不能伸出口外。早期即可出现食管受累,为 SSc 患者最常见的内脏损害,食管下段功能受损引起咽下困难,括约肌受损发生反流性食管炎,久之引起狭窄。慢性胃食管反流和反复吸入可造成肺间质病变。胃、十二指肠和空肠受累少见,多见于病情严重的患者,可有胃扩张及十二指肠蠕动消失。空肠损害则出现吸收不良综合征。胃窦血管扩张症较常见,内镜表现为扩张的血管呈红色条纹状沿黏膜皱襞顶部向幽门集中,因其外观类似西瓜皮上的条纹,故也称西瓜胃,可引起慢性胃肠道出血和贫血。

4.肾脏表现　系统性硬化症的肾脏受累的主要类型包括:硬皮病肾危象、慢性肾疾病和炎症性肾损害。硬皮病肾危象是风湿性疾病的一个急症,需要早期诊断和积极治疗来保护肾功能。10％～15％的弥漫性系统性硬化症的患者和 1％～2％的局限性系统性硬化症的患者发生肾危象。典型肾危象为突然出现高血压和急进性肾损害,主要与高水平的肾素有关。在罕见情况下,恶性高血压可以是系统性硬化症的最初表现。然而,肾危象时并不都有高血压,有11％硬皮病肾危象患者血压正常,通常预后更差。肾危象的其他临床特点包括头痛、高血压性视网膜病变、高血压脑病、卒中、心包炎、心肌炎和心律失常、心力衰竭等。微血管性溶血性贫血常见(约 60％左右),但弥散性血管内凝血少见。神经系统改变、溶血、血小板减少提示血栓性血小板减少性紫癜。尿检查通常发现非肾病范围的蛋白尿和血尿,在显微镜下常见颗粒管型。肾功能衰竭是典型的,但通常发生是以周计算,而不是以天计算。少尿是不祥的征兆。肾危象好发于早期的弥漫性系统性硬化症;局限性系统性硬化症患者发生硬皮病肾危象典型的一般发生于病程的晚期。肾危象的危险因素包括:大剂量激素的使用、症状发生时间小于4年、皮肤硬化的迅速进展、皮肤评分较高、环孢素的使用、大关节的挛缩、肌腱摩擦声、新出现的贫血、新出现的心血管系统事件(心包渗液、充血性心力衰竭)、抗 RNA 多聚酶抗体阳性等。对有高危因素的患者应至少每月监测一次血压,如果有高血压的症状时,应每天监测血压。肾危象时肾活检的病理改变对诊断和预后非常有用。典型的病变是肾脏主要累及小叶间动脉和弓动脉的血管改变,表现为血管内膜和中膜的增生,内弹力板分裂成多层,呈"葱皮"样改变,纤维素性坏死、血栓形成、管腔变窄。有研究发现血管的改变(葱皮样内膜增厚和血栓形成)与预后差相关。系统性硬化症患者出现肾损害可能由疾病本身、重叠疾病、药物等因素所致。在疾病本身中,可以有肾危象、炎症性改变、慢性损害。当短期内出现肾功能不全原因不清时可行肾穿检查,它可鉴别肾危象、抗中性粒细胞胞浆抗体(ANCA)相关血管炎及其他原因,并能帮助判断预后。

5.肺部病变　　肺部病变是 SSc 最常见的表现之一,主要是肺间质纤维化、肺动脉高压导致通气功能和换气功能障碍,它是 SSc 患者发生死亡的重要原因之一。少数患者有胸膜炎。本病合并肺癌的发生率较高,是普通人群的 5 倍;局限性皮肤型系统性硬化症和弥漫性皮肤型系统性硬化症合并肺癌的发病率相似。

6.心脏表现　　心脏纤维化是引起心脏受累的主要原因,也是 SSc 患者发生死亡的重要原因之一。心包、心肌、传导系统均可受累,表现为心脏扩大、心力衰竭、心律失常、心包纤维化、心包积液,严重者发生心包填塞。

7.骨骼肌肉　　横纹肌常受侵犯,多见于四肢及肩胛肌肉,表现为肌痛、肌无力及肌萎缩,部分合并多发性肌炎。SSc 患者的关节症状较多见,早期多为对称性关节痛,无畸形。晚期发生挛缩使关节固定在畸形位置。手、腕和肘关节是最常受累的关节。可出现关节间隙狭窄,关节面硬化,骨质疏松,指(趾)骨溶解。

8.神经系统　　少数患者可合并神经受累,以三叉神经痛较为多见。SSc 最常见的压迫性神经病变是腕管综合征,常发生于疾病的皮肤水肿期。

9.合并症　　SSc 患者可合并干燥综合征、甲状腺炎、原发性胆汁性肝硬化等疾病。

(二)美国风湿病学会诊断分类标准

目前诊断系统性硬化症还是根据美国风湿病学会(ACR)提出的系统性硬化症分类标准。

1.主要条件　　近端皮肤硬化即手指及掌指(跖趾)关节近端皮肤增厚、紧绷、肿胀。这种改变可累及肢体、面部、颈部和躯干(胸、腹部)。

2.次要条件

(1)指硬化:上述皮肤改变仅限手指。

(2)指尖凹陷性瘢痕或指垫消失:由于缺血导致指尖凹陷性瘢痕或指垫消失。

(3)双肺基底部纤维化:要除外其他疾病所引起的这种改变。

具有主要条件或 2 个以上次要条件者,可诊为系统性硬化症。设立这个标准的目的是分类,而不是诊断。此标准没有将近 30 年的科学发展如抗体检测和甲褶毛细血管显微镜检查等包括在内。一些被专家确诊的系统性硬化症患者按此标准来诊断则不符合。在加拿大硬皮病研究组中 20％的局限性系统性硬化症的患者不符合此标准。研究表明该标准用于无脏器损伤的早期系统性硬化症患者的诊断敏感性仅为 34％，难以满足临床早期诊断和早期干预的需求。

3.甲褶毛细血管显微镜检查 甲褶毛细血管显微镜检查是一种无创的检查，它能发现微血管的改变，能预测潜在的结缔组织疾病，并能帮助早期发现系统性硬化症，并与疾病类型和严重程度相关。目前，常规将系统性硬化症的甲褶毛细血管表现归纳为 3 种主要的类型：早期、活动期和晚期。

（1）早期：少量的增粗、巨大毛细血管，少量毛细血管出血，没有毛细血管丢失证据。

（2）活动期：大量巨大毛细血管和出血，中度的毛细血管的丢失，没有或轻度的血管分叉。

（3）晚期：少量或没有巨大毛细血管和出血，毛细血管的大量缺失和大量无血管区域，毛细血管排列混乱，毛细血管呈分叉状或树杈状。

4.抗体检测 采用敏感方法检测抗核抗体几乎 100％的系统性硬化症患者阳性，免疫荧光法有 50％～90％的患者阳性，多为斑点型或核仁型，后者更具诊断意义。抗着丝点抗体（ACA）是与 SSc 相关的抗体，80％的 CREST 综合征患者阳性，此抗体阳性的患者常伴皮肤毛细血管扩张和皮下钙质沉积，相对预后较好，但发生肺动脉高压、原发性胆汁性肝硬化、严重指端缺血的危险增加。抗 Scl-70 抗体是与 SSc 相关性较强的抗体，约 30％的患者阳性，患者肺间质纤维化危险性增加。抗 RNA 多聚酶抗体阳性患者发生硬皮病肾危象的危险性增加。

（三）鉴别诊断

本病需与其他如硬肿病、嗜酸性筋膜炎、局灶性硬皮病、POEMS 综合征、硬化黏液性水肿、肾源性系统纤维化等疾病相鉴别。

【治疗原则及预后】

系统性硬化症的治疗一直都是困难且令人失望的。系统性硬化症以前死亡的最主要原因是硬皮病肾危象，随着人们对硬皮病肾危象的发病机制的认识和综合治疗，现在肺部受累（肺动脉高压和肺间质纤维化）已经成为死亡的最主要原因（约 70％）。

1.一般治疗 对患者进行健康教育非常重要；保暖是针对雷诺现象的重要措施；避免患者紧张、激动；戒烟也非常重要。

2.糖皮质激素 对控制病情进展作用有限，但对关节炎、肌炎、心包炎、心肌损害和肺间质病变炎症期有一定疗效。因大剂量糖皮质激素应用是硬皮病肾危象的危险因素，故使用糖皮质激素相对慎重。

3.免疫抑制剂 甲氨蝶呤可用于早期的弥漫性系统性硬化症的皮肤病变；环磷酰胺在随机双盲对照试验中证明对皮肤病变有效；霉酚酸酯、硫唑嘌呤、环孢素等也可用于皮肤病变，但效果尚未确证。

4.雷诺现象的治疗 硝苯地平类钙通道阻断剂可作为系统性硬化症雷诺现象的一线治疗；静脉依洛前列醇及同类药物可用于严重的系统性硬化症雷诺现象治疗；静脉注射前列腺素类（尤其是伊洛前列腺素）可使患者指趾端溃疡愈合，故对活动性指趾溃疡应选静脉用前列腺素类。波生坦对活动性指端溃疡无效，但可预防新溃疡的形成。

5.肺动脉高压的治疗　系统性硬化症患者肺动脉高压的主要治疗原则是降低肺动脉压、吸氧、抗凝和利尿,心功能不全者可给予强心治疗。目前用于降低肺动脉压的药物主要有钙离子拮抗剂、合成的前列环素及其类似物(依前列醇、贝前列环素钠、伊洛前列素等)、内皮素受体拮抗剂(波生坦、西他生坦、安博森坦)、5-磷酸二酯酶抑制剂(西地那非)等。手术治疗包括房间隔切开术、肺移植等。临床医生需要根据患者的具体情况,联合治疗。

6.胃肠道的对症治疗　质子泵抑制剂可预防硬皮病相关的胃食管反流、食管溃疡和狭窄;胃肠动力药可用于硬皮病症状性运动障碍;对硬皮病相关细菌过度生长和吸收不良,可经验应用广谱抗生素。

7.硬皮病肾危象的治疗　应用血管紧张素转化酶抑制剂药物治疗硬皮病肾危象是必需的,它能明显地改善肾危象患者的生存率。抗高血压治疗的目标是每24小时使收缩压下降10～20mmHg,直到血压在正常范围。卡托普利是一个短效药物,早期调节血压最容易,6.25～12.5mg/8h,可每12小时增加剂量,直到血压控制满意。长效的血管紧张素转化酶抑制剂对长期应用更方便。静脉使用前列环素已有报道能增加肾灌注,对血压正常化有帮助。一旦血管紧张素转化酶抑制剂用到足量时,血压控制仍不好,血管紧张素Ⅱ受体拮抗剂、α受体阻断剂或钙通道阻断剂可以合用。在严重的微血管性溶血性贫血,血浆置换也可应用。2/3的患者需要血液透析的肾脏支持,其中一半的患者能最终康复而不用再透析。

第三节　系统性红斑狼疮

系统性红斑狼疮(SLE)是一种自身免疫介导的慢性炎症性疾病,其病因尚不清楚,它的主要特点包括:多系统器官损害及多种自身抗体的产生。正如其他的自身免疫性疾病,免疫系统会攻击机体自身的细胞和组织,导致持续的炎症反应和组织损伤。SLE累及几乎所有的系统器官,包括皮肤、关节、肾、肺、神经系统、浆膜、消化、血液和(或)其他组织器官,临床表现复杂多变。

【流行病学】

既往文献报道西方SLE的患病率为(14.6～122)/10万,中国人群中SLE的患病率大约是70/10万,女性则高达113/10万。SLE通常好发于育龄妇女,女性的患病率明显高于男性,起病的高峰年龄在15～45岁。幼儿及老年人亦可患病,但性别差异不明显。回顾性研究结果显示,在亚太地区,SLE患者中的女性比例为83%～97%,平均发病年龄为25.7～34.5岁。SLE的病程常常多变且难以预料,稳定期和复发期常常交替出现。SLE的发病有一定的家族聚集倾向,10%～12%的SLE患者中有患SLE的一级亲属,SLE患者的所有一级亲属中约3%发病,单卵双生子同时患病的机会为25%～70%,明显高于双卵双生子(1%～3%)。

【病因】

目前研究认为,SLE的发病是多种遗传因素、性激素等内源性因素与外源性因素如感染、紫外线、化学、药物等复杂的多层次的相互作用的结果。通常认为具有遗传背景的个体在环境、性激素及感染等因素的共同作用或参与下引起机体免疫功能异常、诱导T细胞及B细胞异常分化、自身抗体产生、免疫复合物形成及其在各组织的沉积,导致系统性红斑狼疮的发生和进展。

1.内源性因素

(1)遗传易患性:目前研究表明,多种基因与 SLE 的易患性有关,如 HLA-DR2 和 HLA-DR3 分子及其各亚型与 SLE 的发病显著相关;纯合补体 C4a 遗传缺陷与 SLE 发病的风险相关;此外,SLE 还与补体 C1q,C1r,C1s 和 C2 缺陷具有一定的相关性。

SLE 不是单一基因的遗传病,而是多基因相互作用的结果。隶属于 SLE 易患基因的范围很广,包括参与核抗原免疫耐受机制的基因;参与免疫调节、免疫应答的基因以及包括参与免疫效应造成组织损伤的基因等。除了经典的主要组织相容性复合体 I 型和 II 型基因外,补体基因和免疫应答其他方面的基因都参与了 SLE 的发病。最近,全基因组关联研究(GWAS)通过筛选数以百万的单个核苷酸多态性(SNP)发现并验证了数十个与 SLE 相关的易患基因,如 FcRγ,C4,C1q,IRF5,STAT4,TLR7,BANK,BLK,ITGAM,TNFAIP3 等。这些非 MHC 遗传位点大都位于 3 条主要的免疫通路中:凋亡细胞和免疫复合物清除的缺陷;以 Toll 样受体(TLR)和 I 型干扰素(IFN)为代表的先天免疫的异常激活;T 淋巴细胞及 B 淋巴细胞的异常活化。一些遗传多态性还与靶器官损伤的易患性有关。此外,由于女性具有 2 条 X 染色体,且核型 XXY 的男性 SLE 的患病率显著提高,提示 SLE 的发病性别倾向可能与 X 染色体有关。目前的研究显示,X 染色体上存在 SLE 的易患基因。

(2)性激素:SLE 好发于育龄妇女,女性发病率显著高于男性,提示雌激素与 SLE 发病有关。同时育龄妇女发病高于儿童和老年妇女,妊娠期和哺乳期常出现病情加重。SLE 患者体内雌性激素水平升高,雄性激素降低。这些现象提示性激素参与 SLE 的发病。然而,在 SLE 患者中女性激素浓度与疾病活动度之间并未发现明确的相关性,提示这其中遗传和环境因素的作用非常复杂。

2.外源性因素　遗传因素提供了 SLE 易患背景,但是 SLE 的发生或病情活动可能与环境或其他外源性刺激有关。其中,感染是重要影响因素之一。感染可通过分子模拟和影响免疫调节功能而诱导特异性免疫应答。EBV 病毒感染可以诱发 SLE 活动。紫外线照射是另一个重要的环境因素,SLE 患者暴露于紫外线后可能出现疾病活动,可能的机制是 DNA 暴露于紫外线后胸腺嘧啶二聚体增多,使 DNA 具有更强的免疫原性,同时紫外线照射可以诱导凋亡。其他可能的环境因素如饮食因素、化学物质和药物都有可能促发了疾病的发生。

【发病机制】

SLE 的发病机制极为复杂,远未阐明,包括免疫耐受缺损、淋巴细胞凋亡障碍、T 细胞和 B 细胞以及 NK 细胞等功能调节障碍、补体缺陷、免疫复合物清除障碍、细胞因子分泌调节障碍等。几乎免疫系统的所有成分都参与了自身免疫和组织病理,因此,SLE 又被称为自身免疫病的原型。

由于遗传、性别和环境因素等影响抗原递呈和免疫应答,造成 SLE 易患性不同,具有足量易患因素的个体因其免疫系统的异常可以发展为持续存在的抗原表达,随后活化 T 淋巴细胞及 B 淋巴细胞,并分泌自身抗体,大量致病性自身抗体和免疫复合物的形成最终导致组织损伤,出现 SLE 的各种临床症状。致病性自身抗体针对包括核小体、双链 DNA,Ro,NR2,红细胞带 3 蛋白及磷脂等在内的不同抗原的抗体亚群,通常为 IgG 型且能结合补体,致病性自身抗体的产生可以在 SLE 临床症状出现前数年发生。

B 细胞的激活在其免疫发病机制中起重要作用。在 SLE 患者体内发现浆细胞、成熟 B 细胞及记忆性 B 细胞增多,初始 B 细胞减少,同时 B 细胞凋亡的诱导和调节存在缺陷。CR2 通路异常可能是 B 细胞过度活化的一个重要原因,CR2 是包括 CD21,CD19 和 CD81 在内的细胞表面多聚体,细胞表面分子交联造成信号应答增强以及抑制信号通路的活性降低,促进了 B 细胞活化。此外,B 细胞的异常还包括其细胞因子的产生增多,并对细胞因子反应增强。

T 细胞在 SLE 发病中作用也越来越受到重视,SLE 患者体内存在多种 T 细胞异常现象,如 T 辅助细胞增多,外周血中表达激活标志(如 IL-2R,DR,DP1,Fas)的 T 淋巴细胞增多,血清 IL-2,SIL-2R,及 IFN-α 水平增高,CD4$^+$,CD25$^+$Foxp3$^+$,调节性 T 细胞和 CD8$^+$ 抑制性 T 细胞数量及功能缺陷等。T 细胞功能异常的主要特征是辅助性细胞活性过强和调节性/抑制性 T 细胞活性减弱。SLE 患者体内还存在细胞因子网络的失衡,如 IFN-α,IFN-γ,IL-6 和 IL-10 水平增高,IL-2 和 TGF-β 降低等。

当具有产生致病性自身抗体和免疫复合物的能力并伴随调节机制的异常时,疾病持续进展。在健康个体,自身高反应性 B 淋巴细胞和 T 淋巴细胞可以经由免疫耐受被清除或抑制。而 SLE 患者存在免疫耐受缺陷、免疫复合物清除缺陷、调节性 T 细胞功能降低、凋亡缺陷等。凋亡细胞和免疫复合物清除的缺陷可以活化免疫细胞表面和内部的 Fc 受体或 TLR 受体,激活以 I 型干扰素为代表的先天免疫系统,导致免疫调节的异常,参与 SLE 的发病。免疫耐受的打破,抗原负荷的增加,T 细胞的过度活化,B 细胞抑制的缺失、长效自身免疫性记忆细胞和浆细胞的持续存在则导致 B 细胞的过度活化及病理性自身抗体的持续产生。最终的结果是致病性自身抗体的合成与调控失衡,免疫复合物沉积并激活补体等途径造成组织损伤。多种机制参与了靶器官的损伤。自身抗体沉积触发补体活化或激活相关受体,导致局部组织的炎症。由于不同器官的细胞免疫反应不尽相同,不同个体的易患性也相差甚远,所以不同 SLE 患者的靶器官受累范围和严重程度差异很大。

【临床表现】

SLE 临床表现复杂多样,累及几乎所有的器官系统,自然病程多表现为病情的加重和缓解相互交替,病程迁延反复。多数患者早期表现为非特异的全身症状,开始仅累及 1～2 个系统,部分患者可以长期稳定在亚临床状态或轻型狼疮,少数患者可以突然出现病情短期内加重,甚至危及生命。更多数患者是逐渐出现多系统损害。也有少数患者起病即累及多个系统,表现为重症狼疮。感染、日晒、药物、精神创伤、手术等多种因素均可诱发或加重 SLE 病情,并造成诊断困难。

1.全身症状　发热是 SLE 常见的全身表现,发热程度不一,可以从低热到高热,发热是 SLE 活动的表现,通常对糖皮质激素治疗反应良好,但应除外感染因素,尤其是在激素及免疫抑制治疗中出现的发热,更需警惕,由于激素治疗可以抑制免疫,加重感染,在感染不能完全排除情况下,激素治疗应当慎重。其他全身症状包括疲乏、消瘦等,疲乏是常见但容易被忽视的症状,常是狼疮活动的先兆。

2.皮肤和黏膜病变　在鼻梁和双颧颊部呈蝶形分布的红斑是 SLE 特征性的改变,称为蝶形红斑,常急性起病,光照可使红斑加重或诱发红斑。治疗后可以完全消退而不留痕迹,也可出现色素沉着或不同程度的毛细血管扩张。SLE 特征性皮肤损害还包括深部狼疮,又称狼疮性脂膜炎,为伴或不伴表面皮肤损害的硬结样病变,结节由血管周围单核细胞浸润和脂膜炎引起,常伴疼痛,表现为伴单核细胞浸润的透明脂肪坏死及淋巴细胞性血管炎。

盘状红斑狼疮,是 SLE 的慢性皮肤损害,见于约 25% 的 SLE 患者,可以不伴其他 SLE 临床症状,病情通常较轻,有 5%～10% 的盘状红斑狼疮可发展为系统性红斑狼疮。盘状皮损特征为散在、红色、轻度浸润性斑块,表面覆有鳞屑,多见于面部、颈部、头皮,皮损愈合后可留有中央凹陷性瘢痕、萎缩、毛细血管扩张及色素沉着。

SLE 患者急性皮肤损害还包括全身红斑和大疱性病变。手足掌面大小鱼际、指端及甲周红斑、结节性红斑、脂膜炎、网状青斑、毛细血管扩张等皮肤损害也常见。此外部分 SLE 患者有雷诺现象。其他皮肤损害尚有光过敏、脱发等,狼疮性脱发的特征是毛发稀疏,容易断裂,与疾病活动性相关。光过敏指 SLE 患者受日光或紫外线照射后出现暴露部位皮疹,或出现原有的皮疹颜色变红,加重伴灼热、瘙痒或刺痛,皮损的严重程度与照射光的强度、距离及照射时间成正比。

黏膜受累也是 SLE 常见的临床表现,全身黏膜均可累及,口腔是最常见的受累部位,鼻部溃疡也有报道。SLE 的口腔溃疡通常为无痛性,可以是 SLE 的首发症状。

3.骨骼肌肉关节系统病变　　肌肉和关节骨骼系统是 SLE 最常见累及的系统,53%～95% 的患者有骨骼肌肉关节的症状,也往往是 SLE 就诊的首发症状,关节痛及关节肿胀是主要临床特征,常伴晨僵。几乎全身的关节均可累及,最易受累的是手近端指间关节,而膝、足、距小腿、腕关节均可累及。关节肿痛多呈对称性,有时与类风湿关节炎(RA)难以鉴别。部分患者出现 Jaccoud 关节病,表现为可逆性关节半脱位。典型的 SLE 关节病变是非侵蚀性的。仅少数 SLE 患者可出现骨侵蚀,发展为类风湿关节炎样的侵蚀性关节炎。外周血清中类风湿因子可呈阳性,但一般滴度较低,X 线表现主要为软组织肿胀,皮质下囊性骨损等,但典型的类似于类风湿关节炎的侵蚀性改变罕见。SLE 的滑膜炎为轻到中等度炎症。SLE 患者滑膜病理检查发现,滑膜的病理变化是非特异性的,包括滑膜增生,滑膜表面纤维蛋白沉积,血管周围炎症细胞浸润等,病变特征难以与 RA 相鉴别,但一般无骨和软骨的明显破坏。自发性肌腱断裂是 SLE 少见的并发症,通常与男性、创伤、激素治疗和长病程有关。长期激素治疗的 SLE 患者出现单个关节症状时,应排除化脓性关节炎,关节腔穿刺及滑液培养有助于鉴别。

肌肉酸痛、无力是 SLE 的常见症状,少数患者可有肌酶谱的增高。临床表现可与多发性肌炎相似,多见于活动性 SLE。肌肉病变主要累及四肢近端肌肉,表现为肌痛及肌肉压痛。SLE 相关性肌炎其临床表现一般较原发性多肌炎为轻,对激素的反应也较好。但对于长期服用糖皮质激素的患者,肌无力加重伴或不伴肌酶升高时应除外激素所致的肌病。

缺血性骨坏死是 SLE 患者致残的主要原因,可发生于全身多个部位,通常多见于负重关节,尤其是股骨头,其他如肱骨头、距骨、肩关节等也可累及,但不易诊断。缺血性骨坏死在 SLE 的发生率 5%～10%,对患者的生活质量影响严重。引起骨坏死的机制可能为供应骨髓的血供受阻。其发生可能与雷诺现象、血管炎、脂肪、激素的应用、抗磷脂综合征等有关,特别是长期应用较大剂量的激素与缺血性骨坏死的发生关系十分密切。X 线检查是诊断缺血性骨坏死最简单,最常用的方法,但不太敏感,不能发现早期的缺血性骨坏死。磁共振(MRI)是早期诊断缺血性骨坏死较理想的方法。SLE患者在激素治疗过程中出现骨关节(尤其是髋关节)疼痛,而常规 X 线检查为正常时,应及时做 MRI 检查。

4.肾病变　SLE 肾损害又称狼疮性肾炎(LN),临床表现轻重不一,从单纯的尿液检查异常到典型的肾炎或肾病综合征,直到终末期肾衰竭。狼疮性肾炎主要临床表现为蛋白尿、血尿、管型尿、白细胞尿、低比重尿、水肿、血压增高、血尿素氮和肌酐增高等,最主要的表现是不同程度的蛋白尿。镜下血尿也常见,肉眼血尿则少见。肾小管也常受损,表现为小管功能异常或间质性肾炎。小管间质改变包括间质炎症细胞浸润,小管萎缩和间质纤维化。小管间质累及的严重程度与肾预后相关。个别患者小管间质病变可以是狼疮性肾炎的唯一表现。

有 50%～70% 的 SLE 患者有典型的肾累及临床表现,LN 是 SLE 发病和住院的主要原因,LN 相关的肾衰竭是 SLE 的主要死亡原因之一。

LN 的主要致病机制是免疫复合物沉积和原位免疫复合物形成,免疫复合物主要由 DNA 和抗 DNA 抗体构成,可能还包括核小体、染色质、层粘连蛋白、C1q、Ro(SSA)及泛素和核糖体的聚合物等。此外,补体异常激活,自身抗体直接作用,T 细胞介导的异常免疫反应也参与了LN 的发病。

(1)肾病变的病理分型:LN 的病理分型对于预后的估计和治疗方案的确立具有积极意义。通常 Ⅰ 型和 Ⅱ 型的 LN 预后较好,Ⅳ 型和 Ⅵ 型的预后较差。但 LN 患者的病理类型不是一成不变的,Ⅰ 型和 Ⅱ 型有可能转变成较差的类型,而 Ⅳ 型 LN 在积极治疗后也可以预后良好。由于肾活检病理分型对治疗的指导意义重大,对有肾累及的狼疮患者应及时行肾穿刺以明确狼疮肾炎的病理类型。

目前广泛使用的是国际肾病学会/肾病理学会(ISN/RPS)在 2003 年提出的狼疮性肾炎病理分型标准(表 8-3-1)。

(2)活动性损害和慢性损害:对肾活检标本,除了进行病理分型外,同时应当评估活动性损害和慢性损害指数。目前多应用 Ausin 等人于提出的计分方法。活动性指数超过 12 分是进展为终末期肾衰竭的危险信号。

表 8-3-1　国际肾病学会/肾病理学会(ISN/RPS)狼疮性肾炎病理分型

WHO 分型		
Ⅰ型	微小系膜型 LN	光镜正常,但免疫荧光和电镜可见系膜区免疫复合物沉积
Ⅱ型	系膜增殖型 LN	光镜下单纯的系膜区细胞或基质增殖,伴系膜区免疫复合物沉积;免疫荧光或电镜可有少量上皮下或内皮下沉积,但光镜下上述区域无异常发现
Ⅲ型	局灶型 LN	活动性或非活动性局灶性,节段性或球性血管内皮或毛细血管外肾小球肾炎(<50% 的小球受累),通常伴有局灶性内皮下免疫复合物沉积,伴或不伴系膜改变
	Ⅲ(A)	活动性病变:局灶增殖性 LN
	Ⅲ(A/C)	活动性+慢性病变:局灶增殖+硬化性 LN
	Ⅲ(C)	慢性非活动性病变伴肾小球瘢痕:局灶硬化性 LN

WHO 分型		
Ⅳ型	弥漫型 LN	活动性或非活动性之弥漫性、节段性或球性血管内皮或毛细血管外肾小球肾炎(>50%的小球受累),通常伴有弥漫性内皮下免疫复合物沉积,伴或不伴系膜改变。其中弥漫节段性 LN(Ⅳ-S)是指≥50%的小球存在节段性病变,节段性是指<1/2 的小球区域存在病变;弥漫性球性 LN(Ⅳ-G)是指≥50%的小球存在球性病变,包括弥漫的"线圈"而无或少有肾小球增殖改变者
	Ⅳ-S(A)	活动性病变:弥漫性节段性增殖性 LN
	Ⅳ-G(A)	活动性病变:弥漫性球性增殖性 LN
	Ⅳ-S(A/C)	活动性+慢性病变:弥漫性节段性增殖+硬化性 LN
	Ⅳ-G(A/C)	Ⅳ活动性+慢性病变:弥漫性球性增殖性+硬化性 LN
	Ⅳ-S(C)	慢性非活动性病变伴肾小球瘢痕:弥漫性节段性硬化性 LN
	Ⅳ-G(C)	慢性非活动性病变伴肾小球瘢痕:弥漫性球性硬化性 LN
Ⅴ型	膜型 LN	光镜、及免疫荧光或电镜下球性或节段性上皮下免疫复合物沉积或与之相关的形态学变化,可伴或不伴系膜改变。Ⅴ型 LN 可合并于Ⅲ或Ⅳ型 LN,应予分别诊断;Ⅴ型 LN 可有进展性硬化性病变
Ⅵ型	晚期的硬化型 LN	≥90%的小球表现为球性硬化,且不伴残余的活动性病变
应列出小管萎缩、间质炎症和纤维化的程度(轻、中、重),及动脉硬化或其他血管病变的程度		

(3)肾炎活动性监测:LN 往往反复发作,但 SLE 患者的自觉症状通常不明显,因此,需要密切监测肾炎的活动性。虽然血清肌酐检测对肾炎活动性的敏感性不高,但仍可作为了解肾小球滤过率的监测指标。24h 尿蛋白定量是临床上比较方便的指标,其严重程度可以代表肾小球毛细血管襻的受损程度。尿蛋白逐渐下降提示病情好转,迅速升高则提示疾病活动,但其受影响因素较多,通常连续监测其变化趋势更有意义。抗 ds-DNA 抗体和补体 C_3 及 C_4 水平对监测 LN 活动性具有一定意义。

5.血液系统病变　血液系统异常在 SLE 中很常见,包括贫血、白细胞减少、血小板减少以及凝血系统异常。白细胞减少可能由疾病本身造成,也可能是治疗药物的不良反应。部分患者有淋巴结肿大和(或)脾大,有时需要进行淋巴结活检排除其他疾病。

SLE 患者在病程中多数可发生不同程度的贫血,有报道其贫血的发生率可高达 73%～90%,一般为中等度贫血,少数表现为重度贫血。根据贫血发生的机制可分为两大类:即免疫性贫血和非免疫性贫血,前者包括自身免疫性溶血性贫血、再生障碍性贫血,后者包括慢性病性贫血、肾病变所致贫血以及缺铁性贫血。

自身免疫性溶血性贫血一般起病渐进,偶尔可出现溶血危象,Coombs 试验阳性,网织红细胞增高。其症状取决于贫血的程度,可表现头晕、乏力、发热、黄疸、尿色深黄、脾大。当发生急性溶血时可有发热、恶心、呕吐、腰痛及血红蛋白尿。由冷抗体引起的冷凝集素综合征主要表现遇冷时耳郭、鼻尖、指(趾)发绀,加温后即迅速消失。此外冷抗体尚可引起阵发性冷性血红蛋白尿,但临床上罕见。

SLE并发再生障碍性贫血并不多见,多数需考虑药物因素导致,但也有少数报道认为系SLE本身疾病所致。慢性病性贫血发病机制不清,可能是慢性炎症刺激下单核巨噬细胞系统增生,活性增强,导致红细胞破坏增多,寿命缩短;单核巨噬细胞系统中铁释放异常,造成缺铁。

白细胞减少不仅常见,而且是病情活动的证据之一。粒细胞减少可能因血中抗粒细胞抗体和免疫复合物在粒细胞表面沉积有关。轻至中度粒细胞减少可无症状或表现为乏力、头晕,如发生粒细胞缺乏则常合并感染,以呼吸道最多见,重者可发展成败血症。淋巴细胞减少常见,往往提示与疾病的活动有关,可能与抗淋巴细胞抗体,淋巴细胞亚型比例的异常及淋巴细胞功能异常有关。SLE患者有时出现白细胞升高,通常是合并感染或是应用糖皮质激素所致。

SLE并发血小板减少最常见的原因是免疫介导的血小板破坏,可检测到抗血小板抗体阳性。重度血小板减少也不少见。血小板减少性紫癜可以是SLE的首发症状,甚至在其他症状出现前多年发生。高滴度抗核抗体阳性或抗SSA/Ro抗体阳性提示潜在SLE的可能。临床表现取决于血小板数量,如血小板计数低于$50×10^9/L$,可能出现皮肤散在淤点、牙龈出血、鼻出血,在女性可表现为月经量增多;如血小板计数低于$20×10^9/L$,可有较明显出血倾向,或胃肠道、泌尿道出血,一旦并发脑内出血,往往危及生命。血栓性血小板减少性紫癜并不常见,临床表现为发热、血小板减少性紫癜、微血管病性溶血性贫血、神经系统损害和肾损害,治疗主要应用糖皮质激素及血浆置换。

SLE患者由于其体内存在抗磷脂抗体和循环免疫复合物及抗DNA抗体而易致凝血异常,主要表现为血栓形成。少数SLE患者体内存在循环抗凝物质,可引起明显的出血,但临床十分少见。此外SLE患者偶见凝血酶原的缺乏,临床上有明显的出血倾向。

6.心血管系统病变　　SLE心脏病变包括心包炎、心肌炎、心内膜及瓣膜病变等,可由于疾病本身,也可能由于长期服用糖皮质激素治疗所导致。临床表现有胸闷、胸痛、心悸、心脏扩大、充血性心力衰竭、心律失常、心脏杂音等。多数情况下SLE的心肌损害不太严重,但是在重症的SLE,可伴有心功能不全,为预后不良指征。

急性渗出性心包炎是SLE多浆膜腔炎症的一种表现,可单独出现,亦可同时伴有胸膜炎,是SLE最常见的心血管表现。临床表现为呼吸困难,胸骨后疼痛,心包积液,多见于SLE病变活动期。心包积液量常呈少量至中等,通常为渗出性,蛋白含量高,糖含量正常,白细胞增多以多核细胞为多,亦有单核细胞。SLE原发性心肌受累者不多见,患者可有心悸、呼吸困难、心脏呈弥漫性扩大,伴有心前区杂音、奔马律及各种心律失常,心力衰竭。SLE伴急性心肌炎者须用激素治疗以缓解症状,多数患者对泼尼松的治疗反应较佳,临床表现为奔马律消失,心衰明显改善。

SLE的瓣膜病变,最具有特征性的是"非典型性疣状心内膜炎"。表现为在心内膜上有多个直径1～4mm的疣状赘生物,多见于瓣膜两侧表面及游离缘、瓣叶交界处及瓣环上,很少附着在腱索、乳头肌或心房心室壁的内膜上。疣状赘生物系由增殖和蜕变的细胞构成,含有纤维蛋白、纤维组织、血小板血栓及苏木素小体。受累瓣叶上有肉芽肿组织、纤维素及局灶性坏死,可见淋巴细胞及浆细胞,最常见于二尖瓣后叶的心室侧。通常疣状心内膜炎不引起临床症状,但可以脱落引起栓塞,或并发感染性心内膜炎。

SLE 可以出现冠状动脉受累,表现为心绞痛和心电图 ST-T 改变,甚至出现急性心肌梗死,其发病率近年来逐渐增高,曾有女性患者<35 岁患急性心肌梗死的报道。除 SLE 相关的冠状动脉炎外,长期使用糖皮质激素加速动脉粥样硬化和抗磷脂抗体导致动脉血栓形成,也可能是冠状动脉病变的重要原因。高血压在 SLE 患者中也常见,多数与 SLE 对肾的损害及激素治疗有关。少数情况下是同时有原发性高血压。长期高血压可导致心肌肥厚,造成充血性心力衰竭。

SLE 患者的传导系统异常并非少见,心电图可表现为房室传导阻滞、束支传导阻滞及房性期前收缩等。抗 Ro/SSA 及抗 La/SSB 抗体可能与新生儿狼疮综合征的先天性完全性传导阻滞有关。

7.呼吸系统病变　　肺和胸膜受累约占 50%,胸膜炎和胸腔积液是 SLE 常见的表现,是最常见的呼吸系统症状,有时可以是 SLE 首发症状。胸腔积液常为渗出液,临床表现为胸痛,呼吸困难和咳嗽,积液通常为双侧均匀分布,但有时也可出现在单侧。

急性狼疮性肺炎并不常见,临床表现为咳嗽、呼吸困难、低氧血症和发热。影像学表现为肺部浸润,可为单侧或双侧,组织学检查包括肺泡壁损伤和坏死、炎症细胞浸润、水肿、出血及透明膜形成,也可出现微血管炎。SLE 并发弥漫性出血性肺泡炎病死率极高,多见于高度活动的 SLE 患者,出血量从少量到大量、慢性到急性致命性不等,慢性少量出血者临床可以没有咯血,仅在 X 线上表现为弥漫性肺泡浸润,甚至纤维化,很难诊断,短期内血细胞比容和血红蛋白下降可以是重要指标。病理改变主要为弥漫性肺泡内出血伴大量红细胞、含铁血黄素的巨噬细胞,以及肺泡间隔增厚透明膜形成,Ⅱ型肺泡上皮细胞增生。

SLE 还可出现肺动脉高压、肺梗死、肺萎缩综合征。后者表现为肺容积的缩小,横膈上抬,盘状肺不张,呼吸肌功能障碍,而无肺实质、肺血管的受累,也无全身性肌无力、肌炎、血管炎的表现。

SLE 相关肺间质性病变急性和亚急性期主要表现为肺间质毛玻璃样改变,慢性期主要表现为慢性肺间质纤维化,临床症状为活动后气促、干咳、低氧血症,肺功能检查常显示弥散功能下降。组织学表现不具有特异性,可见不同程度的慢性炎症细胞浸润,支气管周围淋巴组织增生,间质纤维化和Ⅱ型肺泡细胞增殖。少数病情危重者、伴有肺动脉高压者或血管炎累及支气管黏膜者可出现咯血。肺 HRCT 是检测肺间质改变的有效手段,可发现有肺小叶间隔增厚,毛玻璃样改变,蜂窝肺样改变等不同程度的病变。

8.神经系统病变　　SLE 可以累及中枢和外周神经系统,又称神经精神狼疮(NPSLE)。脑血管炎是病变的基础。NPSLE 临床表现多种多样,ACR 在总结了 SLE 患者的各种神经精神症状,归为共计 19 种临床表现,包括中枢神经系统的无菌性脑膜炎、脑血管病、脱髓鞘综合征、头痛(包括偏头痛和良性颅内高压)、运动失调(舞蹈症)、脊髓病、癫痫发作、急性精神错乱状态、焦虑、认知障碍、情绪失调、精神病等 12 种表现和周围神经系统的急性炎性脱髓鞘性多神经根病(Guillain-barre 综合征)、自主神经系统功能紊乱、单神经病变(单发或多发)、重症肌无力、脑神经病变、神经丛病变、多发性神经病变等 7 种表现。已经发现多种自身抗体与 NPSLE 发病相关,包括抗神经元抗体、抗神经节苷脂抗体、抗核糖体 P 蛋白抗体等,多与弥漫性高级皮质功能障碍相关表现有关。另一类重要的自身抗体是抗磷脂抗体、抗 β_2 糖蛋白抗体等,可通过诱发凝血系统功能异常,导致微血管病变、脑血栓形成、出血等中枢神经系统表现,在治疗上应有所侧重。横贯性脊髓炎在 SLE 中并不多见,临床表现为出现感觉平面、截瘫、括约肌功能障碍、病理征阳性等。

约 40% 的 SLE 患者在发病初期或初次诊断 SLE 时即有神经精神症状。重症 NPSLE 是 SLE 患者死亡的重要原因之一,临床表现包括脑血管意外、昏迷、癫痫持续状态等。NPSLE 的临床表现并无特征性,除 SLE 外,其他因素如脑内感染、药物、高血压、代谢性因素均可有相似的表现,因此,在确诊前必须排除这些原因。脑脊液检查在 NPSLE 中并无特征性改变,但对排除颅内感染十分必要。此外,脑电图、影像学(尤其是 MRI 检查)也有助于诊断 NPSLE。

9.消化系统病变　有 25%～40% 的 SLE 患者出现消化系统症状,临床表现包括厌食、恶心、呕吐、腹痛、腹泻或便秘,其中以腹泻较常见,慢性腹泻可以是 SLE 患者主诉,可伴有蛋白丢失性肠病,并引起低蛋白血症。但这些症状也常与药物有关,水杨酸盐、非甾体抗感染药、抗疟药、皮质激素和细胞毒药物均可诱发,应注意鉴别。

活动期 SLE 可出现肠系膜血管炎,其表现包括上消化道出血、便血、腹水、麻痹性肠梗阻,腹膜受累时有浆膜炎、粘连或自发性出血等。临床上以腹痛、腹水及急腹症为主要表现,有时甚至被误诊为胃穿孔、肠梗阻而手术探查。SLE 并发肠系膜血管炎患者不及时诊断、治疗,可致肠坏死、穿孔,造成严重后果,通常需增加糖皮质激素剂量以控制病情,其病理基础是血管炎,累及上消化道及结肠和小肠的黏膜下血管和(或)肠系膜大小血管,甚至小动脉,可类似结节性多动脉炎。肠系膜血管炎患者偶尔可出现肠系膜血栓和梗死的急性表现,多与抗磷脂抗体有关。SLE 引起的浆膜炎、胰腺炎或胃肠血管炎多数不一定要手术治疗,同时由于治疗肠系膜血管炎糖皮质激素需要量较大,贸然进行手术治疗往往造成术后恢复困难。腹部手术,尤其是急诊手术对病变活动期及使用激素中的患者来说,并发症和伤残率均高于对照。但对出血难止及梗死穿孔等情况需及时手术以挽救生命,如肠梗死或穿孔。有时这些症状往往会被疾病本身或激素作用所掩盖,以致错失手术时机导致死亡。当 SLE 有明显的全身病情活动,同时伴有胃肠道症状和腹部压痛和(或)反跳痛,在除外感染、电解质紊乱、药物、并发其他急腹症等因素后,应考虑本病。腹部 CT 可表现为小肠壁增厚伴水肿,肠襻扩张伴肠系膜血管强化等间接征象。

SLE 相关胰腺炎并不多见,由血管炎和血栓形成引起,但应注意有时淀粉酶升高可能与治疗药物如激素有关。SLE 相关胰腺炎多有其他系统累及,对增加激素用量通常有良好反应。SLE 患者还常见谷丙转氨酶增高,血清白蛋白水平降低、球蛋白水平及血脂水平升高等,严重肝功能损害少见。SLE 食管受累少见,临床表现包括蠕动减少和吞咽困难等,可能与雷诺现象和抗核糖体蛋白抗体有关。

10.眼部　SLE 患者出现眼部受累比较普遍,常见于急性活动期,常同时伴有其他系统的活动性损害。眼部受累以视网膜为主,少数视力障碍。视网膜病变主要是棉絮状白斑及视网膜内层出血,常伴有视盘水肿及其周围附近的视网膜水肿,视网膜静脉充盈纡曲扩张。当患者存在高血压时,尚可伴有高血压视网膜病变。

视网膜血管阻塞性疾病是 SLE 视力下降的重要原因,甚至导致失明。视网膜中央动脉或其分支可发生阻塞,最常见的是多个动脉阻塞的多灶性病变,眼底荧光血管造影显示视网膜毛细血管广泛无灌注区,受累动脉管径变细,形成无灌注的白色区。视网膜中央静脉或其分支也可发生阻塞,但较少见。严重的视网膜血管阻塞,常与 NPSLE 密切相关,可能与狼疮抗凝物、抗磷脂抗体、抗神经元抗体等自身抗体有关,这可能是两者发病的共同基础。

其他眼部受累包括结膜炎、葡萄膜炎、眼底改变、视神经病变等。眼底改变包括出血、视盘水肿、视网膜渗出等,视神经病变可以导致突然失明。此外眼眶炎症可引起眼球突出、眼睑水肿、结膜充血及水肿,以及眼球运动受限。

【实验室检查】

1.常规检查　活动期 SLE 可出现血细胞异常,包括血小板减少、白细胞减少及血红蛋白下降。尿蛋白阳性、红细胞尿、脓尿、管型尿等提示肾受累。血细胞沉降率(ESR)的增快多出现在狼疮活动期,稳定期狼疮患者的血沉大多正常或仅轻度升高。由于 ESR 监测方便,敏感性较高,通常将其作为临床上评估 SLE 活动性的指标之一。但应注意,ESR 受影响因素众多,特异性差,其他多种情况如感染、女性经期及妊娠、组织损伤、恶性肿瘤等均可有 ESR 升高。故 SLE 患者的 ESR 升高应考虑有无其他因素干扰。有时 SLE 活动时,ESR 也可正常。血清 C 反应蛋白(CRP)水平通常正常,并发关节炎患者可升高,当 CRP 水平明显升高时,应注意 SLE 并发感染的可能性。SLE 患者常有免疫球蛋白升高,通常为多克隆性、γ 球蛋白的升高较为显著。补体 C_3 及 C_4 水平与 SLE 活动性呈负相关,有助于 SLE 的诊断,同时可作为判断疾病活动性的监测指标之一。

2.自身抗体　系统性红斑狼疮的特征是 B 细胞高度活化并产生大量的自身抗体,最终导致组织损害。在临床诊断 SLE 多年前就可出现自身抗体的异常,因此,自身抗体的检测对 SLE 的诊断十分重要,也是评估 SLE 活动性的重要指标。

免疫荧光抗核抗体(IFANA)检查通常是诊断 SLE 和其他系统性自身免疫病的第一步,其检测方便,且灵敏度高,诊断敏感性约 95%。因此,ANA 检测是 SLE 的筛选指标,ANA 阴性的患者仅有不到 3% 的概率患有 SLE,ANA 阴性有助于排除 SLE 诊断。但当存在典型的 SLE 临床表现时,不能单因抗核抗体阴性排除 SLE 诊断。另一方面,ANA 特异性较差,仅为 10%～40%,在其他多种疾病,如系统性硬化症、类风湿关节炎、多发性肌炎、皮肌炎、自身免疫性肝炎和甲状腺炎、感染及肿瘤等均可出现 ANA 阳性,ANA 还与年龄相关,65 岁以上也可出现低滴度的 ANA 阳性。

抗 DNA 抗体分为抗单链 DNA 抗体和抗双链 DNA 抗体。除 SLE 外,抗单链 DNA 抗体还可在药物性狼疮、其他多种免疫性疾病及正常老年人中检出,无特异性,临床价值不大。抗双链 DNA 抗体的敏感性约 70%,同时对 SLE 特异性较高,可达 95%,是 SLE 的特异性抗体之一。抗双链 DNA 抗体滴度通常与 SLE 疾病活动性密切相关,是 SLE 活动性的监测指标之一。有研究认为,抗双链 DNA 抗体的一个亚群与狼疮性肾炎的发病相关,且与肾炎活动性呈正相关。

抗 nRNP 抗体是抗核内核糖蛋白的抗体。除 SLE 外,还可出现在其他多种自身免疫病,常与雷诺现象、肌炎、指端硬化有关。抗 Sm 抗体主要在 SLE 中出现,是 SLE 的标记性抗体,特异性高达 99%,但敏感性较差,见于 10%～30% 的 SLE 患者,对早期、不典型 SLE 诊断有很大帮助。分子生物学研究表明,Sm 和 nRNP 是同一分子复合物(RNA-蛋白颗粒)的不同抗原位点,因包含位点不同,抗 Sm 抗体与抗 RNP 抗体通常一起出现,几乎没有也现仅抗 Sm 抗体阳性而抗 RNP 抗体阴性的现象,而抗 nRNP 抗体阳性,抗 Sm 抗体可以阴性。

抗核糖体 P 蛋白抗体在 SLE 诊断中特异性较高,但敏感性低于抗双链 DNA 抗体和抗 Sm 抗体,回顾性研究提示,抗核糖体 P 蛋白抗体与 SLE 的神经精神系统异常有关。抗 SSA 和抗 SSB 在 SLE 及其他结缔组织病中都可增高,与新生儿狼疮和先天性传导阻滞有关。

其他 SLE 常见的自身抗体还包括:对 SLE 诊断较好敏感性和特异性的抗核小体抗体和抗膜 DNA(mDNA)抗体;与抗磷脂抗体综合征有关的抗磷脂抗体(包括抗心磷脂抗体、抗 β_2GP1 抗体和狼疮抗凝物);与溶血有关的抗红细胞抗体;与血小板减少有关的抗血小板抗体等。类风湿因子升高在 SLE 中也很常见。

【诊断】

SLE 的临床表现复杂多样,对存在多系统损害的临床表现伴有自身免疫异常的患者,应考虑 SLE 的可能。SLE 的诊断需要结合患者临床症状,体格检查异常及实验室检查结果进行综合判断。目前常用的是美国风湿病学会(ACR)修订的的系统性红斑狼疮分类标准。符合该分类标准 11 项中的 4 项或 4 项以上,可以诊断 SLE,其敏感性和特异性均>90%。2009 年美国 ACR 公布了关于 SLE 的新的分类修订标准(表 8-3-2),分别包括临床标准和免疫学标准。确诊条件为:①肾病理证实为狼疮肾炎并伴 ANA 或抗 dsDNA 阳性;②临床及免疫指标中有 4 条以上符合(至少包含 1 项临床指标和 1 项免疫学指标)。此标准与 1997 年 ACR 修订的标准比较,更加明确了一些临床表现的定义,并细化了免疫学指标,同时强调了肾病理的重要性。该标准敏感性 94%,特异性 92%。

表 8-3-2 美国风湿病学会 2009 年推荐的 SLE 分类标准

临床标准

(1)急性或亚急性皮肤狼疮表现

(2)慢性皮肤狼疮表现

(3)口腔或鼻咽部溃疡

(4)非瘢痕性秃发

(5)炎性滑膜炎,并可观察到 2 个或更多的外周关节有肿胀或压痛,伴晨僵

(6)浆膜炎

(7)肾病变:用尿蛋白/肌酐比值(或 24h 尿蛋白)算,至少 500mg 蛋白/24h,或有红细胞管型
(8)神经病变:癫痫发作、精神病、多发性单神经炎、脊髓炎、外周或脑神经病变、脑炎(急性精神混乱状态)

(9)溶血性贫血

(10)白细胞减少(至少 1 次白细胞计数<$4.0×10^9$/L)或淋巴细胞减少(至少 1 次淋巴细胞计数<$1.0×10^9$/L);血小板减少症(至少 1 次血小板计数<$100×10^9$/L)

免疫学标准

(1)ANA 滴度高于实验室参考标准

(2)抗 dsDNA 抗体滴度高于于实验室参考标准(ELISA 法测需 2 次升高)

（3）抗 Sm 抗体阳性

（4）抗磷脂抗体：狼疮抗凝物阳性/梅毒血清学试验假阳性/抗心磷脂抗体是正常水平 2 倍以上或抗 β_2 GPI 中滴度以上升高

（5）补体减低：C_3，C_4，CH_{50}

（6）无溶血性贫血，但直接 Coomb 试验阳性

对存在典型临床表现和自身抗体异常的患者，SLE 诊断不难做出。但 SLE 的早期诊断并不容易。一方面部分患者早期起病隐匿，首发症状不典型容易与其他疾病相混淆；另一方面，部分患者临床表现较轻或缺乏多系统损害，临床医生重视不足。SLE 的首发症状变化不一，约 50％患者表现为关节炎，约 20％表现为皮肤损害，此外，发热、乏力、消瘦、浆膜炎、雷诺现象、血液系统损害等均可作为 SLE 的首发症状。临床医生面对一些反复持续难以用其他疾病解释的病情或虽经积极治疗但疗效仍然不佳的情况以及多系统损害应当提高对 SLE 的警惕，尽早进行自身抗体的检测。

SLE 的诊断目前仍然主要是临床诊断，ACR 关于 SLE 的分类标准是一种人为的标准。轻度的 SLE 在疾病早期阶段，由于其临床表现不典型，诊断困难较大，严格遵守 ACR 分类标准容易漏诊许多患者。而早期诊断和早期治疗是改善 SLE 预后的重要因素。所以，对不足 ACR 分类 4 项标准的患者不应轻易排除 SLE 诊断。对有典型临床症状或实验室异常但不符合本病分类标准诊断的患者，应密切随访观察。另一方面，SLE 的很多临床表现及实验室检查异常常是并非 SLE 所特有，同时符合 4 项分类标准的患者并非一定是 SLE。因此，在诊断 SLE 前，应当排除其他可能的疾病如感染、代谢性疾病、恶性疾病、其他自身免疫性疾病等。

【鉴别诊断】

SLE 的临床表现多种多样，鉴别诊断主要取决于患者的具体表现。

1.类风湿关节炎　类风湿关节炎关节症状与 SLE 关节症状相似，均为对称性，好发于双手小关节。但 SLE 患者的关节症状如疼痛、肿胀、晨僵通常较类风湿关节炎患者为轻持续时间较短。类风湿关节炎患者关节改变为侵蚀性，存在骨侵蚀骨破坏，而 SLE 患者的关节改变通常为非侵蚀性的，症状缓解后关节畸形少见。影像学可以鉴别。此外，SLE 患者除关节症状外，可有特征性皮疹，肾累及多见，ANA 及抗 ds-DNA 抗体阳性，类风湿关节炎患者这些表现较少。

2.多发性肌炎和皮肌炎　SLE 患者可出现肌无力、肌痛、肌酸激酶升高等表现，临床类似多发性肌炎和皮肌炎。但 SLE 肌痛症状通常较轻，肌酸激酶通常仅轻度升高，面部皮疹以蝶形皮疹为特征；而多发性肌炎和皮肌炎肌电图可有正锐波、纤颤电位等较特异性表现，通常缺乏肾系统、神经系统等其他多系统损害证据，皮肌炎可有 Gottron 皮疹、眶周皮疹等特征性皮疹，自身抗体阳性率也远较 SLE 为少。少数患者可同时具有 SLE 和多发性肌炎或皮肌炎的特征性表现，通常诊断为重叠综合征。

3.混合型结缔组织病（MCTD）　MCTD 临床表现有雷诺现象、关节痛、肌炎及肾、心、肺、神经系统等受累表现，ANA 高滴度阳性，有时与 SLE 较难鉴别。但 MCTD 双手肿胀、肌炎、

食管受累更多见,抗 U1RNP 抗体高滴度阳性,而缺乏抗 Sm 抗体和抗 ds-DNA 抗体。严重的肾受累和神经系统受累少见。

4.血液系统恶性疾病　血液系统恶性疾病临床可表现为发热,肝脾大,淋巴结肿大,血液系统的异常改变,根据肿瘤细胞所在部位不同而有不同的系统受累表现,临床表现有时与 SLE 相似,也可出现 ANA 等自身抗体和免疫球蛋白升高,给鉴别诊断带来困难。但 SLE 患者淋巴结肿大通常很少超过 2cm,免疫球蛋白为多克隆性升高。鉴别最主要的证据是组织病理检测。对临床不能排除血液系统恶性疾病的患者应及早进行骨髓检测和淋巴结以及受累组织的活检,有时需反复进行。

5.药物相关性狼疮(DRL)　药物性狼疮指服用某些药物后临床上出现关节痛、皮疹、发热、浆膜炎,血中出现抗核抗体、抗组蛋白抗体的一种临床综合征。近 50 年来陆续发现多种可诱发狼疮样症状的药物,常见的有肼屈嗪、普鲁卡因、异烟肼、硫安布新(二苯硫脲)与细胞因子、氯丙嗪、卡马西平、保泰松、呋喃妥因、米诺环素、青霉胺、左旋多巴、谷氨酸、IFN-α 及碳酸锂、可乐定、维拉帕米等。诊断时需确认用药和出现临床症状的时间(如几周或几个月)。药物性狼疮的发病机制不明。它的出现与所用药物,遗传素质和免疫异常等多种因素有关。

常见症状有发热、不适、消瘦、多关节痛、肌肉痛、皮疹、胸膜炎、心包炎、肝脾大。但通常较系统性红斑狼疮患者的病情为轻,中枢神经与肾损害罕见,但可存在药物的神经毒性,伴发脑卒中、老年痴呆等。面部红斑、光过敏、口腔溃疡、脱发均少见。药物性狼疮可出现自身抗体,但抗核抗体谱相比 SLE 更局限,抗组蛋白抗体是药物性狼疮常见的特异性抗体,单链 DNA 抗体也常出现,有时有抗磷脂抗体阳性,而抗ds-DNA抗体、Sm 抗体、抗 SSA 及抗 SSB 和补体减少罕见。对于药物性红斑狼疮应及早诊断,及时停药。一般无需特殊治疗,停药数天或数周后狼疮症状即可消失,但血清学异常可持续较长时间甚至数年。对极少数停药后临床症状不消退者,可以采用阿司匹林、吲哚美辛、布洛芬等非甾体类抗感染药,对有胸膜炎及心包炎等病情严重者,可采用适量肾上腺皮质激素治疗。

【疾病活动性评估】

SLE 呈慢性病程,目前尚无根治方法,绝大多数 SLE 患者需要进行长期治疗和随访。在 SLE 病程中,常出现不同程度的病情加重和复发,因此,评估 SLE 疾病活动性对判断患者的长期预后和临床治疗十分重要。及时进行病情评估以选择恰当的治疗方案可以避免延误治疗而造成组织损伤或是过度治疗而诱发的药物相关并发症。

SLE 临床和发病机制的复杂性造成了对 SLE 活动性的监测困难,尤其是在并发感染、治疗药物相关影响、电解质紊乱等情况时。一些指标的变化与 SLE 活动性相关如抗双链 DNA 抗体、补体水平、尿蛋白定量增加或下降等,但任何单一的指标均不能全面反映 SLE 的活动性。因此,需要结合多种指标构成一个评估系统,才能更准确全面的评估 SLE 活动性。评估某一特定患者疾病活动度时还需要考虑该患者既往活动时的表现和检查结果。目前国际上常用的几个 SLE 活动判定标准包括 SLEDAI,SLAM 及 BILAG 等。这些评估工具各有侧重,其中我国以 SLEDAI 最为常用,其总分为 105 分,其优点是临床操作简单易行,缺点是可能忽略轻中度的临床症状而影响敏感性。

【治疗】

1.治疗原则 SLE目前没有根治的办法,但恰当的治疗可以使大多数患者达到病情的完全缓解。治疗原则强调早期治疗、个体化方案及联合用药。早期诊断和早期治疗十分重要,可以避免或延缓不可逆的组织脏器病理损害,并改善SLE的预后。对明确SLE诊断的患者应当进行疾病活动性的评估,准确判断疾病轻重程度。对中重度SLE治疗通常治疗分为两个阶段,诱导缓解和维持治疗。诱导缓解阶段目标是使用强化免疫治疗以控制急性发作,诱导疾病缓解;维持治疗阶段目标是将症状控制在可接受水平,预防复发,同时避免进一步的脏器损伤和治疗药物相关的并发症。必须对患者进行宣传教育,使其正确认识疾病,消除恐惧心理,明白规律用药的意义,懂得长期随访的必要性。避免过多的紫外光暴露。

2.轻型SLE的药物治疗 部分SLE患者主要内脏器官(肾、血液、心脏、肺、消化、神经系统等)功能正常或稳定,仅表现为光过敏、皮疹、关节炎等症状。这些患者病情临床稳定或仅有轻微疾病活动,呈非致命性。通常其治疗药物选择包括非甾体抗感染药、抗疟药和小剂量糖皮质激素[$<0.2mg/(kg \cdot d)$]。非甾体抗感染药可用于控制关节炎症状,应注意其消化道溃疡、出血、肾、心、肝功能等方面的不良反应,通常应用于胃肠道、肾及心血管系统低风险的患者。抗疟药包括氯喹和羟氯喹,对皮疹和光敏感有效,且具有控制SLE病情活动的作用。不良反应主要为眼底病变,其中羟基氯喹对眼部影响更小。对应用抗疟药超过6个月的患者,应当定期检查眼底。通常应用小剂量糖皮质激素即可减轻症状。对病情控制不理想的患者在评估风险后可联合应用硫唑嘌呤和甲氨蝶呤等免疫抑制药。但应注意,部分轻度SLE如治疗不规范,随时间发展,有可能进展为中到重型SLE,故仍应定期随访,调整治疗方案。

3.中重型SLE的治疗 中重型SLE指存在主要脏器受累并影响其功能,或广泛的非主要脏器(如皮肤)受累且常规治疗无效的SLE患者。糖皮质激素治疗疗效不佳或不能减到可以长期维持的合适剂量。这些患者通常需要较积极的治疗策略,糖皮质激素联合应用免疫抑制药以控制病情。治疗主要分为两个阶段,即诱导缓解和维持治疗。诱导缓解目的在于迅速控制病情,阻止或逆转内脏损害,力求疾病完全缓解(包括血清学指标、症状和受损器官的功能恢复),但应注意过度免疫抑制诱发的并发症,尤其是感染。因病情以及患者对激素敏感性的不同,糖皮质激素剂量差异很大,通常为$1mg/(kg \cdot d)$,有时需要达到$2\sim3mg/(kg \cdot d)$,部分SLE患者出现一些短期内即可威胁生命的狼疮表现,包括急进性肾炎、严重自身免疫性溶血性贫血、重度血小板减少、神经精神狼疮、狼疮并发肺泡出血、严重的狼疮心肌累及、严重的狼疮性肺炎、严重狼疮性肝炎、严重血管炎等,又称狼疮危象,需要大剂量激素冲击治疗。维持治疗阶段目标是用最少的药物防止疾病复发,在维持患者完全缓解的基础上尽量减少治疗药物相关并发症。多数患者需终身用药,因此长期随访是治疗成功的关键。

4.狼疮性肾炎的标准化治疗 肾是SLE最常累及的脏器之一,肾损害是影响SLE预后的极为重要的因素,也是SLE患者死亡的主要原因之一。虽然近年来SLE的治疗有了很大进展,SLE患者的预后有所改善,但SLE相关的终末期肾病的发生率并无明显下降。在总结了多个临床试验(包括回顾性和前瞻性,部分为随机的)的结果后,结合文献及专家意见,学者于2012年提出了新的狼疮性肾炎治疗推荐指南意见。其主要原则介绍如下:首先,除非有明确的禁忌证,具有活动性狼疮性肾炎临床证据的患者应当在治疗前进行肾活检,进行肾病理分型以指导治疗。肾活检不仅可以评估肾小球病变的情况,还可以评估肾活动性和慢性损害程度以及肾间质和血管损害情况。此外,肾活检有助于鉴别一些其他疾病引起的肾损害。

作为狼疮性肾炎的基础治疗,ACR推荐联合应用羟氯喹,在一项前瞻性的研究中,羟氯喹可使SLE的疾病复发率更低,且可减少器官损害包括肾损害。对所有蛋白尿>0.5g/d的患者,应当使用拮抗肾素-血管紧张素系统的药物,如血管紧张素转化酶抑制药和血管紧张素Ⅱ受体阻断药等药物。狼疮性肾炎患者的血压控制也十分重要,控制目标推荐为130/80mmHg,严格控制血压有助于延缓肾损害的病程。

在进行肾病理分型后,针对Ⅰ型和Ⅱ型狼疮性肾炎通常无需免疫抑药治疗。Ⅲ型和Ⅳ型狼疮肾炎的患者发展为终末期肾病的风险较高,因此需要积极治疗。诱导缓解期的治疗方案为激素联合免疫抑制药,免疫抑制药推荐首先选择霉酚酸酯(MMF)或环磷酰胺(CTX)静脉应用。对有生育要求的患者,MMF更为适用。对Ⅴ型狼疮性肾炎的患者推荐激素联合MMF治疗。对Ⅴ型叠加Ⅲ型或Ⅴ型叠加Ⅳ型的患者,治疗方案参照Ⅲ型与Ⅳ型狼疮性肾炎治疗方案。除非在3个月有明显恶化的临床证据,如明显增加的蛋白尿和(或)显著升高的肌酐,通常诱导期治疗疗程为6个月,6个月如疗效不佳,可更换治疗方案。

ACR提供的是治疗指导意见,结合我国治疗的实际经验,对活动性明显的Ⅳ型狼疮性肾炎以及大量蛋白尿的Ⅴ型狼疮性肾炎,笔者仍推荐首先选择CTX治疗。此外,ACR推荐在治疗开始阶段给予500～1000mg/d的激素冲击治疗,随后减到0.5～1mg/(kg·d),但在国内,除非有急进性肾炎表现,考虑到激素冲击的风险,一般不建议应用,而建议给予1mg/(kg·d)的激素剂量治疗。

5.治疗药物

(1)糖皮质激素:糖皮质激素可以同时下调固有免疫和获得性免疫应答,减少细胞因子产生,抑制细胞增殖和促进T细胞及B细胞的凋亡,对免疫细胞的许多功能及免疫反应的多个环节均有抑制作用,能够减少抗体的生成,超大剂量则可有直接的淋巴细胞溶解作用。糖皮质激素具有强大的抗感染作用和免疫抑制作用,是SLE短期治疗中最重要和最有效的药物,也是治疗SLE的基础药。

通常对有明显内脏功能损害的标准剂量为0.5～1mg/(kg·d),但不同病情、不同个体对激素的敏感性有差异,临床用药剂量应个体化,并根据治疗效果调整激素用量,有时激素用量可达2～3mg/(kg·d)。在病情稳定后逐渐缓慢减少激素用量,病情允许时,激素维持剂量尽量<10mg/d以减少激素相关不良反应。激素减量过程中应当注意监测疾病活动情况,保证疾病得到稳定的控制,避免因激素减量过快引起的病情反复,同时根据病情及时加用免疫抑制药以更快的诱导病情缓解及巩固疗效,避免长期使用较大激素剂量导致的不良反应。对有重要脏器受累,病情进展迅速,乃至出现狼疮危象的患者,可以使用大剂量冲击治疗,甲泼尼龙500～1000mg/d,连续3d为1个疗程,激素冲击治疗可以解决急性期症状,在随后的治疗中应有一定量的激素与免疫抑制药配合使用,否则病情容易反复。

由于激素的免疫抑制作用以及联合免疫抑制药治疗,SLE患者容易发生感染。严重感染已成为SLE患者死亡的主要原因之一,临床医生在治疗期间应密切观察有无继发感染发生,如有感染应及时给予相应的抗感染治疗。多数SLE患者需长期应用激素治疗,应注意保护下丘脑-垂体-肾上腺轴,尽量避免使用对其影响较多的地塞米松等长效激素,长期使用避免突然停药。对长期使用激素治疗的 SLE 患者,其肾上腺皮质功能不足,对应激的反应性差,在遇到各种应激情况如手术时应适当增加激素剂量。

骨质疏松是长期应用激素常见的并发症,在使用激素时即应采取预防措施。其他不良反应包括高血糖、中心性肥胖、肾上腺功能不足、乏力、肌无力、满月脸,皮肤毛细血管扩张,月经失调,生长障碍,性腺发育延迟,蛋白质分解增多,负氮平衡,中枢神经系统兴奋作用(激素相关性精神病)、青光眼、白内障、水钠潴留、低钾、高血压等。

(2)抗疟药:羟氯喹和氯喹是 SLE 治疗中广泛应用的药物,并不属于免疫抑制药,可能通过影响粒细胞的吞噬功能和迁移,稳定溶酶体发挥作用。羟氯喹不良反应较氯喹小,因而更常用。有助于稳定 SLE 病情和减少激素的不良反应,目前认为,羟氯喹可使 SLE 的疾病复发率更低,且可减少器官损害,除非有明确的禁忌证,建议成为 SLE 治疗的常规用药。氯喹剂量为 $0.25g/d$,羟氯喹为 $0.2\sim0.4g/d$。不良反应包括头晕、皮疹和皮肤发痒、恶心、呕吐、腹泻以及腹痛等。对视网膜的损伤是应用抗疟药须注意的不良反应,表现为视力下降、视野缺损,需要定期眼科随访,发现症状及早停药后多可恢复。

(3)免疫抑制药物

1)环磷酰胺(CTX):环磷酰胺是主要作用于 S 期的细胞周期非特异性烷化剂,通过影响 DNA 合成发挥细胞毒作用和强大的免疫抑制作用。环磷酰胺对体液免疫的抑制作用较强,可以抑制 B 细胞增生和抗体生成。环磷酰胺与激素联合治疗能有效地诱导疾病缓解,阻止和逆转病变的发展,改善远期预后。环磷酰胺是 SLE 诱导缓解治疗最常选择的药物,也是狼疮性肾炎标准化治疗的药物之一,对血管炎、神经系统病变、急性出血性肺泡炎等多种狼疮重症表现均有效。但环磷酰胺不良反应较多,很少用于 SLE 维持期的治疗。

目前普遍采用的标准环磷酰胺治疗方案是 $0.5\sim1.0g/m^2$(体表面积),静脉滴注,每月 1 次。欧洲推荐 0.5g 每 2 周 1 次。我国的研究证明,每次 0.4g,每 2 周 1 次,有较好的疗效及安全性。由于各人对环磷酰胺的敏感性存在个体差异,治疗时应根据患者的具体情况,掌握好剂量、冲击间隔期和疗程,既要达到疗效,又要避免不良反应。

由于环磷酰胺的药理作用,白细胞下降比较常见,谷丙转氨酶升高也常见,但通常是可逆性的。环磷酰胺降低机体免疫力,使患者易于发生感染,并增加机会性感染发生率。用药期间应密切监测白细胞和肝功能,白细胞下降和并发感染时应暂缓应用,待白细胞升至正常及感染控制后再应用。

环磷酰胺另一重要的不良反应是性腺抑制(尤其是女性的卵巢衰竭),与环磷酰胺的累积剂量及患者年龄相关,对有生育要求的女性应当慎重考虑。其他常见的不良反应为胃肠道症状,包括恶心、呕吐、胃痛、腹泻以及骨髓抑制、皮肤颜色变深、脱发等,出血性膀胱炎也较常见,少见远期致癌作用。出血性膀胱炎、膀胱纤维化和膀胱癌在长期口服 CTX 治疗较常见,而间歇 CTX 冲击治疗少见。

2)霉酚酸酯(MMF):霉酚酸酯为次黄嘌呤单核苷酸脱氢酶抑制药,可抑制嘌呤从头合成途径,从而抑制淋巴细胞活化,抑制 T 细胞及 B 淋巴细胞增殖。多项大规模随机临床对照研究表明,MMF 在诱导治疗阶段与 CTX 疗效相当,而肝功能损害、骨髓抑制、性腺抑制等不良反应较少,已在狼疮性肾炎治疗中推荐为标准治疗药物之一,亚洲人群常用剂量1.5～2g/d。MMF即可作为诱导缓解期治疗药物,也可作为维持期治疗药物。MMF耐受性良好,不良反应主要有胃肠道症状,包括恶心、腹泻、呕吐、胃灼热、便秘和胃痛,一些患者会发生白细胞减少。由于MMF也具免疫抑制作用,这使得患者易于发生感染,MMF相关的机会性感染也应重视,有报道器官移植患者应用MMF可增加巨细胞病毒(CMV)感染机会。

3)硫唑嘌呤:硫唑嘌呤为嘌呤类似物,可通过抑制DNA合成发挥淋巴细胞的细胞毒作用。用法为2～3mg/(kg·d),通常用于SLE经诱导缓解治疗后的维持期治疗。目前研究认为,硫唑嘌呤具有妊娠安全性,可用于育龄期妇女。

硫唑嘌呤的主要不良反应在血液系统和胃肠道,偶可发生胰腺炎和胆汁淤滞性肝炎,继发感染和肿瘤的风险也应引起重视。少数对硫唑嘌呤极敏感者用药后短期就可出现严重脱发和造血危象,引起严重粒细胞和血小板缺乏症,可能与巯基嘌呤甲基转移酶活性有关。轻者停药后血象多在2～3周内恢复正常,重者则需按粒细胞缺乏或急性再生障碍性贫血处理,这类患者以后不宜再用硫唑嘌呤。故SLE患者首次应用硫唑嘌呤时,应密切监测白细胞,通常每周1次,连续4～5次,如发现白细胞下降则及时停药。

4)他克莫司:他克莫司是T淋巴细胞特异性的钙调神经磷酸酶抑制药,免疫抑制作用比环孢素强10～100倍。他克莫司通过抑制钙调神经磷酸酶活性,降低IL-2,IL-3,IL-4,IFN-γ等细胞因子的转录水平,抑制活化T淋巴细胞核因子的活性,从而抑制T淋巴细胞的活化。原用于器官移植术后的移植物排斥反应,后扩展到肾小球疾病。尽管许多文献都显示,他克莫司在SLE诱导缓解和维持期均有良好的疗效,但其潜在肾毒性限制了它的使用。目前通常作为SLE治疗的二线选择药物,常用起始剂量0.05mg/(kg·d),血药浓度控制在5～10ng/ml。应用中应密切监测肾功能和血压。

5)甲氨蝶呤(MTX):甲氨蝶呤是二氢叶酸还原酶拮抗药,通过抑制核酸的合成发挥细胞毒作用。MTX疗效不及环磷酰胺冲击疗法,通常对有主要脏器累及的患者不考虑使用。MTX长期用药耐受性较佳,主要用于关节炎、肌炎、浆膜炎和皮肤损害为主的SLE患者,常用剂量为10～15mg,每周1次。MTX的不良反应有胃肠道反应、口腔黏膜糜烂、肝功能损害、骨髓抑制,偶见甲氨蝶呤导致的肺炎和肺纤维化。MTX相关的口腔黏膜糜烂有时可能与SLE病情活动时的口腔黏膜病变相混淆。

6)环孢素(CsA):环孢素可特异性抑制T淋巴细胞白细胞介素IL-2的产生,发挥选择性的细胞免疫抑制作用,是一种非细胞毒免疫抑制药。对部分狼疮性肾炎,血液系统累及治疗有效,常用剂量3～5mg/(kg·d)。环孢素主要不良反应是肾损害、高血压、头痛、胃肠道反应、牙龈增生和多毛。用药期间应当密切监测肝肾功能和血压、尿酸和血钾,有条件者可监测血药浓度。

(4)生物制剂:近年来,针对发病机制中某一环节或影响发病及疾病进展的关键分子的选择性靶向治疗已成为治疗的新方向,以生物技术为基础的多种生物制剂的研发及应用已经成为自身免疫性疾病治疗研究的热点。生物制剂为风湿性疾病的治疗开辟了一条新途径,为患者提供了更多的选择,尤其给那些对传统免疫抑制治疗效果不佳的患者带来了希望。生物制剂毕竟是一种新疗法,其确切疗效和长期的不良反应尚有待于通过大规模临床试验及长期随访进一步得到证实。

随着对 SLE 发病机制的研究进展,已开发了多种针对不同作用位点的药物。由于 SLE 是 B 细胞高度活化并产生大量致病性自身抗体的疾病,B 细胞异常在 SLE 发病机制起着十分重要的作用,因此,针对 B 细胞的选择性靶向治疗是近年来风湿病新型治疗药物研究的重点。虽然开发中的生物制剂品种繁多,但目前仅有 belimumab 在美国被批准用于治疗 SLE。

根据开发药物作用策略的不同,可分为以下几类:针对 B 细胞策略,包括 B 细胞清除,针对 B 细胞活化因子以干扰 B 细胞增殖和分化的信号以及抑制致病性自身抗体产生,诱导 B 细胞耐受;调节细胞因子策略;针对共刺激信号策略以阻断 T 细胞及 B 细胞之间相互作用;针对 T 细胞以及细胞信号传导策略等等。简述目前研究较多的几种药物如下。

1)抗 CD20 单抗:是一种直接针对 CD20 的单克隆抗体。CD20 是前体 B 细胞和成熟 B 细胞的表面标记,通过影响 B 淋巴细胞 Ca^{2+} 的跨膜传导而调节 B 淋巴细胞增殖和分化。抗 CD20 单抗可选择性结合 B 细胞表面 CD20 抗原,引发 B 细胞溶解,诱导外周循环 B 细胞的清除。值得注意的是,浆细胞不表达 CD20,因此,抗 CD20 单抗不能直接清除浆细胞。抗 CD20 单抗原本开发用于治疗非霍奇金淋巴瘤,2006 年在美国被批准用于治疗类风湿关节炎,2011 年批准用于治疗 ANCA 相关血管炎。一些研究提示,抗 CD20 单抗可使部分难治性重症 SLE 患者得到临床缓解,临床症状明显好转,抗 CD20 单抗联合环磷酰胺和激素可以改善严重膜性狼疮肾炎的组织学表现。但最近抗 CD20 单抗治疗 SLE 的随机双盲对照临床试验结果令人失望,抗 CD20 单抗并未显示对传统治疗的优势,也没有达到预期疗效终点。尽管如此,对一些重症难治性 SLE 患者,抗 CD20 单抗联合 CTX 仍可能是有益的。抗 CD20 单抗总体耐受性良好,不良反应包括诱发感染、严重黏膜皮肤反应严重输注反应、进行性多灶性白质脑病等。

其他 B 细胞清除策略药物,包括抗 CD22 单抗、抗 CD19 单抗以及浆细胞清除治疗。CD22 在成熟 B 细胞表达,CD19 从前体 B 细胞到成熟 B 细胞均有表达。epratuzumab 是人源化的抗 CD22 单抗,初步研究结果显示,抗 CD22 单抗可降低 SLE 病情活动度,且耐受性好,目前正进行 SLE 治疗Ⅲ期研究。

2)belimumab:BLyS(B 淋巴细胞刺激因子)属于 TNF 细胞因子家族成员,通过与细胞表面受体结合诱导 B 细胞增殖和活化,BLyS 对 B 细胞分化、Ig 类别转换和维持 B 细胞存活、抑制凋亡均具有极其重要的作用。BLyS 的受体包括 B 细胞成熟抗原(BCMA)、穿膜蛋白活化物(TACI)和 B 细胞活化因子受体((BAFFR)。已有研究显示,BLyS 及其受体在 SLE 中表达显著增高,并与抗 ds-DNA 抗体滴度和疾病活动性呈正相关。

belimumab 是人源化抗 BLyS 的单克隆抗体,可以抑制 BLyS 的活性。两个大型的随机对照试验证实,belimumab 治疗组临床反应优于安慰剂组,并有更低的疾病复发率,且耐受性良好。但应注意,试验中并未包括重度活动性狼疮性肾炎或中枢神经狼疮,同时所有患者都接受了积极地免疫抑制治疗。目前在美国,belimumab 已被批准用于 SLE 的治疗。

3)其他药物:abetimus(LJP394)与 abatacept 曾被认为是较有希望的生物制剂。abetimus 是一种选择性 B 细胞免疫调节药,可与 B 淋巴细胞膜表面的抗 dsDNA 抗体结合,诱导 B 细胞免疫耐受,下调抗 dsDNA 抗体的合成。abatacept 是一种 T 细胞共刺激调节剂,是 CTLA4 的胞外区与 IgG_1 的 Fc 段融合构建的可溶性蛋白,通过模拟 CTLA-4,抑制 CD28 与 CD80/CD86

结合,抑制 T 及 B 细胞的活化。abatacept 已被 FDA 批准用于治疗类风湿关节炎。但最近的临床试验研究结果显示,两者均未达到预期疗效终点。

ataclcept 是一种可溶性的全人重组融合蛋白,由 TACI 受体的胞外部分和人 IgG Fc 部分组成。ataclcept 可以同时阻断 BLyS 和 APRIL(一种增殖诱导配体)对 B 细胞的刺激。目前试验表明 ataclcept 可以降低 SLE 患者的 B 细胞和免疫球蛋白水平,Ⅱ/Ⅲ期临床试验正在进行中。其他正在研究中的药物包括抗细胞因子抗体如抗 IL-6 单克隆抗体、抗干扰素抗体以及TLR7 与 TLR9 抑制剂等,这些药物临床效果尚待确认。

(5)静脉用丙种球蛋白:静脉用丙种球蛋白作用机制包括封闭 Fcγ 受体、促进抗独特型抗体下调免疫反应、减少抑制性 T 细胞、促进免疫球蛋白分解以及中和 C3a 和 C5a 等。常用于SLE 并发重度血小板减少的治疗。常用剂量为 400mg/(kg·d)。

6.干细胞移植 对一些重症 SLE 患者或其他自身免疫性疾病患者进行的干细胞移植被认为是有效的,其假设可以诱导重建免疫系统。有研究报道,干细胞移植可以使 T 细胞正常化,B 细胞亚群从记忆细胞向初始 B 细胞转化,但移植相关的死亡仍然是一个值得关注的问题。

7.T 细胞疫苗 已有研究显示,自体 T 细胞疫苗治疗 SLE 安全有效,可能在未来的 SLE的治疗中有较好的临床前景。

【SLE 与感染】

虽然近年来 SLE 的预后已有显著的改善。然而 SLE 的病死率仍维持在较高的水平。各种并发症导致的死亡已经高于 SLE 的直接病死率,各种感染是其中最主要的原因。一方面SLE 患者可存在多方面的免疫功能异常,包括免疫球蛋白缺陷、趋化功能、吞噬功能缺陷、补体消耗、细胞免疫功能异常等使 SLE 患者对感染的抵抗力下降,更容易患各类感染。另一方面糖皮质激素和其他免疫抑制药增加了 SLE 患者的感染发生率,并加重了感染的严重程度。

SLE 患者的常见感染部位包括泌尿道、呼吸道以及皮肤感染。一些特殊部位虽不常见,但临床危害较大,诊断也较困难,应受到重视,如心包感染、感染性心内膜炎、中枢神经系统感染等。病毒感染也很常见,通常为带状疱疹和巨细胞病毒感染。

SLE 并发结核感染的发病率显著高于普通人群,病死率亦明显高出普通人群。多器官受累以及进行甲泼尼龙冲击的患者感染结核杆菌的危险更高。由于 SLE 患者免疫功能低下以及治疗药物的因素,除肺结核感染外,其他部位的结核也不少见,如肠结核、结核性脑膜炎、皮肤和骨结核等等。SLE 患者结核杆菌感染的临床症状可以不典型,给诊断带来困难。

真菌感染近年来发病率逐渐升高,其对 SLE 患者的危害也逐渐受到重视。常见的如念珠菌感染包括鹅口疮,食管念珠菌感染。SLE 患者并发隐球菌性脑膜炎通常起病隐匿,表现为持续头痛并逐渐加重,大多有发热,如不能及时予以特异性抗真菌治疗则病死率极高。SLE患者并发毛霉菌感染时常有中枢神经系统累及,预后极差。SLE 患者并发曲霉病时可出现发热与咳嗽,痰液中可发现菌丝,应通过组织学检查寻找菌丝以确诊。肺孢子虫病感染在 SLE患者并不少见,严重感染者甚至直接危及生命。

由于感染的首要症状乃是发热,而 SLE 原发病本身就以发热为基本特征,因而感染的相关症状与 SLE 活动的相关临床表现常常难于区分。贸然增加激素剂量和给予免疫抑制治疗常常会加重感染,甚至危及生命。临床医生常常困扰于是考虑 SLE 疾病活动而强化免疫治疗还是考虑并发感染而给予抗感染治疗。对反复发热,常规激素剂量疗效不佳的患者应警惕感染的存在,不宜贸然增加激素剂量。

确立 SLE 患者并发感染的诊断关键是找到病原体。尽早的进行微生物的相关检测,如细菌涂片和培养以及其他检测如结核菌相关的 T-SPOT 检测、隐球菌相关的乳胶凝集试验等。有时微生物检测需要反复进行,必要时应当结合 X 线、CT 等影像学检查结果。

【预后】

SLE 患者的预后与多种因素有关,包括重要脏器是否受累及其损伤程度、药物治疗的种类及时机,患者的依从性等等。应注意轻型 SLE 可因过敏、感染、妊娠生育、环境变化等因素而加重,甚至可进入狼疮危象。早期诊断和合理规范的治疗是改善预后的关键。肾活检病理检查对于判断预后非常重要。

SLE 需要终生治疗,不定期随诊、不遵循医嘱、不规范治疗是致死的重要原因。近年来,由于加强了对患者的教育,以及诊疗水平的提高,SLE 的预后与过去相比已有显著提高。经正规治疗,10 年存活率已超过 75%。回顾文献报道,在亚太地区,SLE 患者主要的死亡因素是感染和与疾病活动相关的脏器严重损害。肾损害和严重的神经精神狼疮是 SLE 主要的导致死亡的累及脏器。心血管系统相关的病死率可占到总病死率的 6%~40%,已成为 SLE 远期死亡的主要原因,应引起临床医生的重视。

第四节　痛风

痛风是嘌呤代谢紊乱及(或)尿酸排泄减少所引起的一种晶体性关节炎,严重者可出现关节致残、肾功能不全。痛风分为原发性和继发性,原发性痛风有一定的家族遗传性,约 20% 的患者有阳性家族史,少数由先天性酶缺陷引起,绝大多数发病原因不明。继发性痛风发生于其他疾病过程中,如肾脏病、血液病,或由于服用某些药物、肿瘤放化疗等多种原因引起。痛风见于世界各地区、各民族,常与中心性肥胖、高脂血症、糖尿病、高血压及心脑血管病伴发。

【诊断标准】

(一)临床表现

男性多见,女性患者大多出现在绝经期后。按照痛风的自然病程可分为急性期、间歇期、慢性期。

1.症状

(1)突发关节红肿、疼痛剧烈,累及肢体远端单关节、特别是第一跖趾关节多见,常于 24 小时左右达到高峰,数天至数周内自行缓解。

(2)早期试用秋水仙碱可迅速缓解症状。

(3)饱餐、饮酒、过劳、局部创伤等为常见诱因。

(4)上述症状可反复发作,间歇期无明显症状。

(5)皮下可出现痛风石结节。

（6）随病程迁延，受累关节可持续肿痛，活动受限。

（7）可有肾绞痛、血尿、尿排结石史或腰痛、夜尿增多等症状。

2.体征

（1）急性单关节炎表现，受累关节局部皮肤紧张、红肿、灼热，触痛明显。

（2）部分患者体温升高。

（3）间歇期无体征或仅有局部皮肤色素沉着、脱屑等。

（4）耳廓、关节周围偏心性结节，破溃时有白色粉末状或糊状物溢出，经久不愈。

（5）慢性期受累关节持续肿胀、压痛、畸形甚至骨折。

（6）可伴水肿、高血压、肾区叩痛等。

（二）实验室检查

1.血尿酸的测定　男性为 $210\sim416\mu mol/L(35\sim70mg/L)$；女性为 $150\sim357\mu mol/L$ $(25\sim60mg/L)$，绝经期后接近男性。血尿酸 $\geqslant416\mu mol/L(70mg/L)$ 为高尿酸血症。由于血尿酸受多种因素影响，存在波动性，应反复测定。在血尿酸水平持续增高者中，仅有 10% 左右罹患痛风。

2.尿尿酸的测定　低嘌呤饮食 5 天后，留取 24 小时尿，采用尿酸酶法检测。正常水平为 $1.2\sim2.4mmol(200\sim400mg)$，大于 $3.6mmol(600mg)$ 为尿酸生成过多型，仅占少数；多数小于 $3.6mmol(600mg)$ 为尿酸排泄减少型。实际上不少患者同时存在两种缺陷，而以其中一种为主。

3.滑液及痛风石检查　急性关节炎期，行关节穿刺抽取滑液，在偏振光显微镜下，滑液中或白细胞内有负性双折光针状尿酸盐结晶，阳性率约为 90%。穿刺或活检痛风石内容物，亦可发现同样形态的尿酸盐结晶。此项检查具有确诊意义，应视为痛风诊断的"金标准"。

（三）辅助检查

1.X 线检查　急性关节炎期可见软组织肿胀；慢性关节炎期可见关节间隙狭窄、关节面不规则、痛风石沉积，典型者骨质呈类圆形穿凿样或虫噬样缺损、边缘呈尖锐的增生钙化，严重者出现脱位、骨折。

2.超声检查　由于大多尿酸性尿路结石 X 线检查不显影，可行肾脏超声检查。肾脏超声检查亦可了解肾损害的程度。

（四）美国风湿病学会和 Holmes 诊断分类标准

急性痛风性关节炎　目前多采用美国风湿病学会（ACR）的分类标准或 Holmes 标准，同时应与风湿热、丹毒、蜂窝织炎、化脓性关节炎、创伤性关节炎、假性痛风等相鉴别。

（1）间歇期痛风：通常无任何不适症状或仅有轻微关节症状，需依赖既往病史及高尿酸血症。

（2）慢性期痛风：痛风石形成或关节症状持续不能缓解，结合 X 线或结节活检找尿酸盐结晶。应与类风湿关节炎、银屑病关节炎、骨肿瘤等鉴别。

（3）肾脏病变：尿酸盐肾病最初表现为夜尿增加，之后可见尿比重下降、血尿、蛋白尿，甚至肾功能不全，应与肾脏疾病引起的继发性痛风鉴别。尿酸性尿路结石可通过超声检查发现，X线不显影。对于肿瘤广泛播散或接受放化疗的患者突发急性肾功能衰竭、血尿酸急骤升高，则应考虑急性尿酸性肾病。

【治疗原则】

（一）一般治疗

1.饮食控制   痛风患者应采用低热能膳食,保持理想体重,同时,避免高嘌呤食物。严格戒饮各种酒类,每日饮水应在 2000ml 以上。

2.避免诱因   避免暴食酗酒、受凉受潮、过度疲劳、精神紧张,慎用影响尿酸排泄的药物。

3.防治伴发疾病   同时治疗伴发的高脂血症、糖尿病、高血压病、冠心病、脑血管病等。

（二）急性痛风性关节炎的治疗

卧床休息、抬高患肢,避免负重。暂缓使用降尿酸药物,以免引起血尿酸波动,延长发作时间或引起转移性痛风。

1.秋水仙碱   大部分患者于用药后 24 小时内疼痛可明显缓解,口服给药 0.5mg/h 或 1mg/2h,直至出现 3 个停药指标之一。

(1)疼痛、炎症明显缓解。

(2)出现恶心呕吐、腹泻等。

(3)24 小时总量达 6mg。

若消化道对秋水仙碱不能耐受,也可用 0.9% 氯化钠溶液将秋水仙碱 1mg 稀释到 20ml 缓慢静脉注射（大于 2～5 分钟）,起效迅速无胃肠道反应,单一剂量不超过 2mg,24 小时总量 4mg。秋水仙碱治疗剂量与中毒剂量十分接近,除胃肠道反应外,可有白细胞减少、再生障碍性贫血、肝细胞损害、脱发等,有肾功能不全者慎用。

2.非甾体抗炎药（NSAIDs）   多用于急性发作,常使用足量,症状缓解后减量。常见的副作用为胃肠道症状,也可能加重肾功能不全,影响血小板功能等。活动性消化性溃疡者禁用。

3.糖皮质激素   常用于秋水仙碱和非甾体抗炎药无效或不能耐受者。口服泼尼松每日 20～30mg,3～4 天后逐渐减量停药;或复方倍他米松注射液 1ml 肌内注射或关节腔注射。

（三）间歇期和慢性期的治疗

目的为控制血尿酸在正常水平,使血尿酸维持在 $327\mu mol/L$（55mg/L）以下。为防止急性发作,也可同时预防性服用秋水仙碱 0.5mg,每日 1～2 次,或使用非甾体抗炎药。单用下列一类药物效果不佳、血尿酸 $>535\mu mol/L$（90mg/L）、痛风石大量形成者,可两类降尿酸药物合用。

1.促尿酸排泄药   适用于肾功能正常或轻度异常（内生肌酐清除率 $<30ml/min$ 时无效）、无尿路结石及尿酸盐肾病患者。苯溴马隆 50mg 每日 1 次,逐渐增加至 100mg 每日 1 次。可同时服用碱性药物,如碳酸氢钠 1～2g,每日 3 次,使尿 pH 保持在 6.5 左右（但不可过碱,以防钙质结石形成）,同时大量饮水保持尿量。主要副作用为胃肠道反应,如腹泻,偶见皮疹、过敏性结膜炎及粒细胞减少等。

2.抑制尿酸生成药   用于尿酸产生过多型的高尿酸血症或不适于使用促尿酸排泄药者,也可用于继发性痛风。别嘌醇 100mg 每日 1 次,渐增至 100～200mg,每日 3 次。一日最大剂量 800mg,超过 300mg 需分次服。主要不良反应:胃肠道反应、皮疹、药物热、骨髓抑制、肝肾功能损害等,偶有严重的毒性反应。对于肾功能不全者,应减量使用。应定期检查肝肾功能、血尿常规等。

（四）肾脏病变的治疗

积极控制血尿酸水平，碱化尿液，多饮多尿。痛风性肾病者，避免使用影响尿酸排泄的噻嗪类利尿剂、呋塞米、利尿酸等，可选螺内酯等。可选用兼有利尿和碱化尿液作用的碳酸酐酶抑制剂乙酰唑胺。降压可用血管紧张素转化酶抑制剂，避免使用减少肾脏血流量的β受体阻断剂和钙通道阻断剂；其他治疗同各种原因引起的慢性肾损害。尿酸性尿路结石，大部分可溶解、自行排出，体积大且固定者可体外碎石或手术治疗。急性尿酸性肾病，除使用别嘌醇积极降低血尿酸外，应按急性肾功能衰竭进行处理。慢性肾功能不全，必要时可作肾移植。

（五）无症状高尿酸血症的治疗

血尿酸水平在 $535\mu mol/L(90mg/L)$ 以下且无痛风家族史者，应控制饮食，避免诱因，一般无需用药治疗，但需密切随访。血尿酸在 $535\mu mol/L(90mg/L)$ 以上的，应使用降尿酸药物。如果伴发高血压病、糖尿病、高脂血症、心脑血管病等，在治疗伴发病同时，适当降低血尿酸。

参考文献

1.邬时民.呼吸系统疾病合理用药.上海:华东理工大学出版社,2017.

2.王刚,宋涛.呼吸系统疾病防与治.北京:中国中医药出版社,2017.

3.于皆平,沈志祥,罗和生.实用消化病学(第3版).北京:科学出版社,2017.

4.何权瀛.基层常见呼吸疾病诊疗常规.北京:人民军医出版社,2015.

5.苏惠萍.呼吸疾病安全用药手册.北京:科学出版社,2015.

6.赵洪文,高占成.呼吸系统症状与全身性疾病.北京:人民卫生出版社,2015.

7.杨长青,许树长.消化内科常见病用药(第2版).北京:人民卫生出版社,2016.

8.汪荣泉.消化内科临床速查掌中宝.北京:军事医学科学出版社,2014.

9.王伟岸.胃肠病学手册.北京:人民卫生出版社,2016.

10.姜泊.胃肠病学.北京:人民卫生出版社,2015.

11.曾和松,汪道文.心血管内科疾病诊疗指南(第3版).北京:科学出版社,2016.

12.马爱群,王建安.心血管系统疾病.北京:人民卫生出版社,2015.

13.唐发宽,李俊峡,曹雪滨.心血管疾病介入技术.北京:人民军医出版社,2015.

14.张雅慧.心血管系统疾病.北京:人民卫生出版社,2015.

15.徐欣昌,田晓云.消化系统疾病.北京:人民卫生出版社,2015.

16.贾玫,王雪梅.消化系统疾病.北京:科学技术文献出版社,2014.

17.陈世耀.内科临床思维.北京:科学出版社,2012.

18.吴爱琴,陈卫昌.内科门急诊手册.南京:江苏科学技术出版社,2010.

19.柯元南,曾玉杰.内科医师手册.北京:科学技术文献出版社,2011.

20.田健卿,张政.内分泌疾病诊治与病例分析.北京:人民军医出版社,2012.